KB272803

신나게 먹고
10kg 빼기

365mc는 이 세상 모든 다이어터들을 응원합니다.

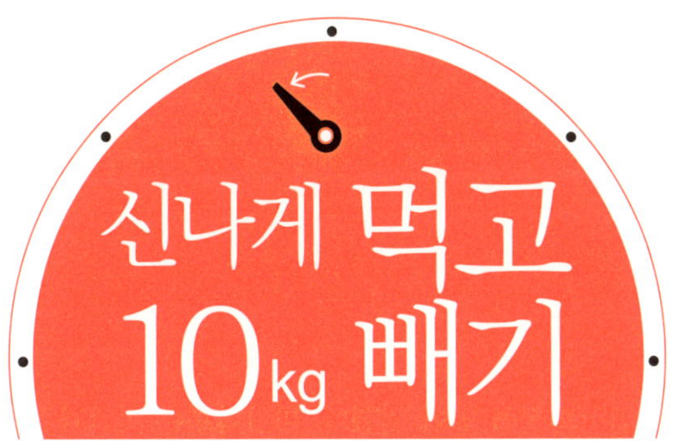

신나게 먹고 10kg 빼기

365mc식이영양위원회 지음

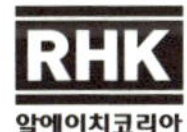

RHK
알에이치코리아

2013년 대한비만학회장을 맡아 일했다. 비만학회는 비만과 관련된 연구와 예방, 퇴치를 가장 큰 목표로 삼는다. 예전에는 특정 몇 사람의 걱정거리였던 비만이 이제는 사회 전체를 위협하는 질병이 되고 있지 않나. 사정이 이러니 비만학회 활동을 하면 할수록 특정 질환을 다룬다는 생각보다 '국민의 건강지킴이'라는 사명감이 생겼다.

이런 인연으로 알게 된 365mc 비만클리닉은 'Only 비만'이라는 모토처럼, 14년간 오로지 비만 한 가지만 다룬 병원이라 그 열정이 참 대단하다고 느꼈다. 병원을 차근히 들여다보니 비만 치료를 상당히 체계적으로 하고 있다는 인상이 컸다. 어느 순간, 비만이라는 질환을 함께 해결해가는 동반자로서 든든함마저 들었다.

365mc에서 다이어트 도서 출간을 앞두고 추천사를 부탁해 왔는데 흔쾌히 수락한 이유가 바로 여기에 있다.

통계청 자료를 보니, 2013년 한국인의 비만율은 31%로, 10명 중 3명은 체중 조절이 필요한 상황이다. 이는 미국의 비만율과 맞먹는 충격적인 보고다. 비만율이 높아지면 과학적 근거를 갖춘 비만 진료 정착과 함께 일상 속에서 실천할 수 있는 비만 예방법이 굉장히 중요한 요소가 된다.

'일상 속 실천'이라고 하면 바로 떠오르는 건 다이어트다. 더 정확하게는 제대로 된 다이어트다. 체중 감량은 단순해 보이지만 굉장히 복잡하다. 다이어트가 되풀이되면 우리 몸은 '설정 체중'을 더 높게 재설정해서 체중은 더 불어나게 된다. 상습적인 다이어터가 다이어트를 하지 않는 사람에 비해 더 뚱뚱한 경우가 여기에 해당된다. 건강한 사람도 필요한 것이 다이어트다. 체중을 감량하는 목적 외에도 현재보다 좋은 컨디션을 유지하기 위해서다.

『신나게 먹고 10kg 빼기』. 책 제목만 보고서는 '이게 정말 가능할까?' 반문하는 이들이 더 많을 것으로 추측된다. 결론부터 이야기하면 다이어트를 계획하고 있거나, 다이어트가 필요한 사람이라면 이 책이 도움이 될 것으로 확신한다.

우선, 365mc 가정의학과 전문의와 임상영양사가 진료실에서 만났던 수많은 다이어터들의 실제 사례를 바탕으로 책을 썼다는 데 있다. 아마도 책 곳곳에서 그 누구의 이야기도 아닌 '나의 이야기'에 공감하고, 그간 실패했던 부분에서 답을 찾게 될 것이다.

다음으로는 이 책은 처음부터 책장을 덮는 순간까지 '다이어트는 습관'이라고 줄기차게 외친다. 식습관, 운동습관, 생활습관 등 살을 빼려면 결국 습관을 바꾸라고 말한다. 다 아는 이야기다. 그렇지만 다시 보게 된다. 구호만 거창하지 않다. 밀가루, 술, 외식, 야식, 디저트까지 다이어트에 나쁜 것들을 어떻게 하면 좋은 것들로 바꿀 수 있는지 팁도 알려준다.

더 중요한 것이 있다. 바로 자신을 사랑하는 일이다. 소크라테스가 자신을 잘 알라고 했던가. 그럼 나는 그러겠다. 다이어트가 필요한가? 그럼 우선 자신을 더 사랑하라.

김경수 전 대한비만학회장 / 가톨릭대학교 서울성모병원 가정의학과 교수 처음 책의 집필을 기획하고 책의 내용을 거의 완성한 후 뒤늦게 제목을 확정하게 되었다. 이런 말도 안 되는 제목이라니! 8시간씩 충분히 자고 교과서 위주로 공부하고 학원은 하나도 다니지 않았는데 S대에 들어갔다는 '엄(마)친(구)딸'의 인터뷰 기사만큼 믿어지지 않고 가소롭기까지 하다. 체중 감량을 위해 식이 조절을 하는 것이 어떻게 신나게 먹을 수 있다는 건지 말이다.

체중 감량을 위해 식이 조절을 하는 우리 다이어터들이 제일 먼저 떠올리는 방법은 바로 굶는 것이다. 굶는 것처럼 쉬운 식이 조절은 없다. 그리고 굶는 것처럼 힘 빠지고, 다시 더 찌기 쉬운 식이 조절법도 없다. 굶는 다이어트를 할 때에는 어서 이 다이어트를 끝내고 '신나게' 먹어야지 하며 그 동안 먹고 싶은 음식을 떠올리며 참아내기도 한다. 그러나 다이어트가 시기가 정해져 있다면 그것 또한 곤란하다. 모든 사회적인 모임과 친구들과의 만남을 피하고 굴속에 틀어박혀 100일만 참으면 되는 웅녀처럼 하루하루 날짜를 세며 마늘과 쑥을 먹다가 (우리 다이어터들은 보통 고구마와 닭가슴살을 선택하곤 한다.) 100일 후 굴 밖으로 나와선 조절되지 않는 식욕을 어찌할 줄 모르며 off-diet 모드로 스위치를 끄며 폭식을 하게 되는 것도 그리 '신나는' 일은 아니다.

‘신나다’의 사전적 의미는 행위의 결과가 기분이 매우 좋아지는 것이다. 우리가 이 책에서 말하고 싶은 ‘신나게 먹으며 하는 다이어트’ 라는 것 또한, 먹는 것 자체를 금기시하거나 금기 음식을 정하는 강박적 다이어트가 아닌, 평범한 일상의 순간순간마다 ‘자기 통제력과 끊임없는 외부 방해세력이라는 변수’의 아슬아슬한 경계에서 ‘신나게 먹고도’ 기분 좋게 다이어트를 지속할 수 있는 물리적, 심리적 소소한 요령, 팁, 방법들을 의미한다.

이 책에 나오는 ‘신나게’ 먹기 위한 다이어트 방법들은 어쩌면 그 동안 한번쯤 들어봤고 알고 있던 내용일지도 모른다. 하지만 우리 다이어터들에게는 이렇게 해서는 살을 빼지 못할 것이라며 애써 외면하고 싶었던 내용들은 아닐까.

각 소제목들에 대한 내용을 읽으며 자신을 더 깊이 들여다보는 기회가 되기를 바란다. 주도적으로 문제점을 찾고 한 챕터에 한 개씩 고쳐야겠다고 다짐한 순간 이미 당신은 긴 여행의 반은 온 것이나 마찬가지다.

여기까지 읽었음에도, ‘이렇게 먹어서 과연 살이 빠질 수 있을까’ 의심하는 독자들이 있을지도 모르겠다. 굶고 싶은 유혹, 유행하는 원푸드 다이어트의 유혹을 꿋꿋이 이겨내고 ‘내 진짜 삶 속에서의 건강한 변화만으로도 체중이 감량될 수 있구나!’ 라고 한 번 경험하고 나면 더 신바람이 나게 될 것이 틀림없는데 말이다.

잘 굶기 위한 방법은 너무 많다. 항상 유행하는 다이어트들이 그것이다. 이 책에서는 잘 굶기 위한 방법이 아니라 신나게 잘 먹기 위한 방법을 알려줄 것이다. 그 동안 스스로를 너무 다그쳤다거나 반복된 다이어트 실패로 좌절감에 빠져 있다면 앞으로는 절대 먹지 말아야 할 것들이 아니라, ‘신나게’ 먹어야 할 것들을 계획하고 나 스스로를 제일 아끼고 사랑해주며 먼 미래를 보며 다이어트를 하도록 하자.

손보드리 365mc 비만의학학술위원회 위원장 / 365mc 강남본점 대표원장

Contents

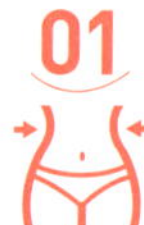

수다만 떨어도 열량 발산!
'영양 상담'으로,
-1kg

연애 '밀땅' 기분으로!
'밀가루' 먹으며,
-1kg

다이어트? 당신은 지금 영양 결핍 상태!

우리는 정보의 홍수 속에서 살아가고 있다. 궁금한 것이 있다면 인터넷에 검색하면 다양한 해결 방법을 찾을 수 있다. 간혹 답을 찾을 수 없는 문제들도 있지만, 대부분 검색 결과가 너무 많아서 어떤 것을 선택해야 할지 고민일 정도다.

다이어트도 이와 비슷하다. 다이어트에 관한 이론과 방법은 너무나 많다.

덴마크 다이어트, 황제 다이어트, 마녀 수프 다이어트, 구석기 다이어트, 간헐적 단식, 1일 1식, 원시인 다이어트에 하물며 막걸리 다이어트까지 볼 수 있다.

이렇게 다양한 방법이 있지만, 다이어트에 성공하는 사람의 비율은 매우 낮은 것으로 알려졌다. 물론 단기간 다이어트에 성공하는 사람은 많다. 많은 사람이 한두 달에 걸쳐서 체중을 감량하고 축배를 마시면서 그 경험을 여러 사람과 공유하지만, 한여름 밤의 꿈과 같았던 추억만을 남기고, 원래 모습으로 돌아간다.

체중을 줄여서 오랜 시간 유지하는 것이 힘든 이유는 다이어트는 이론의 문제가 아니라 행동의 문제기 때문이다. 수많은 이론과 방법이 있지만, 행동의 변화를 가져오지 못한다면 아무런 의미가 없다.

행동의 변화를 위해서 계속 노력하면 나쁜 습관은 사라지고, 좋은 습관은 점점 견고해진다. 무조건 좋은 생활습관을 따라 하는 것이 아니라 자신의 행동을 분석 해서 하나씩 고쳐 나가는 것이 성공적인 체중 감량의 방법이다.

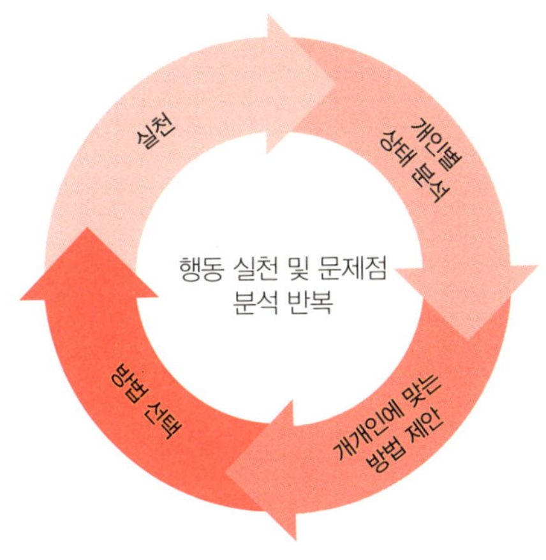

무작정 생활습관을 고치려는 노력은 실패하기 쉽다.
자신의 상태를 파악하고 반복적으로 점검해야만 생활습관을 고치려는 노력이 성공할 가능성이 크다.

다이어트는 오랜 시간 반복해서 자신의 습관을 고치는 과정이다. 스스로 너무 힘든 과제를 주거나 중간에 지칠 정도로 힘들게 진행하면 습관은 고쳐지지 않는 다. 자신이 해결할 수 있을 정도의 과제를 하나씩 해결해나가는 것이 좋다. 앞으 로 나아갔다, 뒤로 돌아오는 것을 반복하는 것보다는 조금씩 천천히 앞으로 나아 가는 것이 더 빠르게 나아가는 요령이다.

우리나라 30대 고혈압 환자 중에서 한 달에 20일 이상 혈압약을 복용하는 사람 은 10명 중 한 명에 불과하다. 아침에 알약 한 알을 규칙적으로 먹는 것도 만만치 않다는 이야기다. 이처럼 아무리 단순한 일이라도 장시간 반복하기란 쉽지 않다.

간단하고 사소한 일을 계속 반복하려면 간단하고 사소한 일이 얼마나 중요한지를 잘 알아야 한다. 이 책에서는 다이어트를 할 때 간단하고 사소한 일의 중요함을 계속 강조할 것이다. 작은 목표를 정하고 그 목표를 하나씩 달성하면서 자신을 바꾸는 과정을 설명할 것이다.

하지만, 목표를 정하는 것만으로는 부족하다. 작고 사소한 목표라도 그 목표를 향해서 진행하는 것이 더 중요하기 때문이다. 목표를 정하고 자신의 행동을 점검하는 훈련이 필요하다.

어린이 보호구역의 자동차 제한 속도를 알고 있는가? 어린이 보호구역에서는 시속 30km를 넘어서면 안 된다. 이 제한 속도를 알고 있어도, 규정을 지키는 사람은 별로 없다. 규정을 몰라서 안 지키는 사람도 있겠지만, 본인이 얼마나 빠른 속도로 달리고 있는지 몰라서 규정을 못 지키는 사람도 있다.

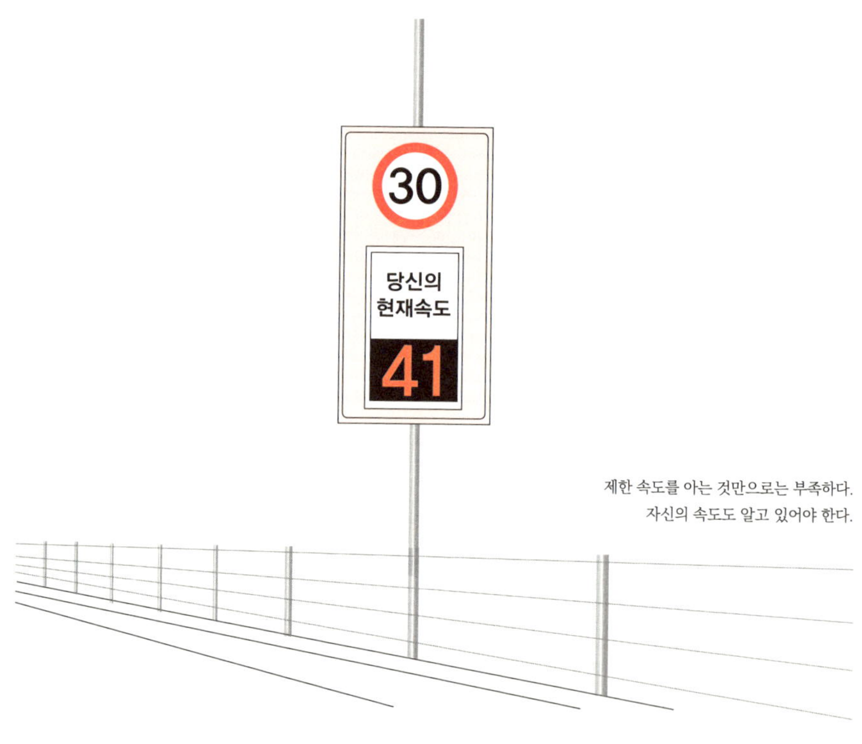

제한 속도를 아는 것만으로는 부족하다.
자신의 속도도 알고 있어야 한다.

이럴 때 자신의 속도를 알려주는 장치가 있다면 어떻게 될까? 규정을 일부러 안 지키는 사람에게는 효과가 없겠지만, 규정을 지킬 생각이 있는 사람에게는 큰 도움을 줄 수 있을 것이다.

간단하고 사소한 목표 설정과 자신의 행동 점검을 반복하다 보면 생활습관은 자연스럽게 변할 것이다. 이 책을 통해서 많은 사람이 사소한 습관의 변화가 얼마나 큰 힘을 가졌는지 경험해보기를 바란다.

김우준 365mc식이영양위원회 위원장 / 365mc 대전점 원장

'영양 상담'으로

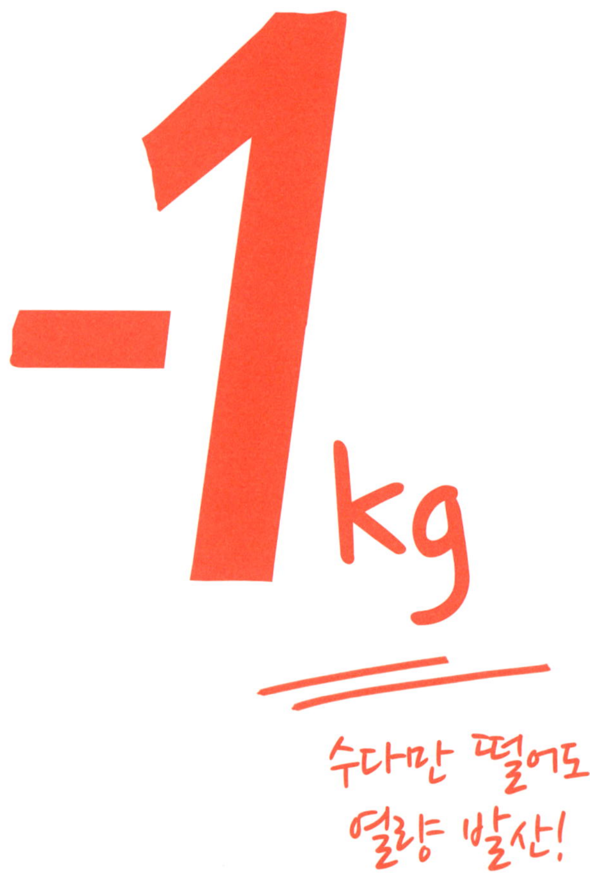

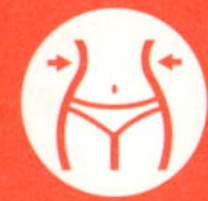

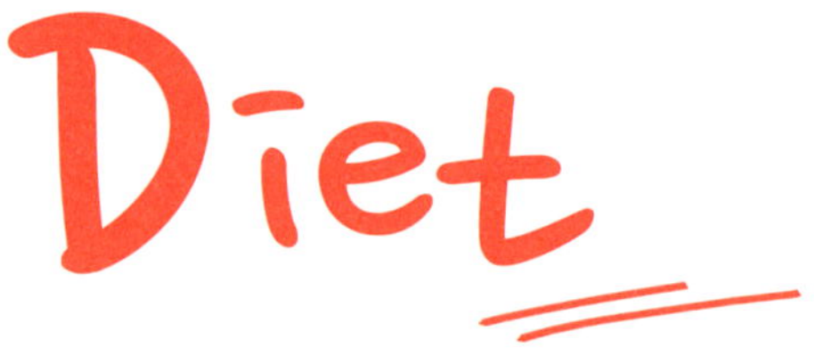

다이어트는 습관이다

독하게 마음먹고 살을 뺀 후에는 조금씩 조절하며,

평생 습관으로 가져가야 비로소 다이어트에 성공했다고 할 수 있다.

남자친구가 생길 때마다,

여름이 돌아올 때마다 다이어트를 줄기차게 반복해봐야

몸과 마음만 망가지고 살은 점점 더 자신에게 맞는 몸을 찾았다며

당신에게 들러붙어 떨어질 생각을 하지 않을 것이다.

따라서 다이어트를 결심했다면, 다이어트에 성공하고 싶다면,

영양 상담부터 시작하길 권한다.

영양 상담은 막연하게 알고 있던 것을

Self-Monitoring자기점검이라는 과정을 통해

객관적이고 합리적으로 생각해볼 수 있는 시간이다.

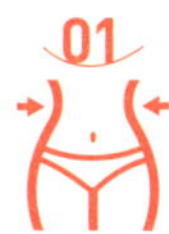

다이어트? 당신은 지금 영양 결핍 상태!

내 직업은 영양사다. 영양사라고 하면 보통은 이렇게 생각한다.

'하는 일도 없이 그저 맛없는 반찬을 끼워 맞추기 식으로 나열하는 직업.'

우리 엄마가 매끼 하는 밥과 뭐가 다르냐고, 심지어 그 정도쯤이야 전문 지식 없이도 얼마든지 할 수 있다는 식이다. 영양사라서 하는 말이 아니라, 영양사들 정말 공부 빡세게 한다. 득히 병원에서 환자를 대상으로 식이 처방하고 영양 상담하는 임상영양사가 되기 위한 길은 험난하고도 멀다.

왜? 사람은 태어나서 죽을 때까지 먹어야 살 수 있기 때문이다. 그리고 잘 먹어야 건강하게 살 수 있기 때문이다. 다 알고 있다고 생각하지만, 무시하기 쉬운 음식과 건강, 우리가 머리를 쥐어뜯으며 고민하는 살도 생각해보면 모두 음식과 연관이 있지 않은가.

"그냥 잘 먹으면 되지, 그깟 식단이 뭐 그렇게 중요하나요?"

이렇게 질문하는 사람이 있다면 되묻고 싶다.

"정말 잘, 제대로 먹고 있나요?"

현대인들 중 제대로 밥을 먹고 다니는 사람이 얼마나 될까? 아침은 건너뛰기 일 쑤고, 점심은 각종 화학조미료와 짠맛으로 치장한 식당에서 하는 외식이 대부분이며, 저녁은 회식과 야식으로 점철되어 있다. 비만이 아닌 일반인도 이렇게 10년, 20년 먹다 보면 몸에 이상이 생길 수밖에 없다. 체질상 살이 찌지 않는 축복받은 몸이라도 여기저기 아파오기 시작한다. 무시했던 작은 구멍이 시간을 두고 조금씩 조금씩 커지다 결국 터지는 것이다.

특히 다이어트를 하는 사람(이후 다이어터)에게 식단이란 더없이 중요하다. "지금 제 몸에 영양이 차고 넘쳐서 이 모양 이 꼴로 살고 있는데, 무슨 또 영양 타령? 말도 안 돼요"라고 말하는 사람이라면 십중팔구 무수히 다이어트를 하고도 실패했을 것이며, 다이어트의 후폭풍으로 밀려드는 요요현상 때문에 좌절하고 우울해했을 것이다. 흔히 '다이어트를 하겠어'라고 결심하면 밀가루를 완전히 끊거나 음식 중 한 가지만 주야장천 먹어대는 원푸드 다이어트, 6시 이후에는 하늘이 두 쪽 나도 먹지 않기, 죽기 아니면 까무러치기라는 식의 무조건 굶기가 대부분일 것이다. 그렇지만 몸에 불필요한 영양소란 없다. 하물며 다이어트의 적이라고 하는 설탕과 소금도 몸은 필요로 한다. 물론 적당량이긴 하지만.

현대인들은 자신들이 영양 과잉이라고 생각하는 경우가 많다. 그러나 세밀하게 따지면 오히려 영양 결핍 쪽이 많다. 항상 먹는 것만 먹는, 한쪽으로 치우쳐진 식생활을 하기 때문이다. 또 하나 많은 사람들이 하는 착각 중 하나가 음식에 대해 잘 안다고 생각하는 것이다. 녹색 채소는 어디에 좋고, 단 과일을 너무 많이 먹으면 살이 찌며, 패스트푸드야말로 건강의 적이고, 통풍은 술이 문제다 등…. 연일 미디어에서 쏟아지는 갖가지 건강 정보 탓도 크다. 하지만 알고 있다고(?) 생각하는 것과 이를 적절하게 조율하고 실천하는 것은 다른 문제다. 무조건 굶는 게 능사는 아니다. 무조건 채소만 먹는다고 갑자기 몸이 웰빙스럽게 바뀌는 것도 아니다. 모델 장윤주의 식단을 보고 무조건 그 식단을 따라한다고 장윤주 같은 몸매

   신나게 먹고 10kg 빼기

가 될 수 있을까? 절대 불가능한 일이다. 사람마다 체질이 다르고, 필요한 영양소도 다르기 때문이다.

다이어트로 환골탈태하고 싶어하는 사람은 많다. 그러나 다이어트에 성공하는 사람은 극히 드물다. 우울하겠지만, 10명 중 8명은 5년 안에 다시 살이 찐다는 연구 결과도 있다. 영국 킹스칼리지 연구팀이 2004년부터 10년간 27만 명의 체중과 체질량지수를 분석한 결과 53%는 체중 감량 후 2년 안에 본래 체중으로 돌아왔으며, 78%는 5년 내 다시 살이 쪘다고 한다. 이 조사 결과를 보며 "아, 나도!"라며 낙담하는 사람이 없길 바란다. 80%를 보지 말고, 20%를 보라는 말이다. 성공하는 사람도 분명 있다는 말이니까.

통 크게 이 책의 결론부터 말하겠다. 다이어트는 습관이다. 독하게 마음먹고 살을 뺀 후에는 조금씩 조절하며, 평생 습관으로 가져가야 비로소 다이어트에 성공했다고 할 수 있다. 남자친구가 생길 때마다, 여름이 돌아올 때마다 다이어트를 줄기차게 반복해봐야 몸과 마음만 망가지고 살은 점점 더 자신에게 맞는 몸을 찾았다며 당신에게 들러붙어 떨어질 생각을 하지 않을 것이다.

따라서 다이어트를 결심했다면, 다이어트에 성공하고 싶다면, 영양 상담부터 시작하길 권한다. 영양 상담만으로도 최소한 1kg은 너끈히 뺄 수 있다(물론 지도하는 대로 잘 따라만 간다면 10kg, 20kg도 꿈만은 아니다). 그리고 한 번 그 방법을 익혀두면 평생을 혼자서 잘 먹고, 잘 살면서도 날씬한 몸매를 유지할 수 있다.

못 믿겠다고? 그러니 당신이 살을 빼지 못하는 것이다. 혼자서 아무리 인터넷 뒤져가며, 주위 사람들 이야기 들어가며 식단 짜고 두 주먹 불끈 쥐어봤자 한 번의 객관적인 시선과 전문적인 조언을 따라가지는 못한다. 왜? 체질은 사람마다 다르고, 다이어트 성공을 위해서도 요령이 필요하기 때문이다. 전문가가 괜히 전문가이겠는가.

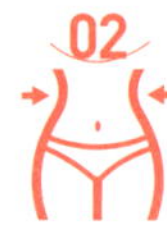

소크라테스가 그랬다, "너 자신을 알라!"

"그런데 어떻게 먹어야 해요?"

"식단은 짜 주시는 거죠?"

비만 클리닉에서 상담하다 보면 처음 내원한 사람들이 가장 많이 하는 질문이 이런 식이다. 대부분은 가만히 있어도 살이 쪽쪽 빠지길 바라며 내원한다. 그러나! '따르기만 하면 살이 쪽쪽 빠지는 마법의 식단'은 '따라하기만 하면 부자가 되는 주식 비법'처럼 허무맹랑하다. 따라하기만 한다고 해서 다이어트에 성공할 수만 있다면 대한민국은 물론 세상 천지에 다이어트로 몸 버린 사람들이 왜 있겠는가.

귀를 쫑긋 세우고 주의 깊게 들어야 할 말이 한 가지 있다. 많은 사람들이 놓치고 있는 것이 지금까지 해왔던 자신의 식습관에서 '크게' 달라지면 달라질수록 감량 후 유지가 어렵다는 사실이다. 다시 한 번 기억하자! '크게' 달라질수록, 실패!

당장은 살을 빼야겠다는 욕심에 이것저것 다 할 수 있을 것 같지만, 결국 그런 성급한 무리수가 실패를 부른다. 딱 까놓고 이야기해서 다이어트로 성공했다면 과연 당신이 이 책을 손에 들고 있을까? 친구가 러닝으로 살을 뺐다고 하면 좁은 집에 러닝머신을 구겨넣은 뒤 뛰어도 보고, TV에서 일본에서 선풍적인 인기를 끄는 새로운 다이어트 방법이라는 소개를 보면 앞뒤 가리지 않고 덤벼든다. 살을 빼겠다며 요가 책을 사 들고 따라해보지만 일주일을 넘기기가 힘들고, 수영장에 갈 일이 생기면 일단 굶고 본다. 팔랑귀도 이런 팔랑귀가 없다. 하지만 누군가는 성공해서 살을 쪽쪽 뺐다는 다이어트 방법, 혼자서 이리하고 저리해 봐야 몸만 혹사당할 뿐이다.

"그럼 도대체 어떻게 하라고요?!"

이쯤 되면 비명이 터져 나온다. 2014년 7월경에 실렸던 기사를 잠깐 살펴보자.

전문가에게 식이영양 상담을 받는 것만으로도 살이 빠질 수 있을까? 국내 비만 치료 의료기관 중 하나인 365mc 비만클리닉(이하 365mc)의 연구 결과에 따르면 식이영양 상담을 성실하게 받는 것만으로도 체중 감량에 도움이 되는 것으로 밝혀졌다. 365mc는 지난 2/4분기 동안 서울, 대전, 부산 지방흡입센터에서 지방흡입 수술을 받고 2개월 동안 식이영양 상담센터를 방문한 1,208명 중 임상 영양사에게 식이영양 상담을 3회 이상 받은 그룹(성실군: 609명)과 그렇지 못한 그룹(불성실군: 599명)의 체중을 비교 분석했다. 그 결과 식이영양 상담 성실군은 평균 4.7kg을 감량했으며 평균 2.6kg 감량한 대조군과 비교했을 때 2.1kg 이상의 체중을 더 감량한 것으로 나타났다. 특히 체중 감량을 필요로 하는 BMI 23 이상의 과체중 608명을 놓고 비교했을 때 식이영양 상담 성실군은 평균 5.8kg을 감량했으며 불성실군은 이보다 2.3kg 낮은 3.5kg을 감량하는 것에 그쳤다. 식이영양 상담은 전문 임상 영양사의 코칭에 따른 식사 일기 작성, 식단 및 식이패턴의 문제점 파악, 생활습관 교정, 영양 교육 등을 수반하는 임상 및 상담 활동이다. 365mc는 이번 연구 결과를 통해 영양사나 의사 등 전문가에게 식이영양 상담만 꾸준히 받아도 체중 감량에 도움이 된다는 사실을 밝혀냈다. 365mc 이선호 이사장은 "이번 연구 결과를 통해 365mc가 지방흡입 후 의무적으로 시행하고 있는 식이영양 상담이 실제로 지방흡입 후 체중 감량에 크게 기

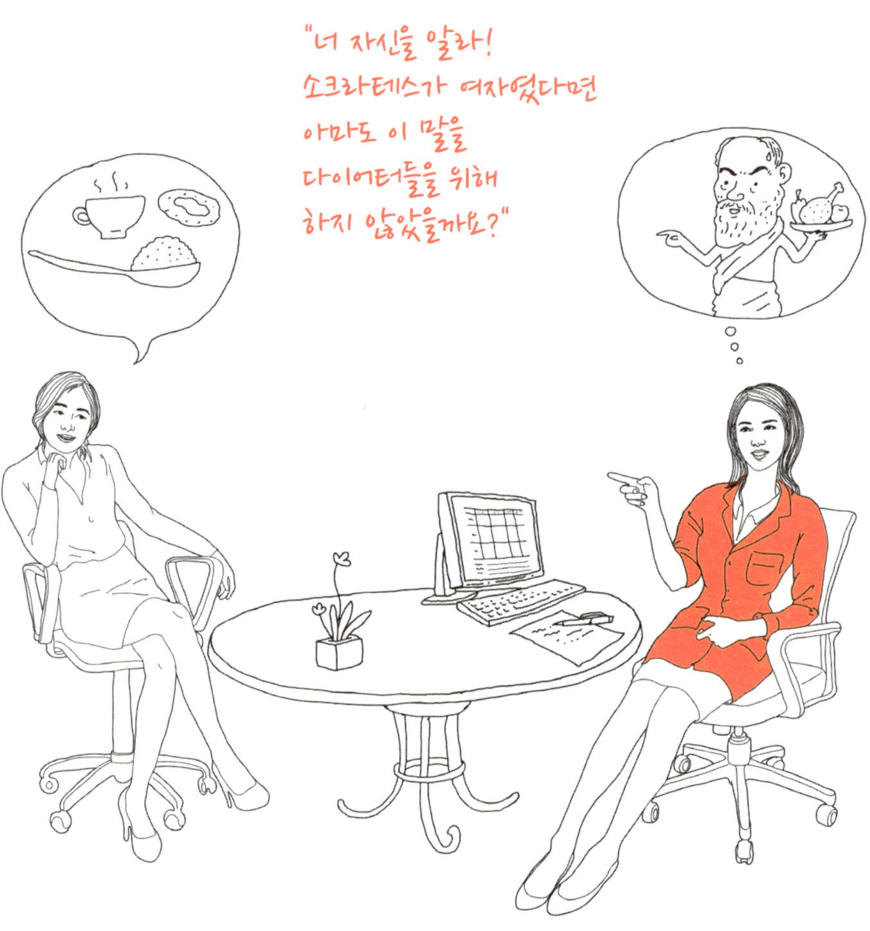
"너 자신을 알라!
소크라테스가 여자였다면
아마도 이 말을
다이어터들을 위해
하지 않았을까요?"

여한다는 사실을 밝히게 돼 기쁘다"며 "지방흡입 수술을 받았다고 해서 다이어트가 끝났다고 생각해서는 안 된다. 지방흡입 후에도 비만의 원인이 되는 잘못된 식습관 및 운동 습관을 반드시 개선해야만 근본적인 치료가 가능해진다"고 강조했다.

'너 자신을 알라.' 소크라테스가 여자였다면 아마도 이 말을 다이어터들을 위해 하지 않았을까? 다이어트를 결심했다면 가장 먼저 해야 할 일이 바로 지금 자기 자신을 제대로 아는 것이다. 그중 가장 먼저 체크해야 하는 것이 식습관이다. 식이영양 상담에서 제일 먼저 하는 것도 환자의 평소 식생활을 꼼꼼하게 확인하는 것이다. 아침, 점심, 저녁은 규칙적으로 먹는 편인지, 간식이나 외식, 음주 빈도는 어떠한지, 선호하는 맛이 단맛인지 짠맛인지, 단백질이나 채소 섭취가 부족하지 않은지, 하루에 물은 얼마나 마시는지, 과식이나 폭식 습관은 없는지, 식사 속도는 어떤지 등등 그야말로 기계를 풀어헤쳐 해부하듯 낱낱이 개인의 식습관을 풀어놓는다. 피부 상담을 받아본 사람이라면 자신의 민낯을 들여다보는 것이 쉽지 않은 일임을 알 것이다. 맨눈으로는 잘 보이지 않던 모공과 얼굴에 퍼져 있는 멜라닌 색소, 잔주름 등이 일거에 드러나며 자신의 얼굴이 아니라 외계인을 보는 것 같아 낯부끄러웠던 경험이 있을 것이다. 식습관을 해부한다는 것 역시 현미경으로 맨 피부를 들여다보는 것과 같다. 다이어트는 이처럼 자신의 식생활에서 무엇이 잘못인지 인지하는 것에서 출발한다. 잘못이 무엇인지 깨달아야 습관을 고칠 수 있기 때문이다. 그런데 과연 혼자서 자기 잘못을 깨닫고 고치는 것이 가능할까?

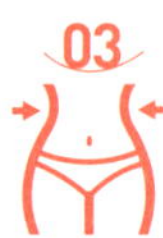

하루 한 끼밖에 안 먹는데 살이 쪄요. 진짜!

자신의 잘못을 인정하는 것은 의외로 쉽지 않다. 사람들은 잘못을 인정하기보다 변명을 늘어놓으면서 자기 합리화를 시키려고 하는 경향이 더 강하다. 다이어트라고 해서 예외는 아니다. 센터를 찾아온 27세 강은비 양의 예를 들어보자.

그 어렵다는 취업의 고비를 넘기고 신입 1년차가 된 강은비 양. 그녀는 직장생활을 시작하고 6개월 만에 55kg에서 63kg로 8kg이나 쪘다. 직장생활 처음 한 달간은 너무 긴장한 나머지 식사는커녕 물도 제대로 마시지 못했을 정도였다. 두 달 정도 지나자 일이 어느 정도 익숙해지고 사람들과도 친해져 직장 선임들과 점심도 함께할 수 있게 되었지만, 많이 먹으려야 먹을 수 없는 환경이었다. 패션 관련 업종이라 다들 다이어트에 열을 올리는 분위기였기 때문이다. 그녀는 온종일 하루 한 끼, 그것도 다른 사람이 일인분을 먹을 때 자신은 반만 먹었다. 그런데 6개월이 지난 어느 날 옷이 맞지 않아 체중계에 올라갔다 깜짝 놀라 센터를 내원했다. 강은비 양은 첫 상담에서 살이 찌게 된 원인이 다른 곳에 있을 것이라고 확신하고 있었다. 그래서 평소 식생활을 물어봐도 자꾸 삐딱하게 대답하기 일쑤였다. '24시간 회상법'을 이용해 어제 먹은 것을 확인하는 것으로 대략적인 영양 평가를 할 수도 있었지만, 상담자의 태도가 불량해 어쩔 수 없이 일주일 뒤 내원할 때까지 식사 일기를 적어오라고 했다. 껌 하나, 물 한 모금까지 정확하게, 더하지도 빼지도 말아야 한다는 다짐을 받았다. 가뜩이나 억울한 심정이 큰 데다 첫 상담부터 숙제를 받은 강은비 양은 썩 내켜하지 않았다. 그러나 곧 생각을 바꿔 자신의 무죄를 증명하겠다는 듯 두 주먹 불끈 쥐고 식사 일기를 적어오겠다고 했다.

강은비 양의 식사 일기를 바탕으로 한 식생활 패턴 행여 지각할까 아침 식사를 거르고 출근하는 강은비 양은 출근길에 회사 앞 커피숍에 들러 간단하게 아침을 때운다. 주로 헤이즐 시럽과 휘핑크림을 추가한 라테와 햄치즈 토스트가 그녀가 즐겨 찾는 메뉴다. 식사 일기를 쓰기로 한 첫날은 주문을 하려다 문득 일기 생각이 나 라테에는 시럽과 크림을 추가하지 않았다고 한다. 그녀는 주 모닝 메뉴였던 햄치즈 토스트도 담백한 베이글로 바꾸었다. 8시 30분. 업무가 시작되고 12시 30분 점심시간까지 강은비 양은 상사의 결재 시간 전후로 낱개 초콜릿바를 하나 먹었고, 바로 윗 선임이 부를 때마다 사탕을 입안에 넣었다. 또 중요한 프레젠테이션 이후에는 긴장을 푸느라 쿠키 등을 끊임없이 먹었다. 단맛 때문에 입이 텁텁해지면 탕비실에서 시럽을 '뺀' 아이스아메리카노를 큰 머그잔에 타와서 책상 위에 올려놓고 틈틈이 마셨다. 점심식사에는 구내식당에서 반찬으로 나온 감자채, 계란말이를 다 먹고, 밥과 소고기무국, 나물과 김치 등은 반 정도만 먹었다. 점심을 먹고 난 후 탕비실에서 믹스커피를 한 잔 타 마시며 식사 일기를 적으려고 하던 강은비 양은 출근길에 먹은 시럽을 뺀 라테와 베이글까지는 기분 좋게 기억해내며 기록했다. 그렇지만 업무 도중에 무의식적으로 먹었던 초콜릿바, 사탕, 쿠키, 아이스아메리카노를 생각해내자 이걸 적어야 하나 말아야 하나 잠시 망설였다. 그러나 강은비 양은 진료시간에 가감없이 적어야 한다는 의사 선생님과의 약속을 떠올리며

솔직하게 적었다. 그리고 그 시간 이후로는 아무것도 먹지 않겠다고 다짐했다. 이미 식사 일기용으로 쓰는 작은 수첩이 아침과 점심까지 먹은 음식 이름으로 빽빽하게 채워져 있었던 것이다. 강은비 양은 식사 일기 때문에 저녁식사까지 습관처럼 먹던 사탕과 초콜릿은 더 이상 먹지 않았다. 그리고 식사 일기를 쓰며 자신이 평소 의식하지 못한 채 믹스커피를 많이 먹는다는 사실을 깨달았다. 그날은 마침 야근이 있어 동료들이 피자를 시켰다. 입사 후 3개월쯤 지났을 때 선배들이 "얼굴 좋아진다", "편해졌느냐" 라며 농담 아닌 농담을 한 후 강은비 양은 저녁은 먹지 않는 걸 원칙으로 하고 있었지만, 다 함께 먹는 야식에 혼자만 빠질 수는 없었다. 평소라면 피자 한두 조각은 먹었겠지만, 이날은 샐러드만 조금 먹고 손을 놓았다. 공복감이 느껴졌지만, 식사 일기 적을 걸 생각하니 피자에 손이 가지 않았던 것이다. 밤 10시. 야근이 끝날 때까지 강은비 양은 낮에 결심한 것처럼 믹스커피 두 잔 외에는 아무것도 먹지 않았다. 퇴근하기 직전 식사 일기에 '믹스커피 두 잔과 싸우전드 아일랜드 드레싱을 뿌린 샐러드 조금'이라고 추가하고 나자 왠지 자신과의 약속을 지킨 것 같아 뿌듯함을 느꼈다.

하루 한 끼밖에 먹지 않는다고 굳게 믿고 있었던 강은비 양, 왜 이런 착각을 하게 된 걸까?

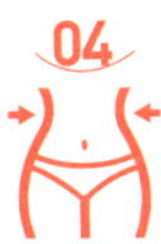

뇌는 거짓말쟁이, 남겨놓고 싶은 것만 기억한다

"선생님, 제가 그동안 한 끼만 먹은 건 아니었나 봐요. 한 끼만 먹자니 너무 배가 고프던데요."

일주일 뒤 내원한 강은비 양은 부끄러운 얼굴로 식사 일기를 내밀었다. 식사 일기를 쓰기 시작한 첫날 이후 강은비 양은 출근길에 먹던 커피를 라테에서 아메리카노로, 베이글은 작은 사이즈로 줄였다고 했다. 강은비 양이 식사로 여겼던 한 끼는 동료들과 구내식당에서 정식으로 먹은 점심식사였고, 무의식 중에 먹은 간식은 거의 기억에 담아두지 않았던 것이다. 강은비 양은 '저녁은 절대 먹지 않는다'라고 결심했지만, 이 목표가 지켜진 날은 거의 없었다. 굳게 결심한 하루이틀 정도는 가능했을지 몰라도 쿠키, 과자, 초콜릿, 음료수 등을 먹으며 밥은 먹지 않는다고 스스로 위안 아닌 위안을 삼았던 것이다. 그리고선 하루 한 끼만 먹는데도 체중이 는다며 슬퍼했던 것이다. 야근하는 날, 배달 음식을 시켜 다 같이 먹을 때는 샐러드를 먹거나 남들이 먹는 양의 반 정도만 먹으면서 자신은 저녁을 먹지 않는다며, 혼자만의 '심정적 다이어트'를 눈물 나게 해오고 있었던 것이다. 그런데

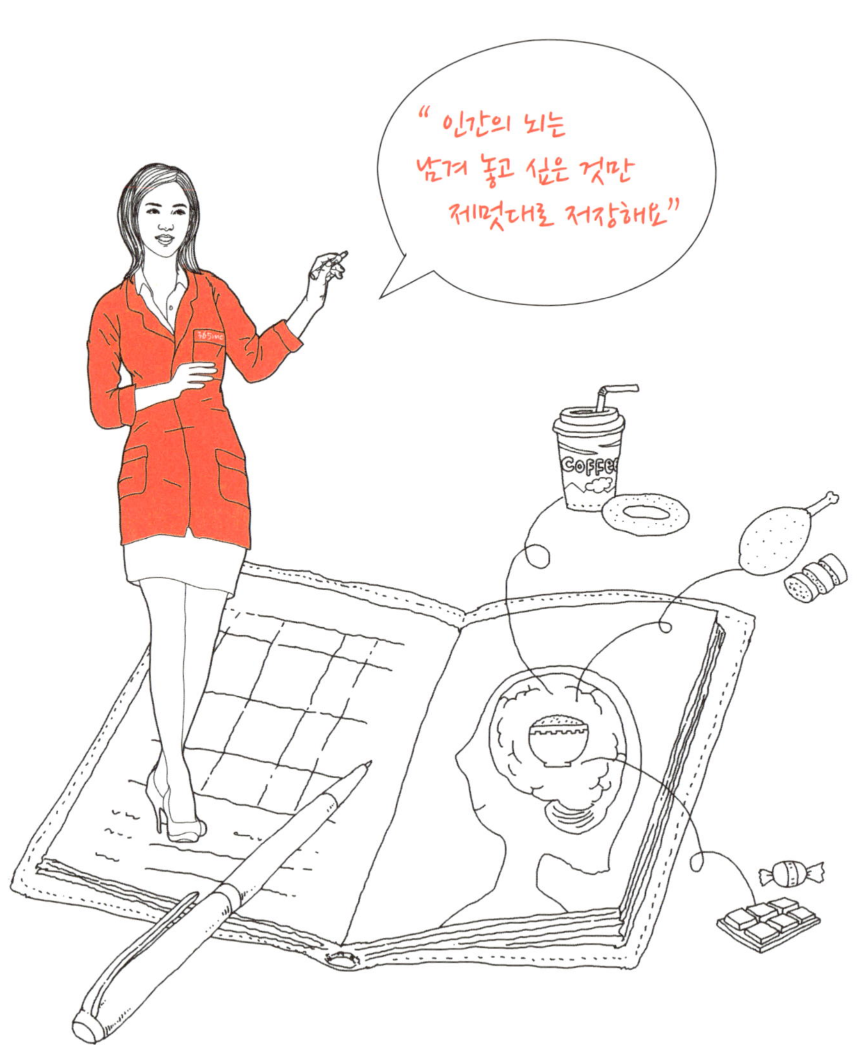
" 인간의 뇌는
남겨 놓고 싶은 것만
제멋대로 저장해요 "

이런 착각을 비단 강은비 양만 하는 것일까?

 사람에게는 과거를 회상하는 기억이라는 장치가 있다. 하지만 인간의 뇌는 남겨 놓고 싶은 것만 제멋대로 저장한다. 기억을 불러낼 때마다 세세한 부분은 무시되고, 손질되고 다듬어진다. 이를 방증하듯 여러 연구 결과를 살펴보면 체중 감량을 시도하는 다이어터들이 적는 식사 일기는 'under-estimate(적게 추산)'하는 경향이 있다. 먹자마자 바로 수첩을 꺼내서 적지 않는 한 스스로 기분 좋게 남기고 싶은 방향으로 기억하는 것이다. 이런 경향이 다이어터들에게만 적용되는 것이 아니다. 힘들고 괴로운 기억은 지우고 행복하고 즐거운 기억은 더 오래 남기는 인간의 기억(Memory)에 대한 본능과도 일맥상통한다. 결국 강은비 양은 일하면서 먹은 간식이나 회사에서 시켜먹었던 배달 음식, 출근 시 걸어가면서 먹은 커피와 토스트, 퇴근 후 목만 축인다며 마신 맥주 한 캔과 땅콩, 집에서 TV를 보며 먹은 과일 등은 '출근한다', '일한다', '친구와 만난다', 'TV를 시청한다'와 같은 별개의 행동에 묻고 잊어버렸다. 다시 말해 먹었다는 또 다른 스트레스를 본능적으로 분리해 자신의 행동을 더 유리하게 기억했던 것이다.

 식사 일기를 쓰면서 자신이 미처 인식하지 못했던 식습관을 스스로 파악한 강은비 양은 자신의 식습관이 잘못되었다는 것을 깨닫고 태도를 싹 바꾸어 진료에 진지하게 임했다. 또 자신이 가지고 있던 식습관의 문제점을 파악하다 보니 잘못된 습관을 바꾸려는 의지 또한 어느 정도 자동으로 가지게 되었다. 이런 상태에서 첫 진료를 받게 된 강은비 양은 '현실적 다이어트'를 권유받았다. 한 끼만 먹겠다, 저녁은 먹지 않겠다는 식의 다이어트는 불가능하다는 것을 인정해야 했다. 아침 식사로는 과일과 두유, 시리얼과 저지방 우유, 통밀빵과 저지방 라테 등 다양한 메뉴를 시도하도록 권유받았고, 점심식사로 나오는 나물 종류나 짜지 않은 김치 같은 반찬은 다 먹고 생선이나 두부, 계란 같은 반찬도 다 먹어야 식이섬유와 단백질의 영양소를 고루 채울 수 있다는 지적을 받았다. 저녁식사 대안 메뉴로는 편의점에서 먹을 수 있는 음식, 집에서 챙겨 갈 수 있는 간단한 도시락, 배달 음식 중 현명하게 먹을 수 있는 방법을 익혀가기 시작했다.

식이영양 상담은 식사 일기를 보면서 하루에 먹어야 할 적절한 칼로리, 다이어트할 때 부족할 수 있는 영양소, 외식을 하거나 남들과 식사할 경우 자신만의 룰을 지킬 수 있는 노하우 등에 대해 피드백을 하는 것이 가장 주된 역할이다. 강은비 양은 식사 일기를 적으면서 자신이 어떤 음식을 좋아하고 어떤 상황에서 어떤 맛의 음식을 탐닉하게 되는지 정확하게 알게 됐으며, 그런 상황에서 어떻게 대처하는 것이 좋을지 영양 상담을 통해 배워나갈 기회를 얻었다.

영양 상담은 막연하게 알고 있던 것을 'Self-Monitoring(자기점검)'이라는 과정을 통해 자신에 대해 객관적이고 합리적으로 생각해볼 수 있는 시간이다. 이후 전문가의 영양 상담 피드백을 받으며 자신의 발전하는 모습을 확인하게 되면 불안도 감소되고 자신감도 얻게 된다.

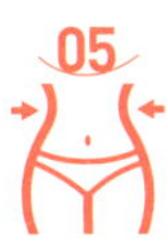

다이어트의 무한반복 사이클에서 탈출하라

그런데 여기서 잠깐 생각해볼 것이 있다. 다이어터들은 다이어트를 꾸준히 해야 한다는 걸 알면서도 왜 지겹도록 다이어트와 요요 사이를 왔다 갔다 하면서 반복하는 걸까? 체질상 살이 잘 찌지 않는 사람들이 이런 사람을 보면 정말 한심하기 짝이 없는 행동으로 보인다. 진정 다이어트의 무한반복 사이클에서 탈출하는 방법은 없는 걸까? 누구나 그렇시만 다이어트 초반에는 의욕에 불타오른다. 바싹 마른 장작에 불을 붙인 것처럼 파르륵 타오른다. 그래서 상담할 때 칭찬을 하든 질책을 하든 상담 내용과는 전혀 무관하게 체중 감소 효과가 나타난다. 첫 1~2주 동안 급격하게 체중이 감소하고 나면 이후 초기 정체기가 찾아온다. 그걸 잘 이겨내고 다시 다이어트에 돌입해도 원래 몸무게에서 10% 정도를 감량하고 나면 다시 후기 정체기가 나타난다. 다이어터들은 이런 과정마다 고비를 겪으면 심리적으로 좌절하고 스트레스를 받고 우울해한다.

여기서 잠시 반복된 다이어트와 요요를 경험한 환자들의 특징을 살펴볼 필요가 있다. 혹시 여러분에게도 해당사항은 없는지 살펴보자. 다이어터들은 대부분 대

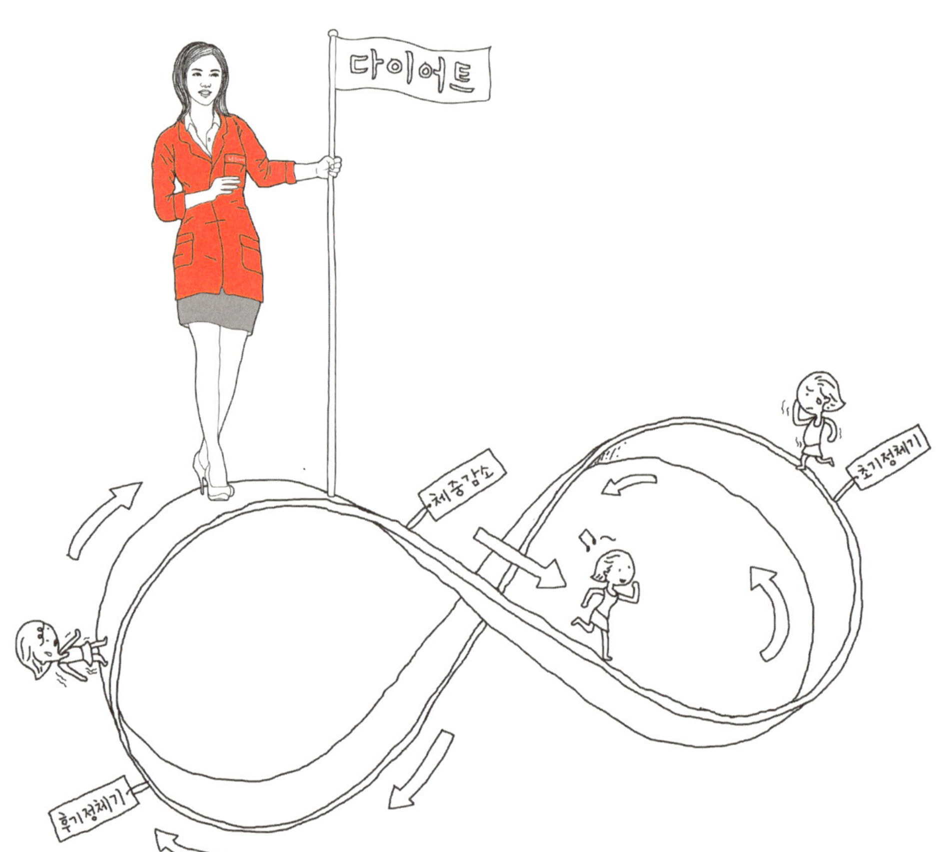

"다이어터들은 다이어트를 꾸준히 해야
한다는 걸 알면서도 왜 지겹도록
다이어트와 요요 사이를 왔다 갔다 하면서
반복하는 걸까? 진정 다이어트의
무한반복 사이클에서 탈출하는
방법은 없는 걸까?"

인관계에 있어 민감하지만, 공격적인 감정을 표현하는 데 어려움을 느낀다. 즉, 부정적인 정서를 표현하는 것을 어려워하고, 분노나 불편함을 자신에게로 내재화하는 경향이 있다. 그래서 곧잘 '뚱뚱한 사람은 착하다' 라는 인식을 주곤 한다. 동시에 성격적 미성숙함과 충동 조절의 어려움을 가지고 있는 경우가 많아 이런 충동 조절 장애가 과식과 폭식으로 나타나기도 한다. 착한 성격으로 보였던 그 속에는 억압된 분노가 담겨 있고, 음식으로 이러한 불편한 상황을 순간적으로 회피하거나 수동적인 방어로 대처하려고 하는 것이다. 음식물을 지지, 평안, 만족, 위안을 주는, 쉽게 접근 가능한 대체물로 여기려는 경향이 있는 것이다. 이런 성격적 특징 때문에 다이어트 도중 겪는 정체기나 배고픔에 대한 스트레스를 먹는 것으로 풀려고 하기 쉽고, 다시 좌절과 실패의 감정을 겪게 되면서 우울증, 폭식증으로 이어지는 악순환을 겪게 된다. '먹방', '쿡방' 등 요리 프로그램이 일주일 내내 TV를 점령하고 있는 요즘이다. 음식이라는 매개 없이는 사람과의 만남도 이뤄지기 힘든 시대다. 게다가 주변을 조금만 둘러보아도 맛있는 음식이 넘쳐난다. 기분 좋은 상태에서도 지치기 쉬운데, 허기와 공복을 참아야 하는 다이어트를 하다 보면 하루에도 몇 번씩 기분이 오락가락한다. 사람의 기분은 매번 한결같지 않다. 여러 가지 이유로 슬플 때도 기쁠 때도 화가 날 때도 있고, 기분이 가라앉을 때도 있다. 다이어터들에게 애증의 존재인 식욕은 위, 지방조직, 뇌, 감정 사이의 복잡한 상호작용에 의해 조절된다. 특히 스트레스로 인한 감정적인 과식은 다이어트에 큰 영향을 끼친다.

또 다른 케이스는 체중에 지나치게 집착하는 완벽주의 성향이다. 이런 다이어터들은 목표 체중에서 조금만 벗어나거나 체중이 증가하면 이를 모두 실패의 증거로 받아들여 이미 달성한 체중 감량의 의미나 긍정적인 변화까지도 저평가해버린다. 그리고 절망감에 폭식한다. 다이어트와 요요를 반복하는 사람들을 그저 의지가 부족하거나 목표의식이 없는 사람으로 몰아붙여서는 곤란하다. 개인의 의지만으로는 뛰어넘을 수 없는 산도 있기 때문이다. 백이면 백 모든 사람의 식습관, 운동습관, 수면습관, 스트레스 대처 능력은 다를 수밖에 없고, 똑같은 다이어트 이론이나 유행하는 다이어트 방법을 적용시킬 수도 없다. 어쩌면 혼자서 하는 다이어트는 자신의 몸이 탈 것을 알면서도 불에 뛰어드는 불나방과 같을 수도 있다. 심각한 화상을 입어도 불 근처를 끝없이 뱅글뱅글 돌며 날아다니는 불나방처럼 반복되는 다이어트의 함정에서 뱅글뱅글 돌기만 하는 다이어터들. 그 소용돌이 속에서 탈출하기 위해서는 일단 소용돌이 속으로 깊숙이 들어가야 할 필요가 있다. 자기 자신과 정면으로 바라보기. 여기에 필요한 것이 바로 식사 일기다.

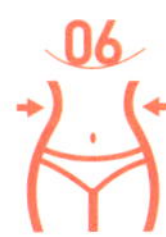

기록을 바탕으로 다이어터는 성장한다

"맘껏 먹고 나서 약 한 알만 먹으면 살이 안 찌는 그런 약이 나왔으면 좋겠어요."

격하게 공감한다. 그런 알약이 나오면 나부터 당장 달려가겠다. 아니, 여러분에게 알려주고 함께 손잡고 뛰어가겠다. 하지만 이런 약, 없다. 보통 TV나 홈쇼핑에서 나오는 광고를 보고 이런 이야기를 하지만, 단언컨대 없다. 있다고 광고한다면 '아직'까지는 허위 광고다. 지금은 영양 상담을 하고 있지만, 나 역시 예전에는 지금보다 10kg 이상 더 나갔었다. 먹는 걸 포기하지 못해 후회할 걸 알면서도 먹는 스타일이었다. 맞다. 지금 이 책을 읽고 있는 여러분과 똑같다. 결국 이 책은 절절한 경험에서 나온 이야기이기도 하다. 만약 특별하게 여러분의 몸에 병이 없다면 우리 몸은 인풋(Input)이 있으면 아웃풋(Output)이라는, 지극히 정상적인 반응을 보인다. 들어간 음식이 많으면 지방으로 전환되어 쌓이고, 부족하면 체내에 저장된 에너지원을 활용해 대사를 유지해나간다. 많이 먹지 않으면 살이 찔 수가 없다.

도저히 내가 내 꼴을 봐줄 수 없는 지경에 이르러 먹는 것을 포기할 것이냐, 다이어트를 포기할 것이냐 갈림길에 섰던 나는 과감하게 먹는 것을 포기했다. 그렇다고 좋아하는 음식을 하루아침에 끊었다는 이야기는 아니다. 명색에 영양사 아닌가. 절식이 아니라 좋아하는 음식을 먹는 횟수를 조절했고, 양을 줄였으며, 늦은 시간에 먹는 것을 피하고, 밀가루홀릭에 가까웠던 식습관을 조금씩 개선했을 따름이다. 이때 내게 절대적인 도움을 주었던 것 역시 식사 일기였다. 영양사라고 해서 일주일 동안 먹은 것을 하나하나 다 기억해둘 정도로 천재적인 두뇌는 아니기 때문이다.

다이어터에게 식사 일기는 필수다. 자신이 그날 먹은 것이 대해 기록함으로써 식사량과 간식량의 조절이 가능하고, 부족한 영양분이 무엇인지 파악해 균형을

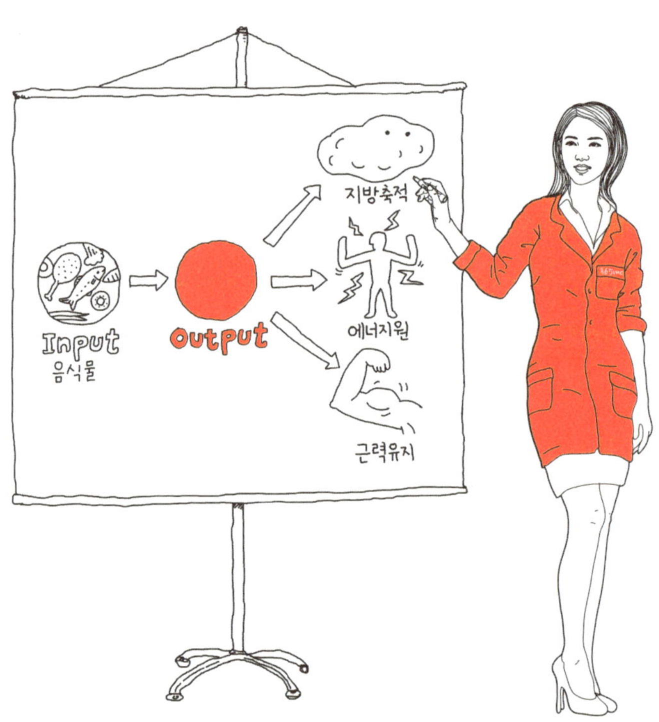

맞출 수 있다. 시간대별로 먹은 음식을 보면서 다음 식사로 무엇을 먹을지 결정한다. 또 하루하루의 반성을 통해 셀프 피드백을 하고, 식사 조절을 하면 자연스럽게 몸무게가 줄어든다. 안 줄어들 수가 없다. 먹는 양이 적어지니까. 물론 단점이 없는 것도 아니다. 칼로리를 일일이 계산해야 하니 귀찮다. 게다가 이 칼로리를 들여다보고 있으면 이게 또 스트레스다. 그러다 보니 자꾸 식사 일기를 미루게된다. 사회생활, 육아, 취업 준비 등 화장실 갈 시간도 없을 정도로 바빠 죽겠는데식사 일기까지 쓰려고 하면 그 자체가 스트레스다. 특히 매번 칼로리를 계산하다보면 먹는 것에 대한 스트레스도 덤으로 얹어져 스트레스 무게 때문에 깔려 죽을것 같다. 그러나 식사 일기의 단점을 뒤집어 생각해보자. 그것이 바로 장점이 된다. 인류의 역사도 기록물에 의해 발전하고 성장했다. 다이어터 개인의 역사도 마찬가지다. 내가 먹은 것에 대한 세세한 기록이 있다면 그것을 기초로 좋은 방향으로 개선해나갈 수 있다. 식사 일기가 성공 다이어트의 길잡이가 되는 것이다.

칼로리를 일일이 신경 써서 계산하기 머리 아프다면 과감히 포기해도 좋다. 칼로리는 일인분량 기준으로만 대충 인식해두어도 충분하다. 대신 식사량과 음식종류에 포인트를 두고 작성하면 된다. 전체적인 칼로리도 중요하지만 그보다 중요한 것은 식사의 내용이기 때문이다. 식사의 영양 구성을 어떤 식품들로 채웠는지에 따라 다이어트가 판가름 난다.

"입으로 들어가는 건 다 똑같아."

종종 이렇게 말씀하시는 어르신들이 있다. 단언컨대 틀린 말씀이시다. "어른 말씀을 잘 들으면 자다가도 떡이 생긴다"고 하지만, 그런 떡은 정중히 사양해야 한다. 어떻게 햄버거 세트와 한식 위주(단백질 포함 메뉴)의 식사가 같을 수 있단 말인가. 같은 음식이라도 소화 흡수되어 우리 몸에서 반영되는 정도가 다르다. 에너지원으로 활용하고 근육 유지 관리에 쓰이고 나머지 지방으로 쌓이게 되는 경우를 볼 때, 햄버거와 한식 메뉴 중 어느 것이 지방으로 더 쌓이게 될지, 그 결과는 너무 뻔하다. 같은 칼로리라고 하더라도 소화, 흡수되는 기전이 다르다 보니 체중 증가에 반영되는 결과도 다르다. 이 때문에 우리는 흔들리지 않는 중심을 잡고 음식을 선택해야 할 필요성이 있다.

식사 일기의 장단점	
장점	단점
• 그날 먹은 것에 대해 기억하고 식사량 조절 가능 • 부족한 영양분이 무엇인지 파악 가능 • 간식 섭취량 조절 가능 • 그날의 반성을 통해 셀프 피드백 가능 • 식사조절을 하면서 체중 감량 효과 기대 가능 • 시간대별 섭취한 음식을 통해 다음 끼니를 결정하는 데 도움	• 숙제라는 인식이 들어서 자꾸 미루게 되는 경향이 있음 • 칼로리 일일이 계산하기 힘듦 • 칼로리에 대한 스트레스 • 식사 일기장을 자꾸 놓고 다니게 되어 식사 일기 작성 못하게 됨 • 식사 일기를 통해 작성한 음식들을 보고 너무 많이 먹었다는 인식이 들면서 스트레스로 다가옴

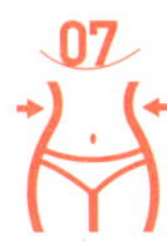

식사 일기, 제대로 활용하기

일기는 내 마음대로, 느낀 대로 쓰면 된다. 누군가에게 보여줄 것이 아니기 때문이다. 하지만 식사 일기는 어느 정도 형식을 따르는 것이 좋다. 식사 일기에 써야 하는 항목에는 이유가 있기 때문이다. 어떤 항목을 기록해야 하는지 하나하나 체크해 보자.

① 식사 시간 체크하기 군대에서 휴가 나오는 남자들을 보면 패턴은 딱 두 가지다. 살이 찌거나 빠지거나. 살이 찌는 것은 규칙적인 시간에 일정한 양을 먹어서이다. 살이 빠지는 것은 규칙적인 시간에 일정한 양을 먹어서이다. 무슨 귀신 씨나락 까먹는 소리냐고? 제대로 영양을 섭취하지 않아 말랐던 사람은 제때 일정한 양을 적절하게 먹으니 살이 찌는 것이고, 많이 먹어서 비만이었던 사람은 제때 적당한 양을 먹으니 살이 빠지는 것이다. 군대에서 제대한 후 남자들은 빠르게 제자리를 찾아간다. 말랐던 사람은 마른 상태로, 비만이었던 사람은 비만인 상태로. 그 이유는 간단하다. 규칙적인 생활과 일정한 양의 음식이라는 두 가지 조건이 깨졌기 때

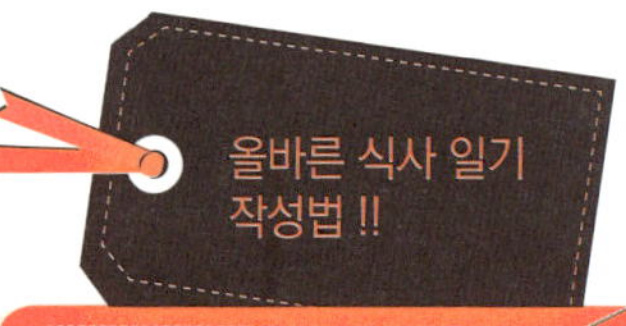

식사한 날짜, 시간과 장소를 적어주세요.
특히, 시간은 꼭 적도록 합니다.

Today is ...

Date　　월　　일　　🦵 365운동법 □　　🍼 물 2L 마시기 □　　🚽 화장실 배변 □

	시간 / 장소	음식	섭취량	칼로리
아침				
점심				
저녁				
간식	가장 중요!! ★★★			

총 섭취 열량 ＿＿＿＿＿ kcal　　총 물 섭취량 ＿＿＿＿＿ (리터)
운동(종류/시간) ＿＿＿＿＿＿＿＿＿＿＿＿＿＿＿＿＿
잘한 점 ＿＿＿＿＿＿＿＿＿＿＿＿＿＿＿＿＿＿＿＿
잘못한 점 ＿＿＿＿＿＿＿＿＿＿＿＿＿＿＿＿＿＿＿

가능한 정확한 음식명을
작성합니다.
예) 밥-현미밥
국수-쌀국수, 우동
빵-팥빵, 소보루빵
과자-새우깡, 뽀또

외부 판매제품의 경우,
열량이 정확히 표시되어
있으므로 뒷면의
열량을 확인하고
작성합니다.
음식 칼로리 계산이
어렵거나 스트레스일 경
우 음식 분량만
적어도 됩니다.

명확한 섭취량을 작성합니다.
(올바른 예:200ml 1병, 1/2인분, 1마리 등)
분석이 불가한 단어를 사용하지 않습니다.
(분석 불가: 약간, 조금, 많이, 한 입, 한 모금 등)
잘 모르는 경우 눈대중 양으로 작성합니다.
(예:한 숟가락, 반 공기, 한 티스푼, 종이컵 반 컵 등)

정확히 작성할수록,
분석이 정확해집니다.

문이다. 그만큼 식사 시간은 다이어트와 연계성이 크다.

보통 권장하는 식사 시간은 아침(7~8시경), 점심(12~1시경), 저녁(6~7시경)이다. 하지만 군대가 아니라 직장생활을 하는 사람이라면 일정한 식사시간을 지키기 힘들다. 아침을 굶는 경우는 허다하고 점심 식사 전에 간식으로 빵이나 과자, 달달한 밀크커피로 허기를 달랜다. 그러다 보니 점심이 늦춰지거나 간단히 먹게 되고, 그러면 배가 고파져 또 간식을 먹는다. 그러다 보면 자연스레 저녁 식사 시간은 뒤로 밀려나게 된다. 그러므로 아침 식사 시간은 가능한 지켜주는 것이 좋다. 첫 단추를 제대로 꿰야 그 뒤가 밀리지 않고 제대로 옷을 입을 수 있다는 말이다.

② 식사 장소 체크하기　식사 장소 역시 중요하다. 똑같은 밥을 먹는데 뭐가 그렇게 차이가 있겠냐고 하겠지만, 집밥과 식당밥이 같을 수는 없다. 어쨌든 식사 장소는 집, 외식, 구내식당 등 장소에 따라 작성한다. 최근에는 직장인뿐만 아니라 학생, 주부, 취업준비생 등 다들 외식 문화에 많이 노출되어 있다. 아침을 제대로 못 먹는 경우에는 삼각김밥, 라면, 컵누룽지, 우유, 달걀 등 간단하게 편의점을 활용하기도 하고, 제과점에 들러 빵 하나 입에 물고 달려가기도 한다. 이런 음식이 제대로 된 식사와 견줄 수 있을리 만무하다. 그러므로 다이어터라면 더더욱 신경 써야 하는 것이 식사 장소다. 식사 장소에 따라서 선택하는 메뉴가 다르고, 먹는 음식의 칼로리도 달라진다(메뉴 선택에 대해서는 각 장에서 자세히 설명한다).

③ 음식 종류 및 섭취량 작성하기　제일 중요한 내용이다. 어떤 음식을, 얼마만큼 먹었는지에 대해서다. 음식 종류를 기록해야 하는 이유는 무엇일까? 간단하다. 내가 먹은 음식을 나열하는 데 그치지 않고, 내가 먹은 음식 종류와 분량을 함께 적다 보면 자연스레 양 조절이 가능하고, 그날의 식사에서 무엇이 부족했는지, 어떤 게 넘쳤는지 알 수 있다. 문제는 귀차니스트들이다(이 때문에 살이 찌는지도 모르겠

지만). 자신이 무엇을 먹었는지조차 쓰기 싫어 대충 간단하게 쓰는 사람들이 있다. 예를 들면 이런 식이다.

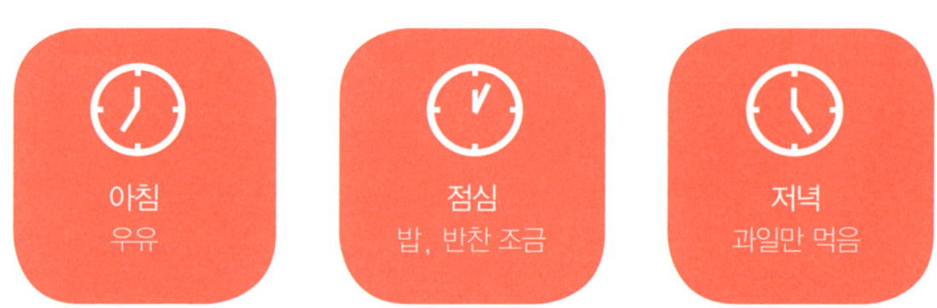

이 식사 일기의 문제점은 무엇일까? 성의가 없다? 너무 간단하다? 그런 것이 아니다. 이렇게만 적어두는 것은 그냥 쓰지 않고 기억하겠다는 것과 별반 다를 바가 없다. 어떤 종류를, 얼마만큼 먹었는지 알 수 없다. 아침에 먹은 음식이 뭔지는 알 수 있으나 어느 정도 분량을 먹었는지 알 수 없다. 한 컵을 마셨을 수도 있고, 한 팩을 마셨을 수도 있다. 점심 또한 잡곡밥인지, 쌀밥인지, 죽인지 알 수 없으며, 양도 없다. 반찬 종류도 나와 있지 않다. 저녁에는 어떤 과일로 식사를 대체했는지도 파악하기 힘들다. 당연히 바나나와 토마토의 차이는 아주 크다. 그러므로 식사 일기를 쓸 때는 음식의 종류와 분량을 제대로 써야 한다. 다음은 식사 일기를 작성할 때 바람직한 예이다.

식사 시간	식사 장소	음식 종류 및 분량
아침 7시 반	집	통곡물시리얼(종이컵 1개 분량), 견과류(1/2줌), 저지방우유 1잔(200ml)
점심 1시	외식	흰밥(1/2공기), 버섯불고기(1인분), 상추쌈(6장), 배추김치(1/2접시), 쌈장(x), 배추된장국(밥공기 사이즈 1/2그릇)
간식 4시	편의점	구운 달걀 1개, 견과류 1줌
저녁 7시	집	닭가슴살(100g), 샐러드(1접시, 드레싱–오리엔탈)

정확한 중량을 원하는 것이 아니다. 중량을 모르는 경우에는 접시나 그릇 등을 활용하여 대략적으로 분량만 파악하면 된다. 음식 종류도 나열해야 그날 섭취한 음식 중에서 단백질이 끼니별로 포함되어 있는지, 채소는 부족하지 않는지 파악할 수 있다.

④ 음식 칼로리&총 섭취 열량 계산하기　　포털에 'OOO 칼로리' 이렇게 치면 각기 다른 칼로리가 주르륵 뜬다. 어디에 장단을 맞춰야 할지 순간 길을 잃고 주춤한다. 이럴 땐 잠깐 숨을 멈추고, 진정한다. 같은 음식에 달리는 칼로리 숫자가 각기 다른 것은 조리법이나 양이 다르기 때문이다. 이런 혼란을 막기 위한 한 가지 팁을 알려주겠다. 칼로리를 검색하는 가장 바람직한 검색 사이트는 식품의약품안전처(www.mfds.go.kr)에서 제공하는 식품별, 음식별 칼로리이다. 1회 제공량당 열량 및 영양 성분에 대한 기록이 나와 있으므로 식사량을 평소보다 반으로 줄인다면 대략 1/2로 나눠서 계산하면 맞아 떨어진다.

사실 식사 일기를 쓸 때 가장 골치 아픈 것이 바로 칼로리 계산이다. 내가 먹은 음식, 칼로리를 검색해서 작성하고, 게다가 더하기까지 해야 한다. 하지만 칼로리는 식품의약품안전처에서 제공할 것이고, 더하기는 계산기가 해줄 것이다. 그러므로 손가락만 잠시 놀리면 된다. 감히 말하지만 하루 24시간, 1,440분 중 5분의 시간도 투자하지 못한다면 당신은 다이어트를 할 자격이 없다. 이처럼 약간의 수고가 당신을 날씬한 몸매의 대열로 이끈다는 사실을 결코 불신하지 말도록. 자신이 먹은 칼로리를 보면 충분히 양을 조절할 수 있다. 국물이 있는 음식의 경우 국물을 먹지 않았다면 열량은 더 적어질 것이고, 양념이 많은 음식에서 양념을 걷어낸다면 이 역시 칼로리를 한층 가볍게 하는 데 일조를 할 것이다. 식사 일기는 당신의 든든한 아군인 셈이다.

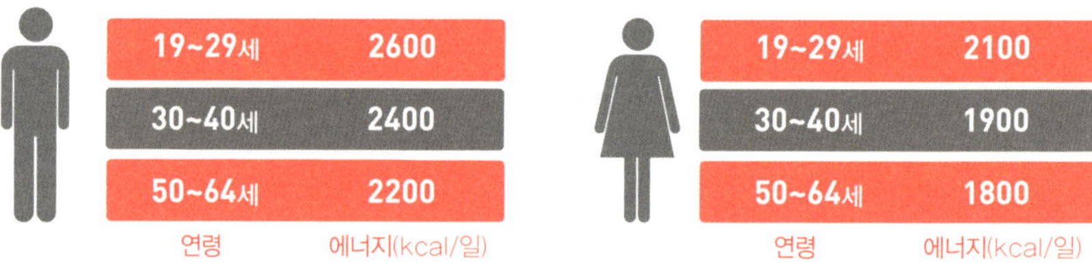

한국영양학회 한국인영양권장량 참조

남자와 여자의 경우 근육량, 에너지 소비량의 차이에 따라 권장되는 열량이 연령대별로 다르다. 연령대별로 권장하는 에너지는 나이가 들어감에 따라 점점 줄어든다. 많은 사람이 20대의 식습관을 40~50대가 되어서도 그대로 유지하거나 오히려 더 많은 에너지를 섭취하지만, 기초대사량이 떨어지는 중년 이후에는 칼로리양도 줄어들어야 한다. 다이어트 시 권장하는 열량은 하루 800~1400kcal 정도이다.

⑤ 총 수분 섭취량　물의 중요성은 5장에서 따로 이야기하겠다. 단, 한 가지 짚고 넘어갈 것은 물이야말로 다이어트에 없어서는 안 될 중요한 요소라는 점이다. 소변,

땀 등 물과 함께 몸 속에 쌓여 있던 노폐물이 배출이 되기 때문이다. 식사 일기에는 하루 섭취 권장 분량인 2리터 대비 물을 어느 정도 섭취했는지 체크한다. 물은 한꺼번에 많이 마시는 것이 아니라 미지근한 물을 천천히, 수시로 마셔야 한다.

⑥ **운동 시간 체크하기** 많은 사람이 운동할 시간이 없다, 운동할 장소가 마땅치 않다, 예쁜 운동복이 없다 등의 이유로 운동을 멀리한다. 운동할 시간이 없으니 그냥 굶어서 살을 빼겠다는 사람도 있다. 그러나 운동 없이 다이어트를 한다는 것은 고무줄 없는 팬티를 입겠다는 것과 같다. 운동을 하지 않고 살을 빼면 다이어트 속도에도 문제가 있지만, 지방이 빠지면서 그동안 그 지방을 감싸고 있던 피부가 흘러내리기 시작한다. 갑자기 살을 뺀 사람들이 '급노화' 되어 보이는 이유가 바로 이 때문이다. 그러므로 다이어트에 운동은 필수로 따라다니는 패키지다. 그러므로 식사 일기에는 운동의 종류 및 시간도 체크한다.

⑦ **배변 체크하기** 다이어트를 할 때는 배변 스트레스도 심하다. 그러므로 주기적으로 변을 보고 있는지, 변비 증상은 없는지 기록해둔다. 나중에 상담을 받을 때 용이하다. 물론 집에서 혼자 식사 일기를 쓰면서 셀프 피드백을 할 때도 도움이 된다. 만약 배변 활동이 원활하지 않을 경우에는 채소를 더 먹는다든지, 굶는 패턴은 없는지, 수분 섭취는 어떤지를 돌이켜보면서 배변이 원활해질 수 있도록 식습관을 조절할 수 있다.

⑧ **오늘의 반성** 잘 나가다가 이 부분을 빼먹어서는 곤란하다. 그날그날의 잘했던 점, 잘못한 점을 작성하여 셀프 피드백하는 습관은 다이어트에 있어서 가장 중요한 순간이다. 변화를 위해서는 반성이 기초가 되어야 한다. 20~30년간 반복되어 온 식생활 패턴을 개선해나가는 단계, 그 과정은 험난하고 힘들겠지만, 그 끝에는

내가 처음 목표했던 체중, 체형이라는 최종 목적지가 기다리고 있다. 그 목적지에 도달했을 때 스스로 얼마나 기쁘고 뿌듯하고 만족해할 것인지, 그것을 생각하면서 늘 동기부여를 해보자. 이것이 식사 일기의 진정한 의미이기도 하다.

지금까지의 항목을 요약해서 식사 일기를 작성하면 다음과 같은 형태가 나온다. 어떤가? 한눈에 알아보기 쉬운가? 저절로 반성이 될 것 같은가? 식사 일기의 형태는 꼭 이와 같지 않아도 된다. 자신만 잘 알아볼 수 있다면 어떤 형식이라도 좋다. 식사 일기는 살을 빼겠다는 다이어터의 의지이며, 그 의지를 관통하겠다는 매일의 서약서 정도라고 생각하자.

Today is ...

Date 7 월 1일 · 365운동법 ✔ · 물 2L 마시기 ✔ · 화장실 배변 ☐

	시간 / 장소	음식	섭취량	칼로리
아침	AM 집 09:00	참치샌드위치 저지방우유 물섭취 ☐ 약복용 ☐	1인분 1잔	400kcal 80kcal
점심	PM 집 12:30 식당	오징어덮밥 미역국 물섭취 ☐ 약복용 ☐		700kcal 50kcal
저녁	PM 식당 19:30	보리밥 감자국 계란찜 물섭취 ☐ 약복용 ☐	2/3공기	200kcal 100kcal 100kcal
간식	PM 사무실 15:00	사과 만두 물섭취 ☐ 약복용 ☐	1개 3개	150kcal 210kcal

총 섭취열량 __1990kcal__ kcal   총 물 섭취열량 __1.5L__ L(리터)

운동(종류/시간) __자전거타기 / 1시간__

잘한 점 __하루 3끼 규칙적으로 챙겨먹기__

잘못한 점 __고칼로리 만두를 먹었다 ㅠㅠ__

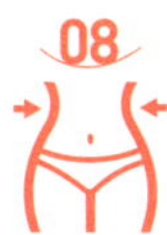

'작심삼일'을 '작심평생'으로 이어가는 법

다이어트는 100m 달리기가 아니라 마라톤이다.

다이어트는 소위 말하는 '빡세게 하는 기간'이 따로 있어서는 안 된다. 두어 달 동안 속세와 인연을 끊고 도 닦듯이 칩거하며 목표 체중 달성이라는 결과에만 집착한다면 요요는 따 놓은 당상이라고 할 수 있다. 다이어트를 다른 말로 바꾸면 '나쁜 습관을 고치려는 노력'이다. 시속적인 체중 감량과 이후 체중 유지를 잘하는 사람들의 특징을 보면 나쁜 식습관의 개선, 규칙적 운동, 체중에 대한 적극적인 감시 및 관찰이다. 하지만 체중이 다시 증가하는 사람들의 특징은 체중 목표 달성의 실패, 달성된 체중에 대한 불만족, 체중이나 외모로 자신의 가치를 판단하려는 경향, 스트레스 상황을 먹는 것으로 풀려고 하는 경향이 있다.

이 둘의 차이는 다이어트 자체를 어떻게 이해하고 있느냐에서 갈린다. 그렇기 때문에 두 그룹은 출발점부터 다르다. 체중 유지를 잘하는 사람들은 자신의 식사 습관이나 행동에서 무엇이 비만의 원인으로 작용했는지 그 문제점을 찾는 것부터 시작하는 것을 받아들인다. 그러나 체중이 다시 증가하는 사람들은 시작이나 과

정보다 결과에 연연하고 숫자로 실패와 성공을 판단하는 것을 버리지 못하기 때문에 항상 제자리로 돌아올 수밖에 없다. 식이영양 상담은 이런 실수, 실패, 스트레스의 접점에서 함께 공감해주고 그 상황을 어떻게 컨트롤할 것인지 길잡이 역할을 한다. 식이영양 상담은 살을 빼고 싶지만 성공할 것이라는 자신감과 의욕이 없는 사람이 정체기를 맞게 되었을 때, 변화를 위한 동기부여를 스스로 다시 가질 수 있도록 해준다. 또한, 강박적 계획을 가지고 있는 다이어터들이 현실에 맞춰 계획을 수정하면서 불안을 내려놓을 수 있도록 도와준다. 오랫동안 자신의 몸에 밴 잘못된 습관이나 행동, 정신적인 원인들로부터 비만이 된 자신의 문제점들을 점진적으로 수정해 나가는 과정을 스스로 인지할 수 있도록 제시해주는 것이다. 영양 상담 시간에는 시기 적절하게 식욕조절에 도움이 되는 음식이나 조리법을 상담하거나, 생리전증후군같이 생리적으로 피할 수 없는 기간에는 휴양지에서 파도타기를 하듯이 감정의 물결에 몸을 맡기도록 권하기도 한다.

이 글 맨 앞에 나왔던 기사의 식이영양 상담을 성실히 받은 그룹은 영양 상담 자체가 도움이 되었을 수도 있지만, 모든 일을 성실히 수행하려고 하는 성향 자체가 체중 감량을 더 성공적으로 이끌었을지도 모른다. 또 식이영양 상담의 가장 중요한 기본 요소인 식사 일기를 쓰면서 자기 성찰과 반성을 통해 나쁜 습관을 깨닫고 교정을 하게 되었을 것이다. 영양 상담 시 전문가의 권유를 신뢰하면서 실천했을 때 경험을 통해 긍정적인 피드백을 받게 되었을 것이다. 이런 선순환 속에서 다이어트는 단기간으로 끝나는 100미터 달리기가 아니라 마라톤과 같이 평생 지속해야 하는 인생의 친구 같다는 것을 깨달았을 것이다.

낯선 지역을 처음 여행할 때는 누구나 불안과 긴장을 느낀다. 그러나 여행 가이드가 있으면 사정은 다르다. 여행 가이드는 초보 여행자에게 정보의 홍수 속에서 잘못된 정보는 거르고, 알짜배기 포인트만을 골라 꼭 들러야 하는 곳을 최적의 시간에 즐길 수 있게 해주며, 여러 옵션의 길을 안내해준다. 식이영양 상담이란 이런 여행 가이드와 비슷하다. 다이어트를 시작할 때는 지금 서 있는 곳부터 제대로 설명을 들어야 한다. 여기서 우리는 어디로 갈 것인지, 어떤 지점을 들를 것인지, 어떤 포인트에서는 어떤 경치를 관광하게 될 것인지, 어떤 경험을 하게 될 것인지, 끊임없는 대화를 나눈다. 그리고 여행 중간에 경치를 구경하며 함께 즐거워해줄 수도, 고비마다 조금만 더 가면 산을 넘어가게 될 거라고 등을 떠밀어주는 친구가 되어 주기도 한다.

사실 내게 좋은 다이어트 식이요법이란 단순 명료하다. 우선 나를 돌아보고, 그동안 반복된 다이어트에서 자신이 취약한 부분이 무엇인지를 찾아낸다. 그리고 현재 자신의 생활 패턴에서 실천 가능한 식이 요법을 찾는 것이다. 여행 가이드처럼 전문가인 영양 상담사와 함께 다이어트를 시작할 때부터 체중 유지를 위한 계획을 세우고, 체중을 감량하면서 생기는 현상을 예측하고 대비하면 다이어트 시 반드시 찾아오는 고비를 힘들지 않게 넘을 수도 있다.

다이어트는 결국 자기를 알아가는 과정이다. 어쩌면 너무 바쁘고 빠르게 살아오면서 자신을 소홀히 대하면서 생긴 잘못된 결과에 대해 조용히 자신을 들여다보라고 주어진 고독의 시간이 될 수도 있다. 나를 조금 더 소중히 여기려면 내가 먹는 음식, 내가 하는 운동, 네가 가진 작은 습관 하나하나가 모여 나를 이룬다고 생각하면서, 자신의 목소리에 귀 기울여야 한다. 무조건 안 먹어야 살이 빠지는 것이 아니라 지혜롭게 잘 먹어야 살이 빠지고 365일 유지할 수 있는 다이어트가 된다는 것을 잊지 말자. 그리고 그 고독한 여행길을 함께 가줄 친구는 넘쳐나는 인터넷 정보의 홍수가 아니라, 진정한 조언을 해줄 수 있는 전문가라는 것 또한 잊어서는 안 될 것이다.

영양 상담으로 10kg, 아니 혹은 그 이상 뺄 수도 있다. 그럼에도 영양 상담으로 -1kg이라는 타이틀을 붙인 이유는 다이어터들의 고독한 투쟁에 동참하고 위로하는 친구의 역할로만 국한했기 때문이다. 먹는 것에 대해 이야기하다 보면 먹는 것만 이야기할 수는 없다. 당연히 그 외 이야기도 따라 나온다. 그러다 보니 상담을 하다 보면 다이어트에 대한 이야기뿐만 아니라 직장 동료와의 관계, 일적인 고충, 미래에 대한 불안 등 다양한 일상에 대해서도 이야기를 나누게 된다. 이런 이야기를 들어주는 것만으로도 상담자들은 상담 이후 훨씬 편안한 얼굴로 문을 나선다. 사람은 강한 치유의 힘을 가지고 있다. 진심으로 공감하고, 겸손하게 경청하는 것만으로도 스스로 문제점을 인식하고 해결책을 찾아가는 경우를 흔히 발견한다. 이처럼 다이어트 때문에 힘들고, 외롭고, 화가 나는 다이어터들은 센터의 문을 당당히 두드리기 바란다. 그것이 곧 다이어트 성공으로 가는 지름길이므로.

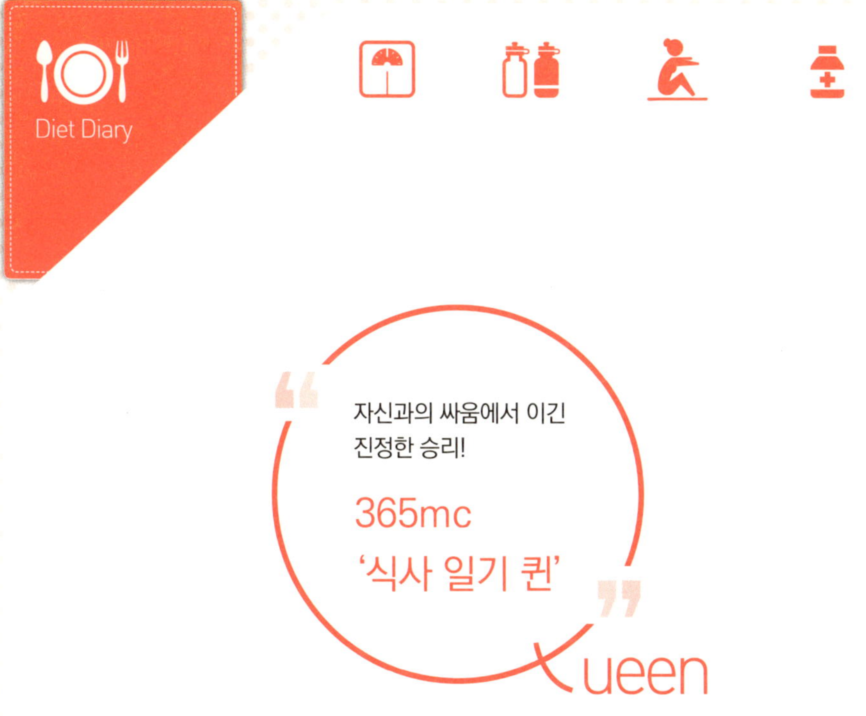

365mc 비만클리닉에서는 내원하는 고객을 대상으로 '식사 일기 퀸'을 선정한다. 식사 일기 퀸으로 선정된 사람의 공통점은 무엇일까? 첫째, 주기적인 영양 상담 참여(4회 필수)이다. 이들은 영양 상담을 통해 평상시 부족한 단백질 섭취, 식사량 조절, 평소 즐기던 간식 줄이기(혹은 다른 간식으로 대체), 굶는 패턴 등을 개선했다. 둘째, 식사 일기를 통한 착실한 피드백이다. 식사 일기를 작성하게 되면 평소 자신이 가지고 있던 문제점이 드러나면서 그에 대해 피드백을 하다 보면 자신의 문제점을 인지하게 되고, 더 나은 방향으로 개선하고자 하는 의지를 가지게 된다. 또 식사 일기는 체중 감량을 하고자 하는 동기부여도 된다. 마지막으로 꾸준한 식사 일기 작성이다. 사실 매일 식사 일기를 작성한다는 것은 쉬운 일이 아니다. 일주일 정도 쓰다가 도중에 포기하는 일도 허다하다. '식사 일기 퀸'은 이런 자신과의 싸움에서 승리한 사람이다. 당연히 '여왕'이라는 칭호를 받을 만하지 않은가?

식사 일기 퀸 01

성별	연령	신장	수술 전 체중	**6주 후 관리 이후 체중**
여	26	158cm	70.5kg	**63.1kg**

Today is ...

Date 10 월 1일 365운동법 ✔ 물 2L 마시기 ✔ 화장실 배변 ☐

	시간 / 장소	음식	섭취량	칼로리
아침		시리얼 우유		150kcal 120kcal
점심		보리밥, 배추콩가루국 김골파무침, 오리고기 무쌈, 김치, 꿀떡	1/2	474kcal
저녁		닭가슴살 고구마 작은거	1개	210kcal
간식				

총 섭취열량 _______ 총 물 섭취열량 _______
운동(종류/시간) 자전거타기 40분
잘 한 점 _______
잘 못한 점 _______

Today is ...

Date 10 월 2일 365운동법 ✔ 물 2L 마시기 ✔ 화장실 배변 ☐

	시간 / 장소	음식	섭취량	칼로리
아침		시리얼 우유		150kcal 120kcal
점심		밥, 육개장 구운닭갈비&구운단호박 베이비채소샐러드 망고푸딩	1/2	485kcal
저녁		월남쌈		532kcal
간식		파워에이드 레몬홍차		96kcal 523kcal

총 섭취열량 _______ 총 물 섭취열량 _______
운동(종류/시간) _______
잘 한 점 _______
잘 못한 점 _______

- 주기적인 영양 상담 참여(8회)를 통해 식습관을 바꾸는 데 많은 노력
- 수술 전 70.5kg에서 관리 이후 63.1kg까지 체중 감량 성공
- 아침을 굶었던 패턴에서 통곡물 시리얼에 우유를 섭취 권장하였는데 이를 잘 따라줌
- 학교 급식으로 먹는 점심에서 단백질 섭취, 채소 섭취, 식사량 1/2공기로 잘 조절
- 과자류, 빵 등 간식에 대한 유혹 뿌리침
- 저녁도 주3회 정도는 탄수화물을 배제한 단백질 위주 식단으로 권장, 이 또한 잘 따라줌
- 가끔씩 배고픈 느낌이 있을 때에는 탄수화물 보완 차원에서 고구마 작은 사이즈로 1개 또는 단호박 섭취 권장
- 식사 일기 작성을 통해 무엇보다 본인이 먹고 있는 음식들에 대해 돌아보게 되었고 자주 섭취했던 간식이나 야식 문제들이 개선됨

성별	연령	신장	수술 전 체중	6주 후 관리 이후 체중
여	27	159cm	54.0kg	50.9kg

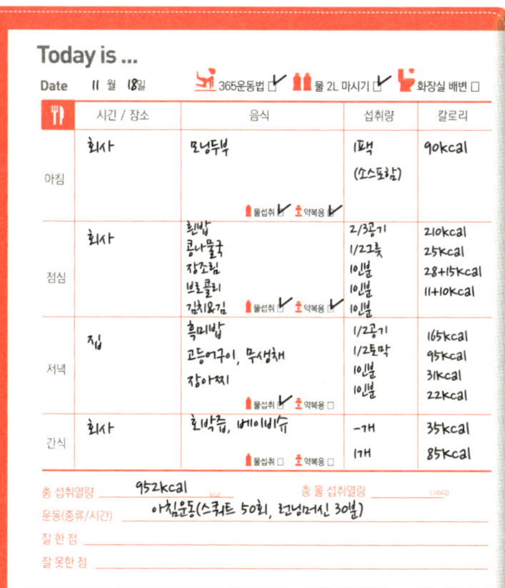

Today is ...

Date 11월 18일 365운동법 ✔ 물 2L 마시기 ✔ 화장실 배변 □

	시간 / 장소	음식	섭취량	칼로리
아침	회사	모닝두부	1팩 (소스포함)	90kcal
		물섭취 ✔ 약복용 ✔		
점심	회사	흰밥 콩나물국 장조림 브로콜리 김치&김	2/3공기 1/2그릇 1인분 1인분 1인분	210kcal 25kcal 28+15kcal 11+10kcal
		물섭취 ✔ 약복용 ✔		
저녁	집	흑미밥 고등어구이, 무생채 장아찌	1/2공기 1/2토막 1인분 1인분	165kcal 95kcal 31kcal 22kcal
		물섭취 ✔ 약복용 □		
간식	회사	호박즙, 베이비슈	-개 1개	35kcal 85kcal
		물섭취 □ 약복용 □		

총 섭취열량 952kcal 총 물 섭취열량 1,060

운동(종류/시간) 아침운동(스쿼트 50회, 런닝머신 30분)

잘 한 점

잘 못한 점

Today is ...

Date 11월 19일 365운동법 ✔ 물 2L 마시기 ✔ 화장실 배변 □

	시간 / 장소	음식	섭취량	칼로리
아침	회사	훈제계란 저지방 우유	1개 1팩	75kcal 80kcal
		물섭취 ✔ 약복용 ✔		
점심	회사	보리밥 우렁된장찌개 부추전 고추참치 총각김치	2/3공기 2/3그릇 1/2접시 1인분 1인분	232kcal 33kcal 85kcal 80kcal 16kcal
		물섭취 ✔ 약복용 ✔		
저녁	집	고구마 굴	(소)2개 2개	200kcal 100kcal
		물섭취 ✔ 약복용 □		
간식	회사	아이스크림	1개	300kcal
		물섭취 □ 약복용 □		

총 섭취열량 1201kcal 총 물 섭취열량 1,230

운동(종류/시간) 아침운동(스쿼트 50회, 런닝머신 30분, 스트레칭)

잘 한 점

잘 못한 점

- 주기적인 영양 상담 참여(7회)를 통해 식습관을 바꾸는 데 많은 노력
- 수술 전 54kg에서 후관리 이후 50.9kg까지 체중 감량에 성공
- 아침을 굶던 패턴에서 단백질(두부나 달걀, 우유)이라도 보충 권장하였고, 노력함
- 점심, 저녁 식사량은 평소보다 줄여서 1/2~2/3공기로 조절
- 좋아하는 아이스크림을 주 1회 보상 섭취하도록 식이 조절. 이후 아이스크림 섭취 빈도 감소
- 매끼 단백질 섭취 강조. 하루 적어도 2~3회는 단백질 섭취 노력

chapter 2

'밀가루' 먹으며

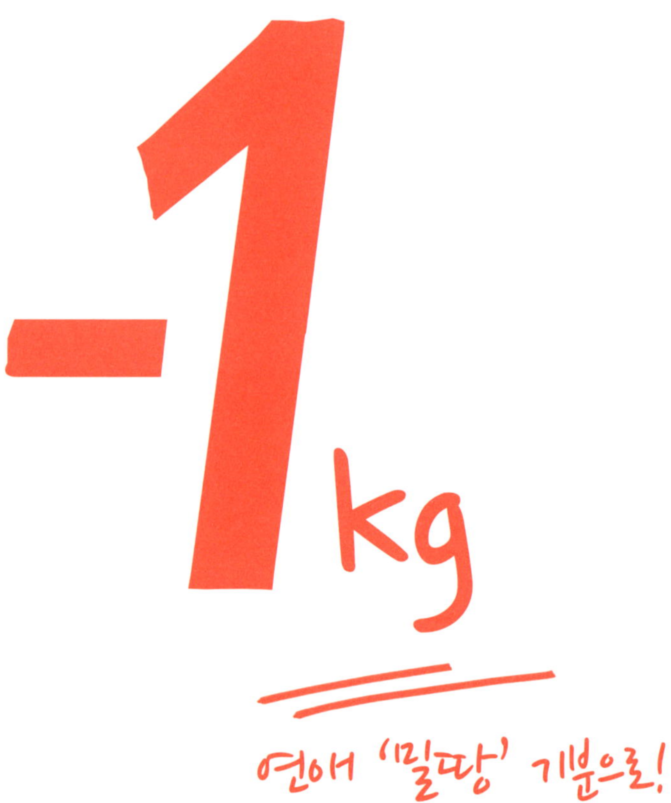

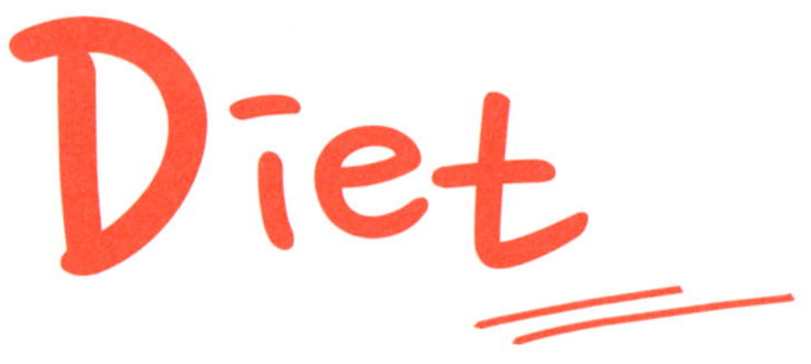

Diet

탄수화물, 과잉과 결핍 사이

탄수화물이 부족하면 우리 몸은

에너지 고갈을 막기 위해 미리 저장되어 있던 글리코겐과 지방,

단백질을 대체에너지로 사용하게 된다. 탄수화물 부족은 탄수화물 과잉과

마찬가지로 장·단기적으로 심각한 건강 장애를 일으킨다.

단기적으로는 저혈당 증상이 나타나는데, 저혈당은 의기소침, 활력 저하,

정신 기능의 지체, 수면 부족, 불쾌감, 신경과민을 불러일으킨다.

영양 상담을 하다 보면 다이어트를 할 때 아예 탄수화물을 먹어서는

안 되는 것으로 인식해 하루 세끼를 닭가슴살 샐러드나 달걀 흰자로만 구성된

식단을 유지하는 다이어터들이 상당히 많다.

탄수화물은 과잉될 경우 지방으로 전환되어 쌓일 수 있지만,

에너지 발생을 위해서는 반드시 최소 분량을 섭취해야 하는 영양소다.

밀가루, 넌 적이냐 아군이냐!

고백하겠다. 나도 한때 보름달 같은 얼굴을 자랑했었다. 냉장고에는 언제든지 꺼내 먹을 수 있도록 초코파이와 과자가 가득했고, 일주일 내내 짬뽕, 자장면, 칼국수, 우동, 라면만 먹고도 지낼 수 있을 만큼 면을 사랑했다. 다이어트는 염두에 둔 적도 없고, 먹는 것을 너무 좋아해 유혹을 이겨낼 생각조차 하지 않았었다. 인생 그 까짓 거 한방인데, 한바니로 먹고 즐기자는 주의였다. 매일 거울을 보면서도 빵빵하게 터질 것 같은 내 얼굴에 익숙해져 자신이 그렇게 살이 찐 것인지 각성조차 못했다. 그러던 어느 날, 몸무게 앞자리 수가 바뀌고, 사진에 찍힌 내 얼굴을 보고 충격을 받았다. 거울을 보면서는 알지 못했던 진짜 내 모습이 거기에 있었다. 센터에 상담하러 내원하는 분들의 이야기를 들으며 격하게 공감할 수 있는 것도 모두 내가 겪었던 일이기 때문이다. 다른 사람의 이야기를 들어서 아는 것과 직접 겪어보고 대화를 나누는 것은 공감대 형성부터 다르다. 지금은? 물론 상담을 하고, 다이어터들에게 동기부여를 할 수 있을 만큼 성공적인 몸매를 유지하고 있다.

"다이어트 한번 해볼까?"

마음의 결정을 내리지 못해 한 마디 지나가듯 던지면 주변 사람들이 일제히 하는 말이 있다.

"밀가루부터 끊어!"

하지만 나는 이야기한다.

"밀가루 음식 드세요. 밀가루 먹으면서도 다이어트 할 수 있습니다."

주변을 돌아보면 빵, 케이크, 국수, 우동, 떡국, 스파게티, 과자, 부침개 등등 맛있는 건 전부 탄수화물이다. 도대체 밀가루가 안 들어가는 요리가 세상에 있을

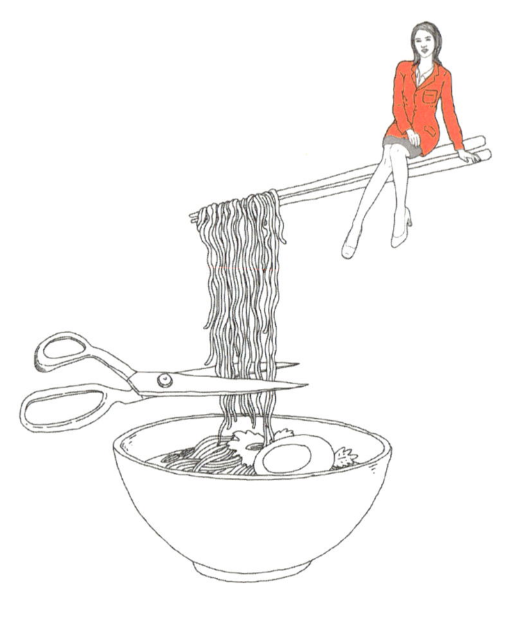

까 싶을 정도로 밀가루 음식은 일상에서 흔한 메뉴다. 그런데 어떻게 밀가루 음식을 완전히 끊을 수 있다는 말인가.

일단 밀가루에 대해서부터 알아보자. 밀가루는 알면 알수록 '볼매(볼수록 매력)'다. 물을 조금만 넣고 조물조물 하면 매혹적인 반죽 덩어리가 만들어진다. 밀가루 속 전분이 물속에서 사라지고, 끈적끈적하게 남아 똬리를 틀고 앉은 글루텐(gluten)이 바로 밀가루의 핵심이다. 이 글루텐이 많은지 적은지에 따라 박력분, 중력분, 강력분으로 구분되고, 각각의 역할에 맞춰 맛있는 음식이 만들어진다. 박력분으로는 노릇노릇하고 바삭바삭한 과자를 만들 수 있고, 비 오는 날엔 중력분을 꺼내 김치를 잘게 다지고 달걀 하나를 톡 터트려 넣으면 뜨끈뜨끈한 김치전을 해먹을 수 있다. 강력분으로는 건강식 집빵도 만들 수 있다.

최근 들어 밀가루에 대한 부정적인 인식이 계속 커지고 있어 글루텐 프리 식품

에 대한 선호도가 커지고 있고, 밀가루가 들어간 과자나 빵, 면 대신 옥수수, 감자, 쌀로 만든 식품이 대세다. 하지만 이런 대체 식품은 결코 밀가루의 맛을 따라오지 못한다.

사실 밀가루 자체만으로는 결코 문제가 될 것이 없다. 밀가루 100g을 영양학적으로 분석해보면 탄수화물은 하루 권장량 19.0%, 단백질은 34.0%, 지방은 6.6%, 아연은 32.5%, 비타민 E 14%, 비타민 B1인 티아민은 무려 하루 권장량의 89.1%가 함유되어 있다. 비타민 A와 D나 칼슘 등 몇몇 부족한 영양소가 보이긴 하지만, 재료 성분으로만 보면 대단히 기특하다. 부족한 영양소는 시금치, 호박 같은 녹황색 채소, 토마토, 그리고 우유, 달걀, 버섯, 버터 등을 소량 추가하거나 우유나 치즈 등을 따로 먹으면 된다. 하루 권장 분량의 115.7%인 '비헴철' 성분도 눈여겨볼 점이다. 비헴철이란 철분 종류 중 한 가지로 철분은 헴철과 비헴철로 나뉘는데, 헴철은 육류(달걀, 조개, 콩류)에 들어 있는 철분, 비헴철은 비육류에 들어 있는 철분이다. 비헴철은 체내 흡수율이 5~10%에 지나지 않는다.

밀가루는 아쉽게도 배가 빨리 꺼지는 단점이 있긴 하다. 탄수화물 함량이 높은 밀가루의 경우 당지수가 70정도라 흡수가 빠르고 혈당을 빠르게 높여 상대적으로 포만감이 덜하고, 오래 가지 못한다. 그렇지만 조리할 때 통밀을 활용할 수도 있고, 당지수를 낮추는 채소를 함께 먹으면 이 점도 해소된다.

문제는 밀가루 요리에 들어가는 부재료다. 밀가루가 빵, 과자, 케이크로 변하면서 추가되는 어마어마한 양의 버터, 설탕, 소금, 크림…. 밀가루 함량만으로 100g을 따졌을 경우와 다른 재료가 추가된 후 영양 성분 결과를 비교해보면, 상대적으로 탄수화물과 단백질 함량은 감소하고, 지방 함량은 증가한다. 따라서 같은

* 강력분 : 글루텐 함량 35%, 밀가루로 제빵용과 마카로니용에 적합　　중력분 : 글루텐 함량 25~35%, 국수용에 적합
　박력분 : 글루텐 함량 19~25%, 과자 및 튀김용에 적합

100g이라고 하더라도 칼로리 및 영양 성분에 있어서 차이가 나기 때문에 밀가루 식품보다는 현미밥을 권장하는 것이다. 밀가루, 좀 더 정확하게 알면 생이별을 하지 않아도 되는 아름다운 재료다. 그러므로 다이어터라면 공부하고, 즐길 수 있는 건 즐기면서 지내도록 하자.

밀가루 vs 현미밥 영양 성분 비교

밀가루					현미밥		
구분 / 단위		밀가루	20대 여성 영양 권장량	권장량 대비 %	구분 / 단위		현미밥 (현미쌀45g)
1회 제공량	(g)	100			1회 제공량	(g)	100
열량	(kcal)	334			열량	(kcal)	157.5
탄수화물	(g)	69.8	368	19.0	탄수화물	(g)	34.6
단백질	(g)	17	50	34.0	단백질	(g)	3.42
지방	(g)	3.8	58	6.6	지방	(g)	0.95
비타민A	(ug RE)	0	650	0.0	비타민A	(ug RE)	0
비타민D	(ug)	0	5	0.0	비타민D	(ug)	–
비타민E	(mg)	1.4	10	14.0	비타민E	(mg)	0.59
티아민	(mg)	0.98	1.1	89.1	티아민	(mg)	0.10
리보플라빈	(mg)	0.35	1.2	29.2	리보플라빈	(mg)	0.04
비타민B6	(mg)	0.35	1.4	25.0	비타민B6	(mg)	0.20
엽산	(ug)	16	400	4.0	엽산	(ug)	11
인	(mg)	795	700	113.6	인	(mg)	125
칼슘	(mg)	19	650	2.9	칼슘	(mg)	2.7
나트륨	(mg)	6	1500	0.4	나트륨	(mg)	35.5
철	(mg)	16.2	14	115.7	철	(mg)	0.32
아연	(mg)	2.6	8	32.5	아연	(mg)	0.81

한국영양학회 CAN-Pro4.0 참조, 한국인 영양섭취 권장량, 2010 참조

탄수화물도 중독된다?

'탄수화물 중독.'

알코올 중독, 도박 중독, 인터넷 중독, 쇼핑 중독…. 일단 중독이라고 하니 뭔가 엄청 무시무시하게 들릴지도 모르겠다. 덜컥, '나도 혹시 탄수화물 중독 아닌가?' 하는 의심은 일단 거두자. 탄수화물 중독이라는 것이 실제 존재하는지에 대한 결론은 아직 없다. 일반적으로 피곤하거나 스트레스를 받으면 빵, 쿠키, 과자, 초콜릿, 케이크 등 달콤한 음식을 찾게 되고, 단 음식을 먹으면 기분이 좋아지고 스트레스가 풀리는 것처럼 느껴진다. 이 때문에 이런 단 음식을 책상 서랍이나 가방에 넣어두고 수시로 꺼내 먹다가 이런 음식을 먹지 못하게 될 때 초조해하거나 불안해하고, 예민해지는 증상을 탄수화물 중독이라고 이름을 붙여놓았을 뿐이다. 단순당에 해당하는 설탕 함량이 높은 음료나 케이크, 흰 빵 종류, 면 종류, 과자 등을 지나치게 섭취하면 건강에 좋지 않기 때문에 주의를 환기시키기 위한 일종의 예방 차원이다. 그렇다면 과연 나는 탄수화물 중독일까? 다음 체크리스트를 보자.

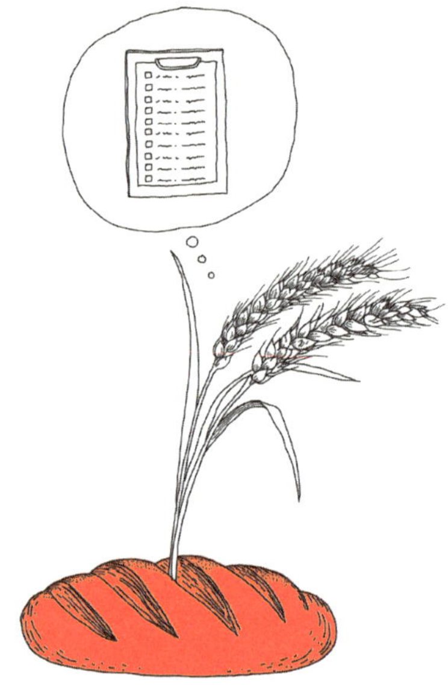

☑ Check List ________

☐ 아침 먹은 날 오히려 배고프다.

☐ 단맛 나는 후식을 즐긴다.

☐ 스트레스를 받으면 먹고 싶다.

☐ 식사 후 졸립고 나른하다.

☐ 주3회 이상 밀가루 음식을 먹는다.

☐ 잡곡밥보다는 흰 쌀밥이 좋다.

☐ 작은 일에도 짜증이 난다.

☐ 가족 중에 비만인 사람이 있다.

☐ 습관적으로 야식을 먹는다.

☐ 배불리 먹어도 금방 배고프다.

보통 8개 이상에 해당하면 탄수화물 중독, 5~7개는 중독 위험 수위에 해당된다. 일단 자신의 상태를 체크해서 탄수화물 중독이라고 판단이 되면 친구를 초대하자. 그리고 냉동실에 쟁여둔 초콜릿, 과자, 빵을 모두 양보하자. 눈물겹겠지만, 모든 일은 그렇게 시작되는 것이다. 집에 있는 탄수화물을 처리하고 난 후에는 밀가루 음식의 빈도를 줄여나가면 된다. 알코올 중독이나 도박 중독과 달리 조금이라도 노력하면 충분히 개선할 수 있는 여지가 있는 것이 탄수화물 중독이다.

탄수화물 중독을 개선하기 위해서는 우선 식이섬유소가 풍부한 음식과 당지수(GI)가 낮은 음식을 먹기 위해 노력해야 한다. 밥은 흰쌀밥 대신 현미나 잡곡으로 바꾼다. 통밀빵이나 현미밥에는 식이섬유 함량이 풍부하고 당지수가 낮아서 천천히 소화 흡수된다. 만약 현미나 잡곡이 싫다면 미역이나 다시마 같은 해조류, 쌈 채소나 삶은 양배추 같은 야채를 곁들이면 혈당이 천천히 올라가게 도와준다. 그러므로 식사할 때 나물 반찬이나 버섯류, 채소류는 반드시 1가지씩 먹도록 한다. 밥은 천천히 꼭꼭 씹어 먹는 것이 좋다. 밥을 빨리 먹으면 충분한 양을 먹어도 포만감이 느껴지지 않으며, 더 많은 양의 밥을 먹게 돼 준비된 식사량보다 욕심을 부리게 된다. 식사는 20~30분 정도 여유를 가지고 편안하게 하는 것이 식사량 조절에 효과적이다. 고구마, 단호박은 당지수가 낮고 칼로리도 높지 않아서 우유나 달걀과 함께 먹으면 식사 대용으로도 가능하다. 식전에 우유 한 잔을 마시는 것도 도움이 된다. 우유가 포만감을 주기 때문에 식사 양도 조절할 수 있고, 소화 흡수 속도를 늦춰서 급격한 혈당 상승을 막는 효과가 있으므로, 피치 못하게 당지수가 높은 음식을 먹어야 할 때 우유를 한 잔 마셔주면 좋다.

우리 주변에 널려 있는 것이 탄수화물이다. 그러므로 너무 제한하려고 하면 나중에 한꺼번에 폭발할 수 있다. 그러므로 주 1~2회 정도는 좋아하는 빵이나 과자, 면 종류 등을 먹는 날로 정하는 등 허용 기준을 정해두면 좋다.

탄수화물 중독증 개선 방법

▶ 현미, 잡곡, 미역, 다시마 같은 식이섬유소가 풍부한 음식 선택하기
▶ 밥은 천천히 꼭꼭 씹어서 먹기
▶ 식전에 우유 한 잔 마시기
▶ 보상 섭취할 수 있는 날 정해두기
▶ 고구마, 단호박처럼 당지수(GI) 낮은 음식 선택하기

당지수란 공복 상태에서 포도당 50g을 섭취했을 때 두 시간 동안의 혈당 변화를 100으로 정하고, 다른 탄수화물 식품 50g을 섭취했을 때의 혈당 변화를 수치로 나타낸 것이다. 당지수가 55 이하면 당지수가 낮다고 하고, 70 이상이면 당지수가 높다고 한다. 즉, 당지수가 낮은 식품이 당지수가 높은 식품에 비해 혈당을 천천히 상승시키므로 혈당 조절에 도움이 될 수 있다. 우리 몸에 음식 섭취로 당분이 들어왔을 경우 혈당 수치를 조절하기 위해 인슐린이라는 호르몬을 분비해 사용 가능한 수치를 제외한 나머지는 지방으로 저장하게 된다.

GI 낮은 식품
혈당치 천천히 상승 ▶ 인슐린 천천히 분비 ▶ 식욕 억제 및 포만감

GI 높은 식품
혈당치 상승 ▶ 인슐린 분비 촉진 ▶ 혈당치 하강 및 체지방 축적

당지수가 탄수화물 식품 50g을 섭취한 후 혈당 반응을 비교한 값인 반면, 당부하지수는 1회 섭취 분량(표 참조)을 기준으로 혈당 반응을 비교한 값이다. 보통 우리가 먹는 탄수화물로 분류된 식품의 경우 1회 섭취 분량당 포함되어 있는 당 함량(탄수화물 함량)이 다르고 식품 속에 포함되어 있는 식이섬유소 함량이나 가공된 형태에 따라서도 혈당 반응에 영향을 미치기 때문에 당지수와 당부하지수를 함께 고려해볼 필요가 있다. 당지수와 당부하지수가 낮은 대표적인 식품으로 대두콩, 우유, 배 등이 있다. 이런 식품이라 하더라도 과하게 섭취할 경우 칼로리에 영향을 미쳐 살이 찔 위험이 있으므로 당지수, 당부하지수가 낮더라도 다이어트 시 양 조절에 신경을 쓸 필요가 있다.

식품별 당지수(GI) 함량

종류	당지수 (GI)	1회 섭취 분량	1회 섭취 분량당 당질 양(g)	1회 섭취 분량당 당부하지수
대두콩	18	150	6	1
우유	27	250	12	3
사과	38	120	15	6
배	43	120	11	4
밀크초콜릿	46	50	28	12
포도	46	120	18	8
쥐눈이콩	42	150	30	13
호밀빵	50	30	13	6
현미밥	55	150	33	18
파인애플	59	120	13	7
페이스트리	59	57	26	15
고구마	61	150	28	17
아이스크림	61	50	13	8
환타	68	250	34	23
수박	72	120	6	4
늙은호박	75	80	4	3
게토레이	78	250	15	12
콘푸레이크	81	30	26	21
구운감자	85	150	30	26
흰밥	86	150	43	37
떡	91	30	25	23
찹쌀밥	92	150	48	44

대한당뇨병학회 식품교환표 활용지침 제3판 참조

탄수화물, 부족해도 문제다

164cm, 106kg, BMI 39.4kg/㎡….

20대 초반의 이나은 씨는 고도비만이었다. 가족 중 비만이 있는 데다 스트레스 폭식증을 겪고 있었다. 대학에 입학한 뒤 타 지역에서 혼자 생활하다 보니 부모님과 함께 살 때보다 훨씬 잦은 외식과 배달음식에 익숙해져서 식사량 조절에 실패한 케이스였다. 밥맛에서 단맛을 강하게 느껴 한 끼에 3~4공기씩 밥을 먹는가 하면, 밀가루 음식이나 자극적인 야식도 잦았다. 살이 갑자기 너무 쪄서 심각해지자 휴학을 한 상태였다. 체중이 증가함에 따라 점점 자신감도 사라지고 예쁜 얼굴이 체지방에 둘러싸여 있었다.

이나은 씨 같은 경우가 대표적인 탄수화물 중독증 사례다. 하루에 탄수화물로 섭취해야 하는 양은 총 열량의 50~60%로 이는 탄수화물로 계산하면 약 300~400g 정도에 해당하는 양이다. 그런데 탄수화물을 탐닉하고 과잉 섭취하면 고중성지방혈증이 생길 수 있고, 이를 오랫동안 방치하면 동맥경화성 혈관 변화로 인해 나중에 중풍과 같은 뇌혈관 질환과 협심증, 심근경색과 같은 심혈관 질환이 발생할 위험이 매우 높다. 게다가 이나은 씨처럼 비만으로도 연결이 된다.

우리 몸에 탄수화물로 만들어진 음식이 들어오면 먼저 위에서 포도당으로 분해되어 혈액 속으로 들어가게 되고, 췌장에서 인슐린을 분비하여 포도당을 각 세포로 보내 에너지로 활용하게 된다. 이때 쓰고 남은 포도당은 간과 근육에 글리코겐 형태로 저장되고, 필요한 에너지양보다 과잉으로 섭취할 경우 지방으로 전환되어 비만이 된다.

그런데 이나은 씨처럼 탄수화물 중독증만 있는 것은 아니다. 탄수화물을 극도로 제한해 나타나는 '탄수화물 결핍증'도 있다. 탄수화물이 부족하면 우리 몸은 에너지 고갈을 막기 위해 미리 저장되어 있던 글리코겐과 지방, 단백질을 대체에너지로 사용하게 된다. 탄수화물 부족은 탄수화물 과잉과 마찬가지로 장·단기적으로 심각한 건강 장애를 일으킨다. 단기적으로는 저혈당 증상이 나타나는데, 저혈당은 의기소침, 활력 저하, 정신 기능의 지체, 수면 부족, 불쾌감, 신경과민을 불러일으킨다. 영양 상담을 하다 보면 다이어트를 할 때 아예 탄수화물을 먹어서는 안 되는 것으로 인식해 하루 세끼를 닭가슴살 샐러드나 달걀 흰자로만 구성된 식단을 유지하는 다이어터들이 상당히 많다.

탄수화물은 과잉될 경우 지방으로 전환되어 쌓일 수 있지만, 에너지 발생을 위해서는 반드시 최소 분량을 섭취해야 하는 영양소다. 탄수화물이 부족해지면 우리 몸은 에너지를 근육에서 빌려 쓰게 되고 이로 인한 근손실이 일어날 수 있다. 또한 탄수화물이 부족하면 쉽게 피로하고 신경이 예민해질 수 있다. 따라서 하루 최소 100g 정도의 탄수화물은 섭취해야 한다. 표에 나와 있는 탄수화물 식품 중 하루 4가지 정도를 선택해 섭취(400kcal)하되 탄수화물 중에서도 사탕류, 밀가루, 떡, 과자류, 흰 빵 등의 정제된 탄수화물은 혈당을 급격히 높이고 과잉될 경우 체지방으로 전환될 우려가 있으니 가급적 섭취를 제한하고, 포만감을 높이고 혈당을 천천히 올리는 현미, 통곡물 등과 같은 잡곡류로 먹도록 한다.

독자가 궁금해할 이나은 씨의 경우, 총 6회 상담 진행, 여섯 번째 내원 시 104.4kg이던 체중은 77kg으로 무려 27.4kg이 줄었으며, 체지방량은 50.9kg에서 31.9kg까지 19kg이 감량해 그녀 나이대에 맞는 귀여운 모습을 되찾았다. 물론 그녀는 지금도 지속적으로 다이어트 중이다.

1일 4가지 선택, 다이어트 중 필요한 탄수화물 식품[*]

곡류군 (각 100kcal)	밥 1/3공기(70g), 식빵 1장(35g), 모닝빵 1개(35g), 삶은 국수 1/2공기(90g), 고구마 1/2개(70g), 감자 1개(140g), 옥수수 1/2개(70g), 밤 3개(60g), 마(100g), 도토리묵 1/2모(200g), 인절미 3쪽(50g), 절편 1개(50g), 콘플레이크 3/4컵(30g), 크레커 5개(20g), 토란(140g), 은행 1/3컵(60g).

한국영양학회 6가지 식품군 참조

절대적 유혹, 라면 건강하게 즐기기

제대로 된 식사를 준비해서 차려먹는 것 자체가 피곤한 현대인들이 가장 쉽게 해 먹을 수 있는 음식을 꼽으라면 단연 라면이다. 아침, 점심, 저녁, 늦은 밤 할 것 없이 언제든지 빠르게 조리해서 먹을 수 있는 초간단 요리다 보니 몸에 좋지 않은 것을 알면서도 자주 손이 간다. 게다가 라면을 다 먹고 국물에 찬밥을 말아 먹으면 그 맛은 또 얼마나 감칠 맛 나는가. 그러나 하루가 멀다 하고 라면 봉지를 뜯는 생활이 결말은 어떤가. 통통하게 불어터진 면발처럼 살도 함께 통통하게 부어 오르며 끝이 난다. 라면을 먹고 난 다음 날은 나트륨 과잉 섭취로 인해 민감한 여성의 경우 퉁퉁 붓기 마련이다. 라면은 탄수화물이 주된 에너지원이며, 나트륨 하루 권장량 기준이 2,000mg임을 생각할 때 나트륨 함량이 무척 높다고 할 수 있다. 또한 대부분의 면이 유탕(기름에 튀겨낸) 처리된 것이므로 국물에 녹아 나오는 기름기도 무시할 수 없다. 그렇다고 라면과 찬밥의 조화를 포기할 수는 없는 법이다. 그렇다면 절대적 유혹, 탄수화물의 끝판왕, 라면도 다이어트 중 먹어도 될까? 물론이다. 지금부터 라면을 건강하게 즐기면서 다이어트하는 방법에 대해 알아보겠다.

라면 종류별 영양 성분

구분 / 단위		신라면	신라면 블랙	농심라면 육개장	삼양라면	김치라면	돈라면	된장라면	칼칼한 파닭라면
1회 제공량	(g)	120	130	120	120	120	115	120	120
열량	(kcal)	505	550	515	495	495	500	495	515
탄수화물	(g)	78	86	79	78	80	78	78	79
단백질	(g)	10	13	11	10	10	11	10	11
지방	(g)	17	17	17	16	15	16	16	17
당류	(g)	3	6	6	3	3	3	3	3
나트륨	(mg)	1,930	1,790	1,780	1,960	1,880	1,860	1,710	1,890
콜레스테롤	(mg)	0	7	0	0	0	0	0	0
포화지방산	(g)	8	8	8	8	7	8	8	9
트랜스지방산	(g)	0	0	0	0	0	0	0	0

식품의약품안전처 식품성분표 참조

먼저 주 1~2회 정도로 라면의 빈도를 줄인다. 다이어트를 하면서 한 달에 한 번도 아니고, 일주일에 두 번씩이나 라면을 먹을 수 있다면 이 또한 감사한 일이다. 단, 면과 스프 양은 1/2로 줄여야 한다. 그리고 면은 끓는 물에 한 번 삶아서 기름기를 제거해야 한다. 귀찮더라도 냄비 두 개에 물을 끓여 면을 끓인 물은 따라 붓고, 다른 한쪽에 라면을 다시 끓이도록 한다. 그리고 버섯, 양파, 호박, 콩나물 등 각종 채소와 두부, 닭가슴살, 달걀, 북어 등 단백질을 첨가해서 먹으면 몸에 해로운 라면이 아니라 영양 만점의 훌륭한 라면 요리로 둔갑한다. 이렇게 라면을 끓여 먹다가 변화를 주고 싶으면 면을 라면으로 하지 말고, 곤약면이나 당면(누들면), 쌀국수 등으로 바꿔본다. 다음은 내가 직접 만들어 먹었던 건강한 라면 레시피들이다. 맛과 영양을 보장한다.

● **버섯라면**

라면 1/2개+스프 1/2개+팽이버섯(또는 새송이버섯 또는 표고버섯)+양파

● **실곤약라면**

라면 1/3개+실곤약+스프 1/2개+달걀 1개

● **누들누들면**

라면 1/3개+당면+스프 1/2개+살코기 50~100g

+양파(또는 시금치 또는 버섯)

● **닭가슴살 양배추라면**

라면 1/2개+스프 1/2개+양배추 1/4통+닭가슴살 100g

● **쌀국수면**

쌀국수+숙주+소고기 살코기 또는 돼지고기 살코기 50~100g

+간장 또는 소금 조금+청양고추

파스타 건강하게 즐기기

'버럭 셰프' 이선균과 '러블리 주방 보조' 공효진의 사랑 이야기를 담은 드라마 〈파스타〉는 토마토소스와 크림소스가 대중적이던 우리나라의 이탈리안 식당에 알리오올리오라는 오일 파스타를 기본적으로 갖춰놓게 했으며, 파스타를 함께 먹어주는 남자친구가 여성의 로망이 될 정도로 인기를 끌었다. 하지만 여전히 우리나라에서 가장 인기 있는 파스타는 크림소스를 베이스로 하는 까르보나라일 것이다. 물론 까르보나라가 아니라도 파스타를 싫어하는 사람이 거의 없을 정도로 파스타는 우리나라를 대표하는 외식 메뉴 중 하나로 자리 잡았다. 하지만 면으로 구성된 파스타는 80% 이상이 탄수화물이다. 그러므로 적당히 제한하는 것이 맞지만, 좋아하는 음식을 완전히 먹지 못한다는 것은 커다란 스트레스일 수밖에 없다. 그러므로 다이어트 시에는 보상 섭취 기준이 마련되어야 한다.

파스타 종류별 영양 성분표를 보면 까르보나라의 경우 1회 분량이 다른 면과 다르게 260g으로 되어 있다. 만약 이 분량을 다른 스파게티와 같은 분량으로 측정해 비교하면 400g당 992kcal로 다른 파스타의 두 배 가까이 된다. 나트륨 함

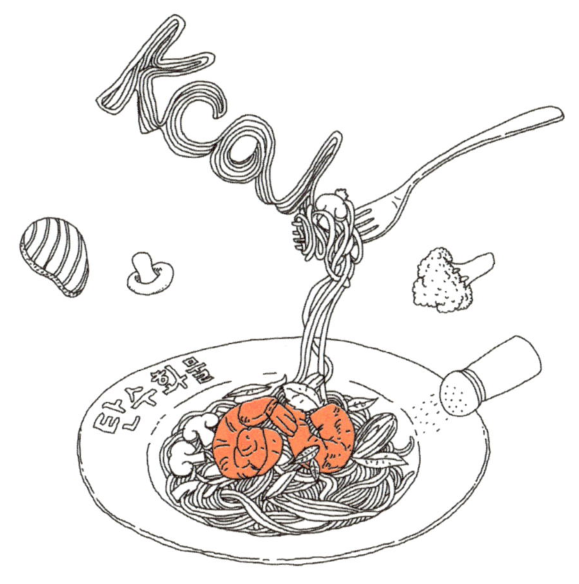

파스타 종류별 영양 성분

구분 / 단위		오일소스 스파게티	크림소스 스파게티	토마토소스 스파게티	해물크림 소스 스파게티	해물토마토 소스 스파게티	까르보나라 소스 스파게티 (냉동)	뷰티칼로리 면토마토소스 스파게티	생스파게 티면
1회 제공량	(g)	400	400	500	500	500	260	265	200
얼량	(kcal)	700.0	837.6	642.6	917.6	565.0	645.0	155.0	572.0
탄수화물	(g)	82.6	73.8	93.2	97.0	88.3	87.0	18.0	108.3
단백질	(g)	19.4	21.8	24.4	30.4	27.2	16.0	2.9	17.1
지방	(g)	32.6	50.6	19.2	49.8	11.4	26.0	8.0	8.2
당류	(g)	0.3	9.2	15.6	8.4	15.2	4.0	9.0	7.7
나트륨	(mg)	1029.9	1030.9	1508.9	1323.7	1577.7	1250.0	840.0	1853.8
콜레스테롤	(mg)	49.2	126.6	49.2	210.9	157.6	45.0	0.0	19.3
포화지방산	(g)	5.9	25.7	5.4	24.7	3.3	15.0	1.6	0.0
트렌스지방산	(g)	0.1	1.0	0.2	0.9	0.1	0.6	0.0	0.0

식품의약품안전처 식품성분표 참조

량 역시 높다. 해물이 들어가면 단백질 함량이 높아지지만 크림소스를 활용한 스파게티의 경우 지방 함량 및 콜레스테롤 함량이 다른 스파게티에 비해 높으므로 가능하면 외식에서는 크림소스 베이스의 파스타는 피하는 것이 좋다. 그리고 가능하다면 외식으로 사먹는 것보다는 직접 집에서 간단하게 파스타를 즐기는 것도 좋을 것이다. 이때는 파스타도 라면처럼 양을 1/2~1/3로 줄이도록 한다. 파스타는 1인분씩 포장되어 팔지 않기 때문에 양 조절에 주의해야 한다. 파스타 대신 당면이나 곤약면 등을 사용해도 어느 정도 파스타 맛을 낼 수 있으므로 대체면을 충분히 활용하는 것도 좋은 방법이다. 소스는 열량이 높은 크림소스는 제외하고 대신 토마토소스나 간장소스, 올리브오일을 활용해 조리하되, 크림소스의 풍미를 느끼고 싶다면 우유를 사용해도 된다. 버섯, 파프리카 브로콜리, 양배추 등 채소는 충분히, 많이 사용하고 해산물이나 닭가슴살, 연어 등 단백질을 추가해 포만감이 들도록 한다. 밑간은 후춧가루와 소금을 아주 약간만 사용해서 맛이 너무 심심하지 않도록 한다. 다음은 역시 내가 직접 만들어 먹었던 건강한 파스타 레시피들이다. 다이어트 시 참고하자.

- **해물양송이버섯 스파게티**

파스타면 1/2인분+토마토소스+해산물(오징어, 조개류)+양송이버섯

- **닭가슴살양배추 곤약면 스파게티**

곤약면 150g+닭가슴살 50g+토마토소스+양배추 삶은 것

- **해물당면 스파게티**

삶은 당면&파스타면 1/3인분+올리브오일 소량+슬라이스마늘
+해산물(조개류, 오징어)

- **연어파프리카 우유 스파게티**

파스타면 1/3인분+연어캔 50g+색깔별 파프리카 채썰기+우유+치즈가루

- **닭가슴살 당면 간장소스 스파게티**

당면+스파게티 1/3인분+닭가슴살 50g+간장소스 소량+청양고추+버섯류

밀가루는 훌륭한 재료다. 이 밀가루를 어떻게 활용하느냐에 따라 다이어트의 승패는 좌우된다. 당장 눈앞에 놓여 있는 유혹을 이겨내지 못하고 '오늘 하루만, 오늘 하루는 괜찮을 거야'라는 주문을 거는 순간, 몸속에서는 지방이 꿈틀댄다. 밀가루 음식도 제한한다고 생각하지 말고, 주 1~2회 정도 섭취할 수 있는 기회를 주되 양 조절에만 신경을 쓴다면 얼마든지 다이어트를 즐기면서 할 수 있다. 다이어트를 경험해봤고, 지금도 꾸준히 식이조절을 하고 있고, 여전히 밀가루 음식을 사랑하고 있는 나로서도 쉬운 일은 아니지만, 의지만 있다면 충분히 가능한 일이다. 우리의 다이어트는 ing 중이니까.

'단백질' 먹으며

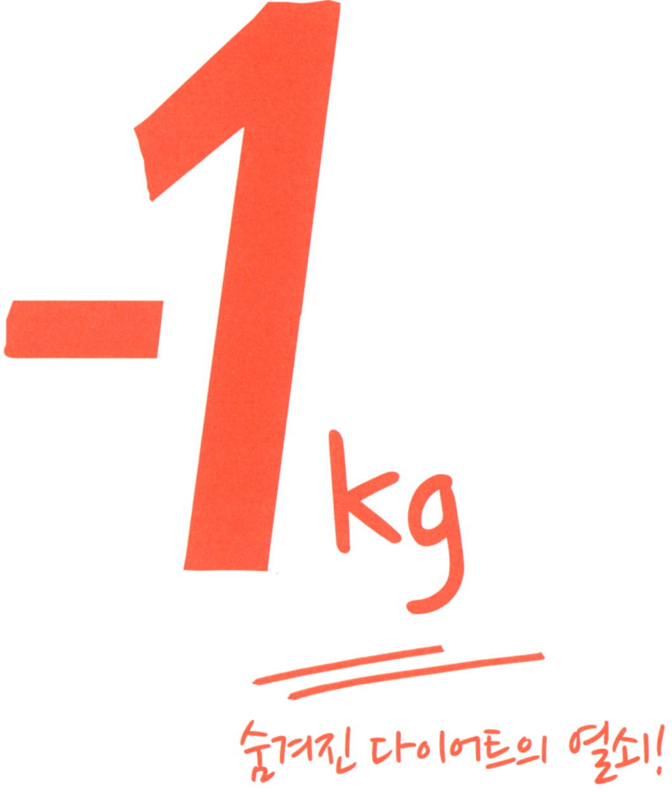

숨겨진 다이어트의 열쇠!

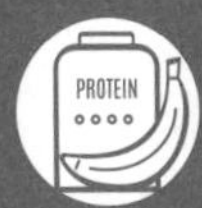

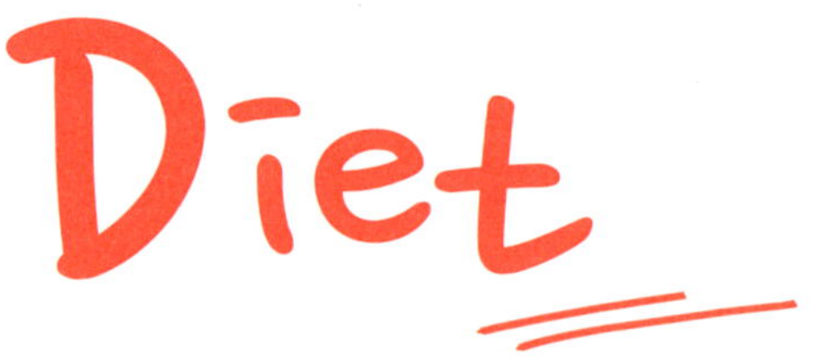

성공적인 다이어트를 위한 키, 단백질

다이어터들은 보통 '고기'하면 화들짝 놀라며 도리질하거나

두 눈을 질끈 감아버린다.

그리고 다이어트의 구세주라고 생각하는 '채소'만 찾는다.

그러나 천만에 말씀이다.

다이어트에 성공하려면 하루 세끼 모두 적당량의 단백질을 꼭 먹어야 한다.

다른 그 무엇보다 중요하다.

모든 여인들의 동경의 대상인 S라인이야말로

단백질의 도움 없이는 절대 이룰 수 없는 길이기 때문이다.

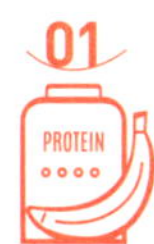

누군가 지금도 하고 있을 눈물의 다이어트

"힘이 없어요."

"몇 달 동안 생리를 안 해요."

"손발이 차가워요."

"오히려 살이 더 쪘어요."

이 외에도 다이이드로 인한 부작용을 호소하는 사람은 많다. 모두 잘못된 다이어트로 실패한 사례다. 그중에서 탈모나 손톱이 부러지거나 무기력증을 호소하는 사람도 있다. 이런 증상은 왜 나타나는 것일까? 경기도 분당에 사는 김동욱(31세) 씨의 사례에서 그 답을 찾을 수 있다.

[김동욱 씨 기본 정보]

● 키 : 173cm

● 직업 : 이직 준비 중

● 생활습관 : 낮과 밤이 바뀐 상태로 새벽 5~6시에 취침하여 오후 12~1시경 기상. 하루 종일 활동량 거의 없음

● 식이 습관 : 하루 2~3끼의 식사, 불규칙한 식사 시간. 식사는 한식, 햄버거, 피자, 치킨 등 다양하게 섭취. 간식은 과자, 음료수, 아이스크림 등을 수시로 섭취

● 다른 건강 상태 : 양호

● 다이어트 시작 이유 : 2개월 전 체중 71kg, 체질량지수* 23(과체중) / 현재 체중 81kg, 체질량지수 27(비만)로 탈바꿈

평범한 대한민국 남자인 김동욱 씨는 2개월 전만 해도 남들이 보기에 통통하다 싶은 정도의 '과체중'이었다. 그런데 조금씩 살이 붙기 시작하더니 어느 샌가 체중이 80kg에 육박해 맞는 옷이 하나도 없게 되었고, 얼굴과 목도 경계가 모호해졌다. 평소 외모에 신경을 많이 쓰던 김동욱 씨는 스트레스는 물론 이대로는 취업에도 영향이 있을 거로 생각해 다이어트를 결심했다.

김동욱 씨가 다이어트를 결심하고 가장 처음 한 일은 대한민국 다이어터 누구나가 하는 일, 음식 양을 줄이는 것이었다. 누구나가 그렇지만 빨리 살을 빼야 한다는 조급한 마음에 먹지 않는 것에 포인트를 둔 것이다. 다음은 그가 2개월 동안 한 다이어트 내용이다.

* 체질량지수(BMI, Body Mass Index, kg/㎡)란 체중(kg)을 키(m)의 제곱으로 나눈 지수로 비만도를 나타낸다. 한국인은 아시아-태평양 기준을 따르며 그 기준은 다음과 같다.

BMI에 따른 비만의 분류(WHO)

분류	아시아(한국) 기준	미국, 유럽 기준
저체중	< 18.5	< 18.5
정상	18.5 ~ 22.9	18.5 ~ 24.9
과체중	23 ~ 24.9	25 ~ 29.9
비만	25 ~ 29.9	30 ~ 34.9
고도비만	30 이상	35 이상

다이어트 시작 1개월		다이어트 시작 2개월

• 하루 1끼(아침) ; 고구마 1개,
  닭가슴살 100g, 양상추 샐러드 적당량
• 물 1.5~2리터 정도 섭취
	식사	• 하루 2끼(아침, 저녁) ;
		  아침 : 고구마 1개, 닭가슴살 60g,
		  양상추 샐러드
		• 물 1.5~2리터 정도 섭취

• 하루 2번, 오전과 오후 나누어 1시간 반씩 • 실내 자전거와 윗몸일으키기, push-up, 스쿼트, 아령 등 유산소와 근력운동 병행	운동	• 운동 종류와 시간 그대로 유지
• 7kg 정도	체중 감량 정도	• 3kg 정도 감량
• 배고픔을 억지로 참는 것 빼고는 없음	특이 사항	• 첫 1개월보다 체중 감량 속도 더딤 • 머리카락이 평소보다 많이 빠지기 시작

딱 봐도 건강한 성인 남성이 먹기에는 어이없이 적은 식사량이다. 근근이 생명을 부지했을 것이라고 여겨지는 김동욱 씨에게 이상 증상이 일어난 것은 다이어트 시작 후 3개월째로 접어들면서부터였다. 그동안 배고픔을 참는 것 외에는 별다른 걱정을 하지 않았다. 특별한 증상도 없었다. 그런데 어느 날부터인가 집안 곳곳에 머리카락이 보이기 시작하더니 자고 일어나면 베개에 한웅큼, 머리를 감을 때도 평소보다 몇 배 이상 많은 머리카락이 빠지기 시작했다. 깜짝 놀라 병원을 찾은 김동욱 씨가 받은 진단은? 바로 '무리한 다이어트로 인한 탈모'였다. 많은 영양소 가 불균형이지만, 그중에서도 특히 단백질 섭취가 부족하다고 했다.

현재 김동욱 씨는 하루 3끼, 규칙적으로 식사하고 있다. 그중 단백질은 그가 식사 에서 빼놓지 않는 영양소다. 달걀찜, 생선, 두부구이 등 칼로리는 높지 않으면서 감량한 체중을 유지할 수 있는 메뉴를 신중하게 고르고, 매일 간식으로 검은콩을 넣고 간 우유 1컵을 마셔 단백질 흡수율을 높이고자 노력 중이다.

김동욱 씨의 사례는 남의 일이 아니다. 다이어터 중 많은 사람이 김동욱 씨와 비슷한 부작용을 겪고 있다. 무리한 다이어트는 건강과 외모 두 마리 토끼를 모두 잃을 수 있다. 거듭 강조하지만 다이어트는 부작용 없이, 무리하지 않는 선에서 진행해야 한다. 그중에서도 '다이어트의 열쇠'라고 할 수 있는 단백질에 대한 관심을 결코 놓아서는 안 된다. 단백질은 다이어트라는 험난한 등정을 하는 다이어터를 성공으로 이끄는 단단한 동아줄이기 때문이다.

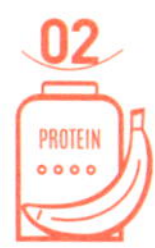

단백질 없는 다이어트, 요요로 가는 지름길

다이어트 식단표,

다이어트 보조제,

다이어트 셰이크….

포털에 '다이어트'라고 치면 추천 검색으로 주르륵 뜨는 단어들이다. 이 단어에서 연상되는 것들은? 모두 단백질이다. 다이어트를 해본 사람이라면 잘은 몰라도 단백질 이야기는 많이 들었을 것이다. 하지만 다이어트 중 가장 흔히 저지르는 실수 중 하나가 '단백질 섭취 소홀'이다. 이 세상 다이어터들이 청개구리도 아닐 텐데, 왜 그런 것일까? 충분히 잘 모르거나 건성으로 들은 게 분명하다.

단백질(protein)이라는 영어 단어는 약 180여 년 전인 1838년에 처음 사용되었다. 'protein'은 '첫 번째의', '가장 중요한'이라는 뜻의 그리스어 'proteios'에

* 서울·대전·부산 지방흡입센터에서 식이영양 상담을 받은 고객들의 실제 식사 일기를 바탕으로 문제점을 분석한 결과 전체 2,385건 가운데 562건(24%)의 식단에서 '단백질 섭취 부족'이 문제점으로 나타났다.

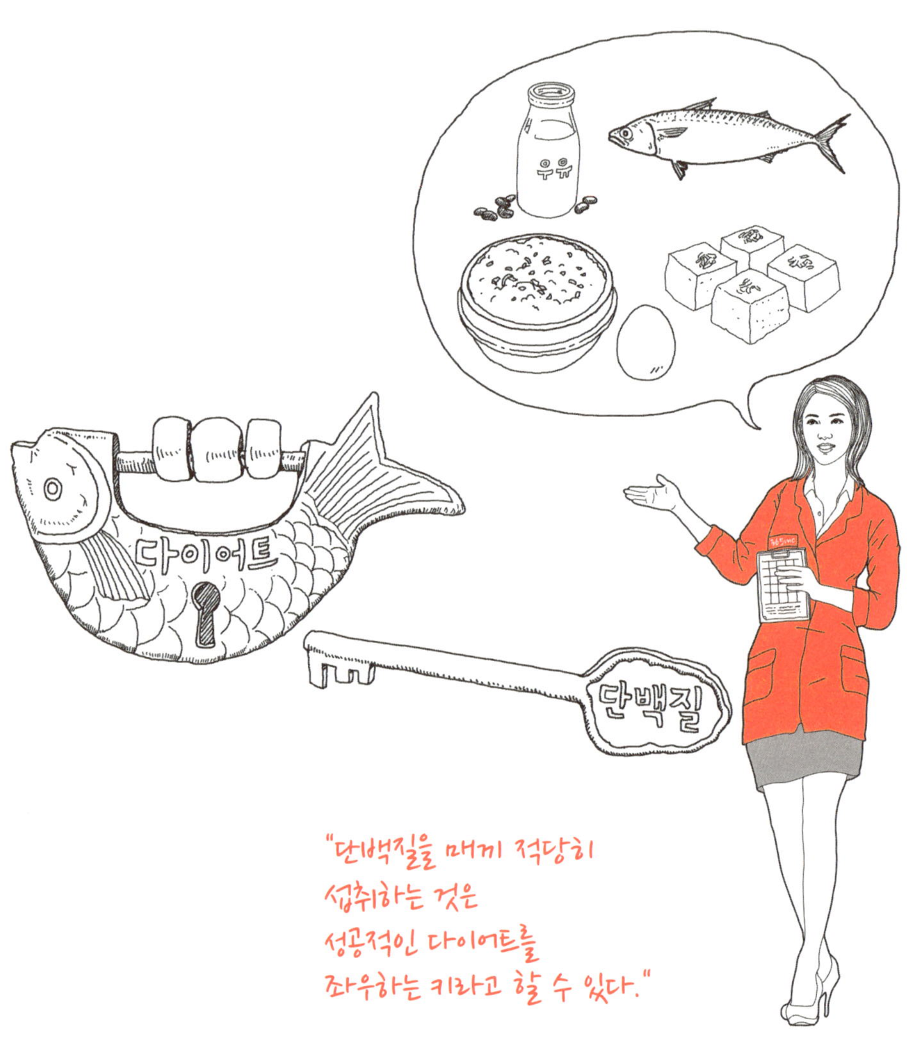
우유
다이어트
단백질
"단백질을 매끼 적당히
섭취하는 것은
성공적인 다이어트를
좌우하는 키라고 할 수 있다."

서 생겨났다. 인간에게 첫 번째로 중요한 것이 단백질이라는 것이다.

왜 단백질이 인간에게 두 번째로도 아니고 첫 번째로 중요한 것일까? 이는 아마도 인간의 몸 25% 가량이 단백질로 구성되어 있으며, 단백질이 신체의 다양한 반응을 조절하는 수많은 효소와 신경전달물질을 구성하는 성분이기 때문일 것이다. 다시 말해 단백질이 충분해야 축 늘어진 피부가 아니라 탱글탱글한 피부가 만들어지며, 건강한 몸으로 살을 뺄 수 있다는 의미다.

다이어터들은 보통 '고기'하면 화들짝 놀라며 도리질하거나 두 눈을 질끈 감아버린다. 그리고 다이어트의 구세주라고 생각하는 '채소'만 찾는다. 그러나 천만에 말씀이다. 다이어트에 성공하려면 하루 세끼 모두 적당량의 단백질을 꼭 먹어야 한다. 다른 그 무엇보다 중요하다. 모든 여인들의 동경의 대상인 S라인이야말로 단백질의 도움 없이는 절대 이룰 수 없는 길이기 때문이다.

단백질은 우리 몸의 근육, 내장, 호르몬 등 체내를 구성하는 필수 요소다. 게다가 1g당 4kcal의 에너지를 내는 성능 좋은 에너지원이다. 만약 단백질이 부족하면 탈모는 물론 손톱이 잘 부러지며, 피부 탄력도 사라진다. 더 중요한 것은 단백질을 적절히 섭취하지 않으면서 요요 현상이 일어날 가능성이 훨씬 커진다. 다시 말해 단백질을 매끼 적당히 섭취하는 것은 성공적인 다이어트를 좌우하는 키라고 할 수 있다.

"그럼, 고기는 마음껏 먹어도 되겠네요?"

이렇게 질문하는 사람은 물론 없을 것이라고 생각한다. 만약 잠깐이라도 그런 생각을 했다면 얼른 지워버리도록 하자. 여기서 우리는 항상 '너무 과하지 않게'라는 조건을 만나게 된다. 특히 육류 같은 동물성 단백질의 과량 섭취는 단백질과 함께 지방도 섭취할 수 있으므로 주의, 또 주의해야 한다. 수많은 모델과 연예인, 트레이너들이 '퍽퍽하고 맛없는 닭 가슴살'을 마치 대단한 보물이라도 되는 양, 도시락까지 싸가지고 다니면서 먹는 이유가 다 이 때문이다.

그 외에도 단백질을 적절히 섭취하면 좋은 점이 몇 가지 있다. 첫째, 단백질은 포만감에 영향을 준다. 우리는 풀만 먹었을 때와 고기 반찬을 먹었을 때의 포만감이 분명 다르다는 것을 경험을 통해 너무나 잘 알고 있다. 그런데 포만감을 오랫동안 유지시켜주는 영양소 중에는 단백질 말고도 지방이라는 녀석이 있다. 여러분이 멀리해야 하는 것은 바로 이 지방이며, 단백질은 가까이 해야 한다. 특히 순수 단백질 식품은 칼로리는 낮고 부피는 커서 포만감 유지에 도움을 주며, 기초대사량을 높이고 근육 손실 없이 체지방만 감량할 수 있도록 도와준다. 게다가 단백질의 이런 포만감은 간식과 다음 식사 조절에도 긍정적인 효과를 준다.

둘째, 단백질은 제지방량을 유지시켜 기초대사량 유지에 도움을 준다. 여기서 제지방량을 모르는 사람은 주목해보자. 기초대사량은 아무 일을 하지 않아도 혈액 순환, 호흡, 체온 유지 등 생명을 유지하기 위해 소모되는 에너지다. 그렇다면 제지방량은 무엇일까? 제지방량이란 체중에서 지방량을 뺀 나머지 근육, 뼈, 수분, 무기질 등의 양을 말하는 것으로 제지방량이 기초대사량을 결정하며, 기초대사량 유지는 다이어트 시 매우 중요한 요인이다(뭐가 뭔지 모르겠고 귀찮다면 그냥 단백질이 다이어트에 꼭 필요하다는 것만 기억해두면 된다).

셋째, 단백질은 3대 영양소 중 '음식 유발 에너지 소모량'이 가장 크다. 음식 유발은 또 뭘까? 식욕 유발 음식은 많이 알고 있지만, 음식 유발이란 말은 처음 듣는 독자를 위해 간단히 설명하겠다. '음식 유발 에너지 소모량'이란 음식을 소화, 흡수시키는 데 쓰이는 에너지로 하루 칼로리 소모량의 10~30%를 차지하며 섭취한 음식의 지방, 탄수화물, 단백질 함량에 따라 쓰이는 에너지량이 달라진다.

단백질은 섭취한 칼로리의 25% 정도가 소화 및 흡수에 쓰인다. 다시 말해 100kcal의 단백질을 섭취했다면 25kcal 정도가 단백질을 소화, 흡수시키는데 에너지로 쓰이므로 실제 섭취한 칼로리는 75kcal가 된다. 이에 반해 지방과 탄수화물은 섭취한 칼로리의 10~15% 정도가 소화 및 흡수에 쓰인다. 같은 칼로리를 섭취해도 단백질의 에너지 소모량이 더 좋다는 말이다. 한마디로 요약해 똑같은 칼로리(음식)를 먹어도 단백질 함량이 높을수록 다이어트에 유리하다는 것이다.

"이렇게 적게 먹는데 왜 살이 안 빠질까요?"

꼭 이렇게 묻는 사람이 있다. 이런 사람은 '다이어트는 칼로리'라고 생각해 어떤 음식이든 무조건 적게 먹고 많이 움직이면 살이 빠질 것이라 생각한다. 이런 다이어터의 식사 일기를 보면 이렇게 먹고 생활이 될까 싶을 정도의 저칼로리 식단으로 구성되어 있다. 바나나 1개나 고구마 1개, 또는 우유 1컵 등으로 하루를 버티기도 한다.

이렇게 먹어서는 당연히 하루 단백질 섭취량을 충족시킬 수 없다. 이런 식단은 처음에는 몸무게가 줄어드는 것처럼 느껴지지만, 단백질의 역할 즉, 포만감 유지와 기초대사량의 감소, 또한 음식 유발 에너지 소모량에 영향을 주어 어느 순간부터는 본인의 노력과 의지보다 감량 속도가 느려진다. 또 단백질 부족으로 인한 부작용(탈모 등)으로 인해 다이어트를 그만두어야 할지도 모른다.

다이어트는 무조건 적게 먹고 많이 움직이는 것이 아니라 균형 잡힌 식단이 필요하다. 이 사실을 분명히 기억하도록 하자.

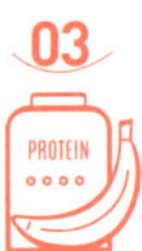

단백질, 하루에 얼마나 먹어야 할까?

"콩, 두부, 생선, 살코기, 계란, 유제품 같은 단백질 식품은 식사 때마다 드시고 계세요?"

"그럼요, 잘 챙겨먹어요."

영양 상담을 하면서 식습관을 파악하다 보면 '그럴 것이다'가 아니라 '정말 잘 챙겨먹고 있다'고 확신하는 다이어터들이 꽤 많다. 그런데 실제 식습관을 파악해보면 하루에 한 번 먹거나 아니면 밥에 콩을 넣어 먹고 있는 정도면서 '단백질을 충분히 잘 먹고 있다'고 답하는 사람이 꽤 있다. 과연 단백질은 하루에 한 번만 섭취하면 되는 것일까? 도대체 적절한 양이란 어느 정도를 말하는 것일까? 한 숟가락? 한 주걱? 밥그릇 한 공기? 시집간 딸이 요리하다 엄마에게 전화해 "제육볶음할 때 뭘 넣어야 하나요?"라고 물으면 "응, 고추장, 고춧가루, 마늘, 후춧가루 대충 넣고 주물러"라고 하는 아리송한 대답과 별반 다를 것이 없다.

애매모호한 기준에 대해 발끈하는 독자라면 한국영양학회의 '2010 한국인 영양 섭취 기준'을 따르면 된다. 이 기준에 따르면 성인의 1일 단백질 평균 필요량은 35~45g이다. 이걸 한 번에 먹기보다 하루에 2~3번에 걸쳐 나누어 섭취해야 한다. 저녁에 몰아서 한꺼번에 삼겹살을 구워 먹어봤자 살을 빼는 데는 그다지 도움이 되지 못한다는 의미다.

그런데 문제는 같은 어육류군이라도 해도 종류마다 단백질과 지방 함량이 다르다는 것이다. 그래서 '단백질 8g을 기준으로 한 어육류군 식품의 1 교환단위량'이라는 것을 알아두면 좋다. 1단위에 해당하는 어육류군 식품은 단백질은 8g을 함유하고 있으나, 지방 함량은 다르기 때문에 열량은 50~100kcal로 다양하다. 성인의 1일 단백질 평균 필요량에 따른 어육류군 식품 교환단위는 4~6단위로 1일 각 교환단위량의 4~6배 섭취를 권장한다. 이것저것 복잡하고 머리가 아프다면 다음에 나오는 대표적인 단백질 1단위 식품군을 대충 눈으로 살펴두면 도움이 될 것이다.

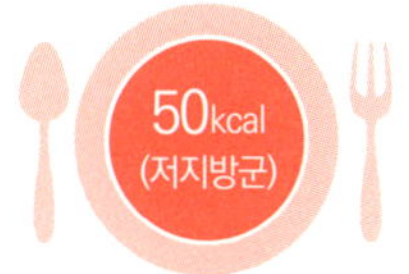

닭고기(껍질, 기름기 제외) 40g, 돼지고기(살코기) 40g, 가자미 · 생태 · 대구 · 광어 · 조기 각 50g, 잔멸치 15g, 굴 1/3컵(70g), 새우 · 물오징어 각 50g, 낙지 100g, 조개살 · 홍합 각 70g

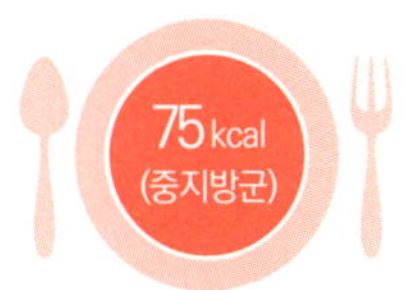

소고기(등심, 안심, 양지) 40g, 돼지고기(안심) 40g, 달걀 1개(55g), 메추리알 5(40g), 어묵 50g, 갈치 · 고등어 · 꽁치 · 삼치 각 50g, 두부 1/5모(80g), 순두부 200g, 검정콩 2큰술(20g)

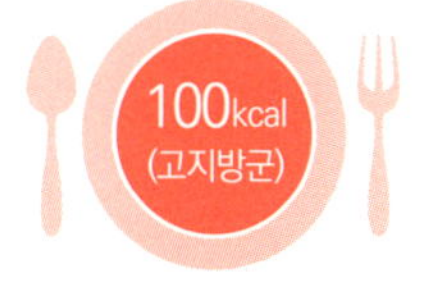

닭고기(껍질 포함) 40g, 돼지갈비 · 돼지족 · 삼겹살 · 소시지(베이컨) 각 40g, 참치(캔) 50g, 치즈 1.5장(30g), 유부 5장(30g)

한국영양학회 6가지 식품군 참조

매끼 단백질을 먹어야 한다고 해서 장미꽃처럼 마블링이 피어 있는 소고기나 육즙이 살아 있는 삼겹살, 바삭바삭 식감이 살아 있는 돈가스, 쫀득쫀득 고소한 소시지 같은 고지방군 위주의 단백질을 섭취하라는 것은 결코 아니다. 여러분은 현재 다이어트 중 혹은 다이어트를 하기 위해 이 책을 쥐고 있다. 그렇다면 단백질의 하루 섭취량을 충족시키는 것도 중요하지만, 단백질을 적절히 섭취하면서 체중을 감량해야 한다는 목적을 상실하면 안 된다. 당연히 단백질은 저지방군이나 중지방군에서 섭취해야 한다. 다시 말해 돈가스 대신 수육, 치즈 대신 잔멸치, 참치캔 대신 두부를 선택해야 한다. 살을 빼고 싶은 현명한 다이어트라면 맛보다는 질을 생각해야 한다는 것을 잊지 말자.

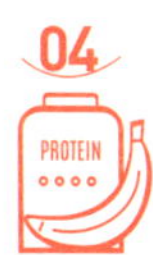

동물성 단백질 vs 식물성 단백질, 먹는 데도 포인트가 있다

"그런데 끼니마다 고기랑 생선을 어떻게 먹어요? 너무 힘들 것 같아요."

하루 세끼, 단백질을 꼬박꼬박 챙겨 먹어야 한다고 해서 고기와 생선을 매번 먹어야 하는 것은 아니다. 단백질은 동물성도, 식물성도 있다. 그런데 단백질하면 고기만 떠올리는 사람이 아직도 너무 많다. "카페인은 커피가 아닌 콜라나 녹차 같은 데에도 들어 있어요"라고 하면 깜짝 놀라는 것과 똑같다. 동물성 단백질은 육류, 생선, 우유 및 유제품, 알류 등이 있으며, 식물성 단백질은 콩류와 견과류, 곡류 등에 있다.

"달걀 하나에 들어 있는 단백질 양이 이것밖에 안 돼요?"

여러분은 달걀 하나에 단백질 양이 얼마나 들어 있는지 아는가? 단백질에 대한 영양 교육을 할 때 많은 사람이 놀라워하는 내용 중 하나가 바로 식품 속에 들어 있는 단백질 함량이다. 달걀은 우리가 다이어트 할 때 가장 많이 섭취하는 단백질 식품 중 하나지만, 그 속에 단백질이 얼마나 함유되어 있는지 아는 사람은 많지 않

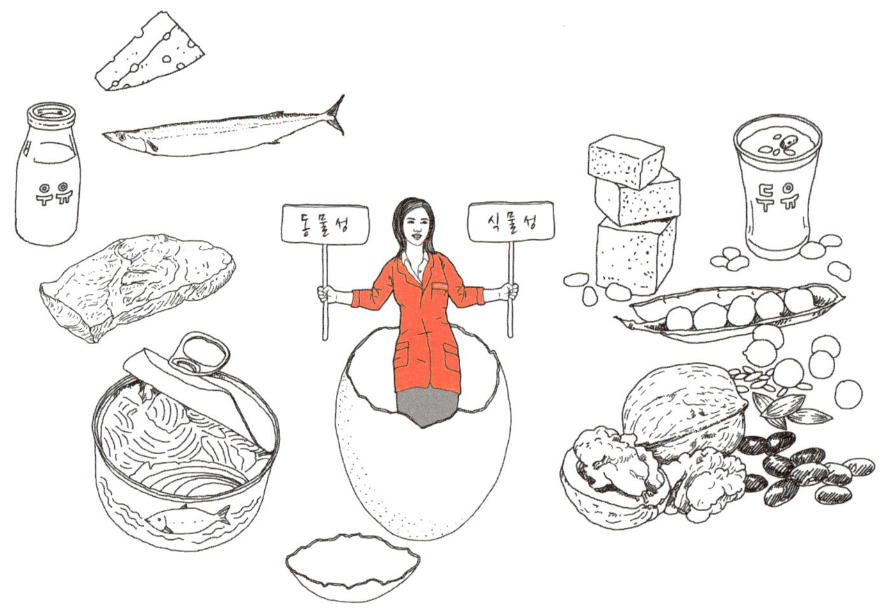

식품별 단백질 함량

동물성 단백질	중량(g)	식물성 단백질	중량(g)
참치캔 100g	26.5	현미 100g	10
소고기사태 100g(장조림용)	24.2	콩 100g	7
꽁치 100g	23.8	두유 200ml	6
닭가슴살 100g	23	두부 100g(1/4모)	8
동태 100g	20	호두 100g	23
우유 100ml	6		
치즈1장(20g)	6		
계란 전체(550g짜리)	7.1		
계란 흰자(550g짜리)	5.9		

한국영양학회 식품 영양소 함량 자료집 참조

다. 여기서 정답. 달걀 1개의 단백질 함량은 약 7g 정도이다. 달걀로 1일 단백질량을 채우기 위해서는 9개 정도를 먹어야 한다(몸무게 60kg 기준).

그런데 다이어트를 할 때는 꼭 달걀 흰자만 먹어야 할까? 정답부터 말하자면 아니다. 많은 사람들이 달걀 노른자를 꺼리는 이유는 콜레스테롤 때문이다. 그러나 다이어트 측면에서 본다면 흰자(약 16kcal)보다 노른자(약 62kcal)의 칼로리가 높아 흰자만 섭취하는 것이 맞을 수도 있다. 달걀 흰자의 칼로리가 낮은 이유는 단백질과 수분으로만 이루어져 있기 때문. 그러나 노른자에는 콜레스테롤만 있는 것이 아니다. 눈 건강에 좋은 루테인과 세포막을 형성하는 레시틴 등 좋은 영양소도 있다. 그러므로 병적으로 콜레스테롤 수치가 아주 높은 상황이나 보디빌더처럼 많은 양의 근육을 만들어야 하는 사람이 아니라면 하루에 노른자 '한두 개'는 먹어도 무방하다.

"어, 호두에 단백질이 많네요? 호두 먹으면 되겠어요."

표에서 호두 100g에 23g 정도의 단백질이 들어 있는 것을 보고 이렇게 말하는 사람도 있을 것이다. 견과류는 질 좋은 단백질 급원이다. 단백질 함량으로만 비교한다면 달걀 3개 이상을 먹어야 섭취할 수 있는 양이다. 견과류를 하루에 한 줌 정도 먹으라고 하는 이유도 그 때문이다. 그러나 견과류 역시 잘 섭취하면 약이 되고, 잘못 섭취하면 오히려 체중 감량을 방해할 수 있다.

견과류가 다이어트에 도움이 되는 이유는 견과류의 섬유소와 식물성 단백질이 포만감을 주고, 식후에 열 발생을 증가시켜 기초대사량을 높이기 때문이다. 또 단일불포화지방이나 다가불포화지방이 포화지방보다 더 쉽게 산화되어 지방 축적이 상대적으로 덜 된다. 게다가 견과류의 지방은 실제 몸에서 이용하지 못하고 대변으로 나가는 것이 더 많아 지방 손실이 크다는 것도 견과류의 장점이다. 그러나 견과류는 지방 함량이 45~60%로 높은 고열량 식품이므로 샐러드에 넣어 섭취하거나 빵이나 과자와 같은 간식 대용으로 섭취하되 하루 한 줌(30g)을 넘지 않도록 해야 한다.

　그냥 먹어도 맛있는 참치캔은 바쁠 때나 딱히 먹을 것이 없을 때 손쉽게 먹을 수 있는 훌륭한 단백질 급원이지만, 고지방군 단백질에 속한다. 지방 함량이 많아 칼로리가 높은데다 나트륨 함량 또한 적지 않다. 다이어트를 할 때 고지방군 단백질은 피하는 것이 좋지만, 거꾸로 생각해 지방과 나트륨을 모두 제거하면 훌륭한 다이어트 식단이 될 수 있다.

　먼저 눈에 보이는 참치캔의 기름은 모두 버린다. 그리고 참치를 채에 담는다. 그리고 끓는 물에 살짝 넣었다 빼면 참치 속에 녹아 있는 지방과 나트륨이 제거된다. 기름기와 나트륨을 제거한 참치는 양상추 등 채소와 샐러드로 섭취하거나 상추, 깻잎 등의 쌈 채소와 함께 한 끼 식사로 섭취할 수 있다.

　이처럼 단백질이 함유된 음식도 조리 방법을 살짝 바꾸거나 양을 조절하면 훨씬 더 건강하게 먹을 수 있다. 단백질에 대해 살펴보면서 혹시 '단백질이 다이어트의 키라고 한다면 단백질 다이어트에만 도전해볼까?'라는 생각이 드는 독자는 없는가? 단백질 다이어트로 과연 살을 뺄 수 있을까?

　　　　　　　　　　　　　　　　　　　　　　　신나게 먹고 10kg 빼기

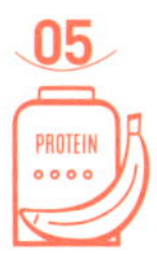

경고! 절대 따라하지 마시오!

문제 :

　다이어트를 해본 사람은 누구나 한번쯤 경험해 봤을 'OO' 다이어트. 고단백, 고지방, 저탄수화물을 이용한 일명 '앳킨스 다이어트' 중 하나로 2주 동안 하루 3끼니를 고기나 생선, 달걀 등을 양에 상관없이 섭취하는 다이어트 방법이다. 몇년 전, 육류만 먹고도 살이 빠진다고 해서 엄청나게 화제가 되었던 이 다이어트의 이름은 무엇일까?

답 :

　황제 다이어트

　대부분의 독자들은 문제를 보자마자 '육류만'에서 힌트를 얻었고, 곧바로 '황제'라고 대답했을 것이다. 그만큼 황제 다이어트는 한때 인기를 끌었던 다이어트 방법이다. 그러나 아무리 단백질이 중요해도 고기만 먹고 다이어트가 될까? 여기 그 실례가 있다.

황제 다이어트는 주 섭취 영양소가 '단백질'이라는 점에서 분명 다이어트에 도움이 되는 매력적인 식사 방법이다. 그러나 육류 섭취 시 포화지방도 함께 섭취할 수 있고, 탄수화물의 섭취 부족으로 피로감, 기립성 저혈압 등을 유발시키며, 박도윤 씨의 사례처럼 오히려 탄수화물 탐닉 현상을 가져올 수 있다. 또한 장기간의 고단백 식사는 체내 칼슘 손실을 초래하는 등 여러 부작용을 가지고 온다.

황제 다이어트 같은 원푸드 다이어트는 매우 단순하기도 하고, 그 당시에는 빠른 효과를 볼 수 있다. 그러나 효과를 보는 시기에는 수분과 근육이 빠지지만, 나중에는 이전 체중보다 살이 더 찌는 요요를 흔히 경험하게 된다. 또 몸은 참았던 음식에 대한 보상을 원하게 되면서 한 끼 식사로는 도저히 먹을 수 없는 양의 음식을 한꺼번에 먹으려 하는 '폭식' 증세가 나타난다.

결론적으로 어떤 원푸드 다이어트든 원푸드 다이어트는 다이어트에 실패할 확률이 아주 크다. 이는 당연한 결과일 수밖에 없다. 원푸드 다이어트는 첫째, 한 가지 음식밖에 먹지 않기 때문에 영양소가 결핍될 수밖에 없다. 양질의 단백질, 칼슘, 철분, 필수지방산, 비타민 등의 영양소 결핍으로 영양 불균형이 생길 수밖에 없다. 이로 인해 탈모, 피부의 트러블, 생리 불순, 불면, 기분 저하, 빈혈, 골다공증 등 여러 부작용이 생길 수도 있다.

둘째, 기초대사량이 저하된다. 체중 감량으로 인한 기초대사량의 저하는 피할 수 없지만, 원푸드 다이어트 같은 초저열량 식단은 원푸드가 단백질이라고 할지라도 근육량 감소, 기초대사량 저하를 극대화할 수밖에 없다. 근육량을 유지하면서 체지방의 감소를 위한 식단은 한 가지 음식이 아닌, 여러 가지 영양소가 균형 있게 맞춰진 식이를 규칙적으로, 적게 먹는 방법밖에 없다.

셋째, 지속하기 어렵다. 한 가지 음식만 먹으면 되기 때문에 쉽게 할 수 있다는 장점이 있지만, 교육을 통한 행동 및 생활습관 수정의 기회가 없으므로 감량된 체중을 유지하기가 매우 어렵다. 일각에서는 원푸드 다이어트가 끝나고 '보식 기간'이라는 과정을 통해 조설할 수 있다고 하지만, 전문가나 시스템의 도움 없이 개인의 의지만으로 보식 기간을 충분히 끝낼 수 있다면 애초부터 원푸드 다이어트는 시작하지 않았을 것이다. 한마디로 어불성설이다.

TV에서 위험한 장면을 촬영할 때나 시험할 때는 '경고! 절대 따라하지 마시오!'라는 문구를 볼 수 있다. 원푸드 다이어트야말로 '경고! 절대 따라하지 마시오!'라는 문구가 따라 붙어야 할 다이어트 방법임을 잊지 않아야 한다.

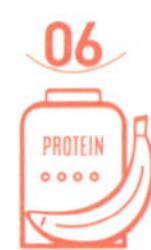

단백질 보충제, 잘 활용하면 훌륭한 약이다

"밥 챙겨 먹기 귀찮은데 단백질 보충제만 먹으면 안 되나요?"

가끔 이런 질문을 던지는 다이어터들이 있다. 단백질의 중요성에 대해서 충분히 인식하고 있으며, 끼니를 걸러서는 안 된다는 것을 알고 있는 사람들이다. 그러나 단백질 보충제는 이름 그대로 '보충제'이지 식사 대용품은 아니다. 어떻게 밥과 빵이 같을 수 있나? 밥은 밥이고, 빵은 빵이다. 그러므로 단백질 보충제도 목적과 상황에 알맞게 섭취해야 한다. 단백질 보충제를 잘 이용한 경우도 있다. 바로 다음에 소개하는 김미연 씨와 같은 경우다.

김미연 씨는 올해 결혼을 앞두고 있는 예비신부다. 키 158cm, 체중이 거의 70kg에 육박한 중등도 비만이었기에 다이어트를 시작했다. 약 3개월에 걸쳐 약 10kg 정도를 감량했지만, 그녀의 목표인 50kg까지는 10kg을 더 감량해야 하는 상황.
과거에도 원푸드 다이어트, 퍼스널 트레이닝 등 여러 가지 다이어트를 했던 경험이 있는 그녀였기에 다이어트에 대한 기본 지식은 있었지만,

문제는 바쁜 회사 일로 식이와 운동 조절이 어려웠다. 운동은 출퇴근 시간을 이용한 걷기로 대체하더라도 회사 식당에서 주로 나오는 자장면, 탕수육, 돈가스 같은 고칼로리 음식으로는 10kg의 체중을 뺄 엄두가 나질 않았다.

도시락을 준비할 시간적 여유도 없을 정도로 바쁜 일상에 그녀가 한 끼 식사 대용으로 생각한 것은 바로 단백질 보충제이다. 단백질 보충제를 선택한 이유는 다이어트를 하면서 단백질의 중요성에 대해 그 누구보다 잘 알고 있었고, 그동안 운동과 식이 조절로 증가시켜 놓은 근육량을 유지하고 싶었기 때문이다. 매주 월요일 회사 식단표를 미리 확인해 고칼로리 식단이 있는 점심 때나 너무 바빠서 끼니조차 챙길 수 없는 아침이나 저녁 때 식사 대신 먹기도 했다.

김미연 씨는 단백질 보충제를 자신의 목적과 상황에 잘 이용한 경우에 속한다. 그 이유는 하루 한 번 정도 식사가 부득이하게 어려운 상황에서만 이용했으며, 본인의 현재 근육량 유지에 필요한 단백질 섭취에 신경을 썼기 때문이다. 그러나 모든 사람들이 단백질 보충제를 김미연 씨처럼 잘 이용하는 것은 아니다.

고가 화장품이 좋다고 피부 상태를 전혀 고려하지 않고 쓰면 피부는 전혀 개선되지 않는다. 중저가라도 자신의 피부에 맞는 화장품이 좋을 수 있다. 단백질 보충제도 마찬가지이다. 필요할 때도 분명 있다. 그러나 단백질 보충제를 제대로 이용하기 위해서는 먼저 단백질 보충제에 대한 올바른 이해가 필요하다.

먼저 단백질 보충제는 살이 빠지거나 근육이 만들어지는 묘약이 아니라는 것을 알아야 한다. 근육량을 유지하거나 증가시키기 위해 단백질 섭취가 중요한 것은 맞지만, 단백질 보충제가 반드시 근육량을 증가시키거나 그로 인해 체중을 감량시키지는 않는다.

궁금하지 않을 수도 있지만, 단백질 보충제 종류에 대해서도 알아두면 도움이 된다. 아무 이성이나 만났다가 패가망신할 수 있는 것처럼 단백질 종류도 꼼꼼하게 알아두고 적절한 때 사용하도록 한다. 단백질 보충제에는 '유청 단백질', '카제인', '난 단백질', '대두 단백질', 'BCAA(Branched chain Amino Acids)' 등이 있다.

유청 단백질(Whey Protein) 우유로 치즈나 카제인 생산 시 분리되어 나오는 액상 부산물을 유청(Whey)으로 만든 단백질 보충제다. 유청은 단백질, 유당, 무기질, 비타민, 무기성분 등을 함유하고 있다. 이러한 유청에서 단백질이 아닌 성분들을 제거하고 양질의 단백질을 농축시켜 건조시킨 것을 '농축유청단백질(WPC)'이라고 한다. 그 외 가공 방법에 따라 '분리유청단백질(WPI)', '가수분해유청단백질(WPH)', '효소분해유청단백질(WPF)'로 나뉜다.

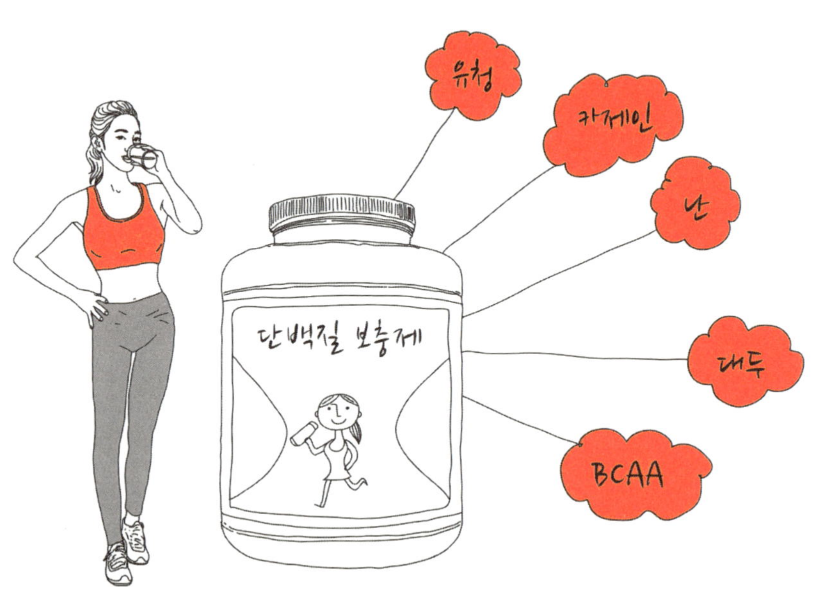

농축유청단백질(WPC, Whey Protein Concentrate) 단백질 순도 35~87%. 자연 상태의 단백질보다 소화 흡수가 빠르다. 가공 과정이 초기 단계에서 끝나기 농축유청단백질(WPC, Whey Protein Concentrate) 단백질 순도 35~87%. 자연상

분리유청단백질(WPI, Whey Protein Isolate) 단백질 순도 88~95%. 섭취 후 10분 이내에 소화 흡수가 된다. 공정 처리가 까다롭고, 가격이 비싸서 선수급이 이용하는 고급 보충제이다.

가수분해유청단백질(WPH, Whey Protein Hydrolysates) 단백질 순도 96% 이상. 섭취 후 거의 바로 흡수된다. 근육을 위한 보충제용으로는 거의 사용되지 않는다. 분유 회사와 제약회사에서 최고급 아기 분유나 알레르기 방지 약품 정도로 사용된다.

효소분해유천단백질(WPF) WPC에 효소를 추가한 단백질로 소화력이 약한 사람들에게 좋은 단백질이다. 일반 단백질 등급의 제품보다 높은 흡수율, 맛, 빠른 풀림의 장점을 가지고 있다. WPC(WPF) 〈 WPI 〈 WPH 순으로 단백질 함량 및 흡수 속도가 높아지며, 유당과 지방 함유량이 감소하브로 가격도 WPH로 갈수록 높아진다. 요즘에는 국내에서도 다양한 WPI, WPH 제품이 나오고 있다.

카제인(Casein) 우유에서 가장 큰 비율 약 80%를 차지하는 단백질로 유청 단백질과 다르게 소화, 흡수가 느려 수면 직전에 섭취하면 좋다는 설이 있으나 아직 검증되지 않은 내용이다. 운동 후 유청 단백질과 함께 섭취하기도 한다. 지속적 근육 성장에는 도움되지만 콜레스테롤 수치를 상승시킨다는 연구 결과가 있으므로 평소 콜레스테롤 수치가 높은 사람에게는 주의가 필요하다.

난 단백질(Egg Protein) 계란 흰자의 단백질을 가공한 보충제이다. 유당이 함유되지 않아서 우유를 잘 소화하지 못하거나 유청 단백질이 맞지 않는 경우에 좋다. 그러나 가격이 비싼 편이고 삶은 계란을 먹는 쉬운 방법이 있기 때문에 대중화되지 못했다.

대두 단백질(Soy Protein) 콩에서 지방과 당질 부분을 제거하고, 단백질 함유량이 60% 이상 되도록 농축한 단백질이다. 대두 단백질은 카제인과 달리 소화, 흡수가 매우 빨라 운동 전후에 섭취하면 근육에 필요한 에너지원인 아미노산을 빠르게 공급할 수 있어 주로 운동 중에 섭취한다. 항간에는 대두 단백질을 많이 섭취하면 테스토스테론 분비가 감소하여 근육 생성에 불리하다는 이야기도 있으나 이에 대해서는 아직 밝혀진 결과가 없다.

BCAA(Branched chain Amino Acids) 단백질을 구성하는 필수 아미노산으로 류신, 이소류신, 발린이라는 세 가지 아미노산으로 구성되어 있다. 근육 합성을 촉진하는 아미노 계열 보충제 중에서 가장 중요한 아미노산 보충제로 근육이 만들어지는 기본 세포들을 단단히 결합시켜 근육이 손실되지 않고 오래 지속시켜 준다.

이처럼 단백질 보충제에도 여러 종류가 있다. 그러므로 단백질 보충제를 구입하고 섭취하기 전에 그 목적을 명확히 해야 할 필요가 있다. 단순히 음식에서 부족한 단백질 섭취를 보충하기 위한 것인지, 근육량을 증가시키기 위한 것인지 또한 유당불내증처럼 단백질 보충제의 단백질을 소화, 흡수시키는 데에는 문제가 없는지 등 꼼꼼히 살피고 섭취하는 것이 좋겠다.

BMI 30 이상의 고도비만(위밴드 수술 등 비만수술 환자들 추천)이나 바빠서 식사를 통해 영양 섭취가 어려운 사람들에게는 단백질 보충제가 유용할 수 있다. 이럴 경우에는 하루 1끼 정도만 단백질 보충제를 이용하도록 한다. 단백질 보충제를 포함하여 단백질로만 식사를 할 경우 과도한 케톤체가 생성되어 간에 부담을 주게 되고, 이 과정에서 암모니아가 비정상적으로 많이 생성되어 신장에 무리를 줄 수 있으므로 꼭 적정량 섭취하는 것이 중요하다.

365mc A.O.S(After Obesity Surgery) 단백질 보충제

150만 건이 넘는 치료 사례와 임상 경험을 바탕으로 365mc가 오랜 연구 끝에 개발한 비만환자 전용 단백질 보충제이다. 한국인의 식생활 패턴과 영양소 밸런스, 미각과 취향을 분석 고려해 한국인의 체중 조절에 가장 적합하게 만들었다.

· 양질의 단백질이다

유청 단백질을 농축하여 지방, 탄수화물과 유당의 함량을 극소화한 양질의 순수 단백질 공급원으로써 효율적으로 근육을 회복시킨다. 우유에서 젖당을 충분히 제거, 순수 단백질만 농축하여 필터링한 단백질인 유청 단백질로 지방과 유당 함량이 적어 소화, 흡수가 잘 된디.

· 균형 있게 영양을 공급한다

유청 단백질 외에도 난소화성말토덱스트린, 타우린, 콜라겐, 해조칼슘, 옥수수수염추출물 등을 함유하고 있어 영양을 균형 있게 공급한다.

· 빠른 회복을 돕는다

유청 단백질의 아미노산 조성은 골격근의 아미노산 조성과 거의 일치하기 때문에 다른 단백질 공급원들과 비교해볼 때 수술 후 신속한 회복을 돕는다.

· 휴대가 간편하다

은은한 커피 향이 나기 때문에 섭취 시 부담이 적으며, 1회분씩 낱개로 포장되어 있어 휴대가 간편하다.
다이어트를 시작해야겠다고 생각하면 당장 고기부터 끊어야겠다고 생각하는 사람이 많다. 그러나 단백질은 물론 다른 그 어떤 영양소도 끊어서는 안 된다. 다이어트는 금주, 금연과는 다르다. 오히려 더 철저하게 영양소를 골고루 잘 섭취해야 건강을 해치는 것을 막고, 건강하게 살을 뺄 수 있다. 단백질 양만 잘 조절해도 −1kg, 얼마든지 거뜬하다.

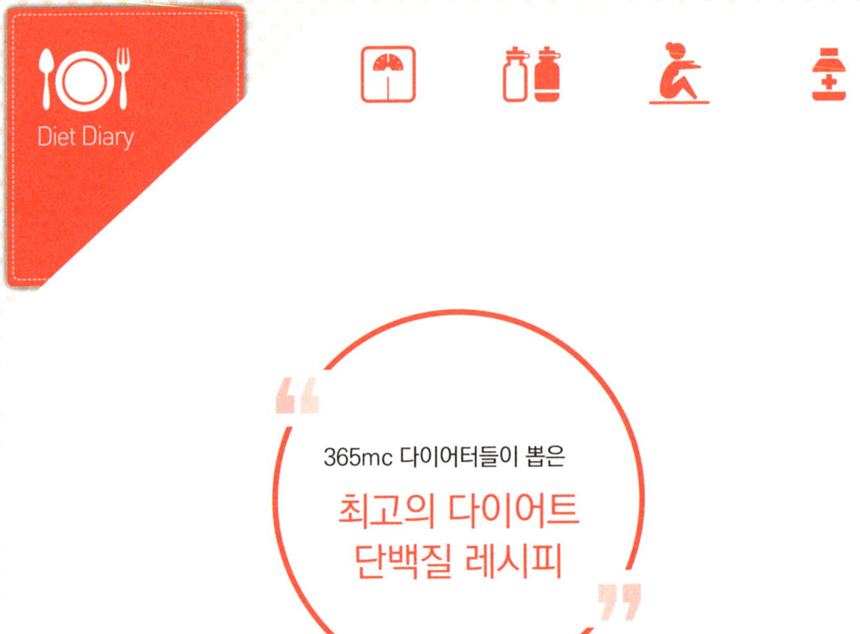

다이어트에 중요한 단백질을 어떻게 조리하면 맛있게 먹을 수 있을까?
365mc에서는 다이어터를 대상으로 다이어트 효과를 높이는
단백질 레시피를 공개하고, 직접 먹어본 후 가장 맛있는 레시피를 추천받았다.
그 결과 최고의 베스트 레시피로 뽑힌 두 가지는
닭고기 양배추 쌈(58.3%)과 두부야채전골(23.7%)이 차지했다.
그 레시피를 공개한다.

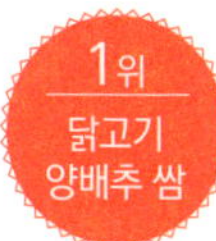

1위 닭고기 양배추 쌈

닭고기는 껍질과 기름만 제거하면 소고기와 돼지고기보다 칼로리가 낮은 대표적인 다이어트 식품이다. 특히 닭가슴살은 지방 함량이 거의 없고 단백질(23g/100g)이 풍부해 고기의 맛이 매우 담백하며, 칼로리 또한 낮다(102kcal/100g).

양배추는 칼륨이 풍부하여 체내 나트륨 배출을 도와 부종을 막아주고, 100g에 31kcal로 저열량, 저지방 식품이며, 식이섬유소 함량이 많아 포만감을 주어 식사량을 줄여주므로 다이어트에 좋고, 장운동을 활발하게 하여 변비를 예방해준다. 단백질이 풍부한 닭가슴살과 채소(양배추, 부추, 당근, 무 등)의 비타민이 상승효과를 내어 영양적으로 균형 잡힌 식사라 할 수 있다.

만들기

1 닭고기, 닭가슴살은 후춧가루로 양념한 뒤 팬에서 굽는다.

2 미나리, 부추, 당근, 무, 배, 밤을 먹기 좋은 크기로 자른다.

3 양배추는 잎 모양으로 떼어낸 후 씻어 데친다.

4 채소류는 모두 씻어 저나트륨 초간장 소스와 고춧가루를 넣고 버무린다.

5 데친 양배추 잎에 닭고기와 채소 무친 것을 넣고 잘 말아준다.

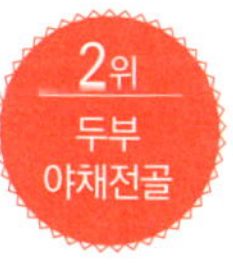

2위 두부 야채전골

두부야채선골은 열량(84kcal/100g)과 포화지방 함량이 낮고 콜레스테롤이 함유되어 있지 않다. 두부에 있는 지질 중 약 80% 이상이 불포화지방산이며, 특히 필수지방산인 리놀렌산이 풍부하고, 이러한 불포화지방산은 콜레스테롤 축적을 억제하는 데 도움이 된다. 또한 칼슘은 우유와 유사한 수준이다.

몸에 좋은 콩을 가공하여 소화하기 쉽게 만든 두부지만 비타민 A, C의 함량이 매우 적은 편이다. 두부에 부족한 비타민 A와 C를 보충해 균형을 맞추기 위해서는 비타민이 풍부한 미나리, 고추, 당근 등이 채소를 충분히 곁들어 섭취하는 것이 좋은데 두부야채전골은 이러한 측면에서 영양만점 음식이라 할 수 있다. 시금치의 경우 두부의 칼슘 흡수를 저해하므로 함께 섭취하지 않는 것이 좋다.

만들기

1 두부는 1cm 두께로 도톰하게 저며 썬 다음 1×3cm 크기로 잘라 데친 미나리로 돌돌 감는다.

2 호박은 반달 모양으로 자르고 고추는 어슷하게 썰어 씨를 턴다.

3 동태살은 곱게 다져 물기를 짠 뒤 밀가루와 녹말가루, 달걀을 넣고 섞어 소금으로 간한다.

4 달군 팬에 참기름을 두르고 ③을 반 숟가락씩 떠 넣어 굴려가며 익힌다.

5 냄비에 두부와 호박, 고추를 돌려 담고 한가운데 동태살 완자를 올린 뒤 냄비 가장자리로 멸치국물을 붓는다.

6 ⑤를 한소끔 끓인 다음 다진 마늘과 고춧가루, 국간장, 소금을 넣어 간한다.

'술' 마시며

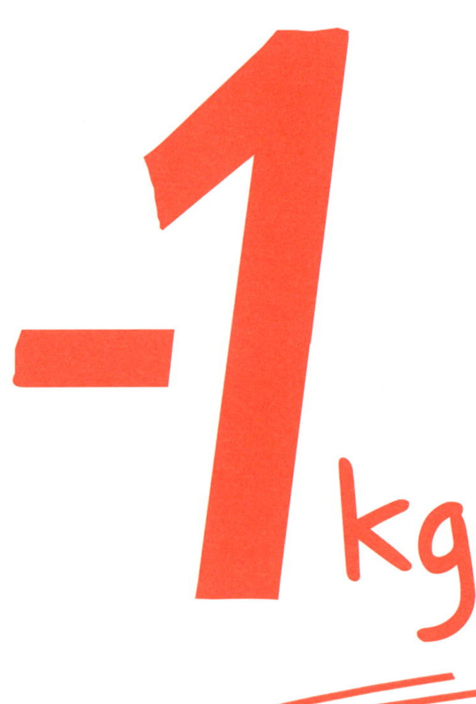

술 없이 인생을 논할 수 있을까?

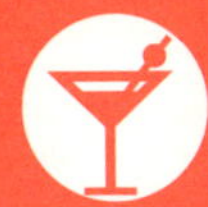

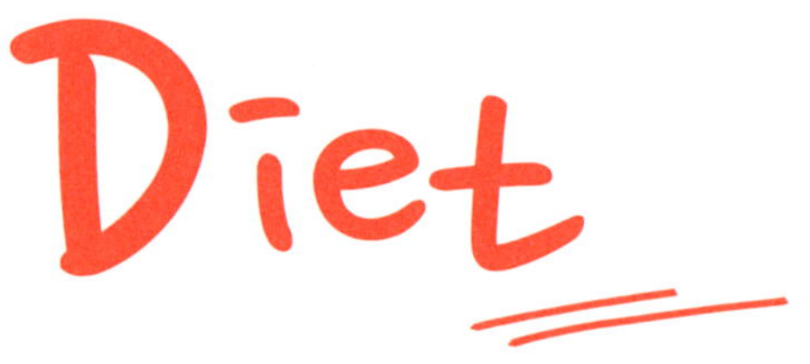

Diet

다이어트를 지속하게 하는 힘, 긍정

술은 음식보다 에너지원으로 사용되기 때문에

우리 몸은 함께 들어온 음식물에서 발생되는 에너지를

추가 에너지로 인식해 체지방으로 쌓아둔다.

그럼에도 술을 마시다 보면 안주에 대한 유혹을 떨쳐내기가 쉽지 않다.

하지만 이럴 때 무조건 부정적인 생각을 하거나 다이어트에 실패했다고

스트레스 받는 것은 전혀 도움이 되지 않는다.

회식이 있다고 우울해하기보다 오히려 긍정적으로 생각해보도록 한다.

술과 안주를 먹어야 한다는 걱정보다 잘 가려서 먹는 것에 포인트를 두는 것.

지나치게 긍정적이라고 생각하는가?

하지만 긍정적인 사고는 긍정적인 행동을 불러오고,

긍정적인 행동은 몸과 정신을 건강하게 만든다.

술을 '마셔야' 할 이유, 술을 '끊어야' 할 더 큰 이유

누군가 우리에게는 다섯 가지의 술을 마실 이유가 있다고 했다.

첫째, 좋은 술이 있어서

둘째, 친구가 있어서

셋째, 갈증이 나서

넷째, 미래에 대한 두려움에서

다섯째, 가장 중요한 이유 '그 이외의 어떠한 핑계를 대고'라도.

술을 마실 이유는 이 다섯 가지뿐만 아니라 '무한'하게 댈 수 있다. 하지만 마시는 술의 양은 '유한'해야 한다. "술은 취하자고 마시는 것인데 웬 적당량?"이라고 이태백처럼 말하는 사람은 다이어터의 자격이 없다. 술이 다이어트에 얼마나 방해가 되는지 점검해보지 않은 탓이다.

"다이어트하려면 술부터 끊으세요."

"술은 왜요?"

"다이어트에 성공하시려면 술을 한 달 이상 끊으시는 게 좋아요."

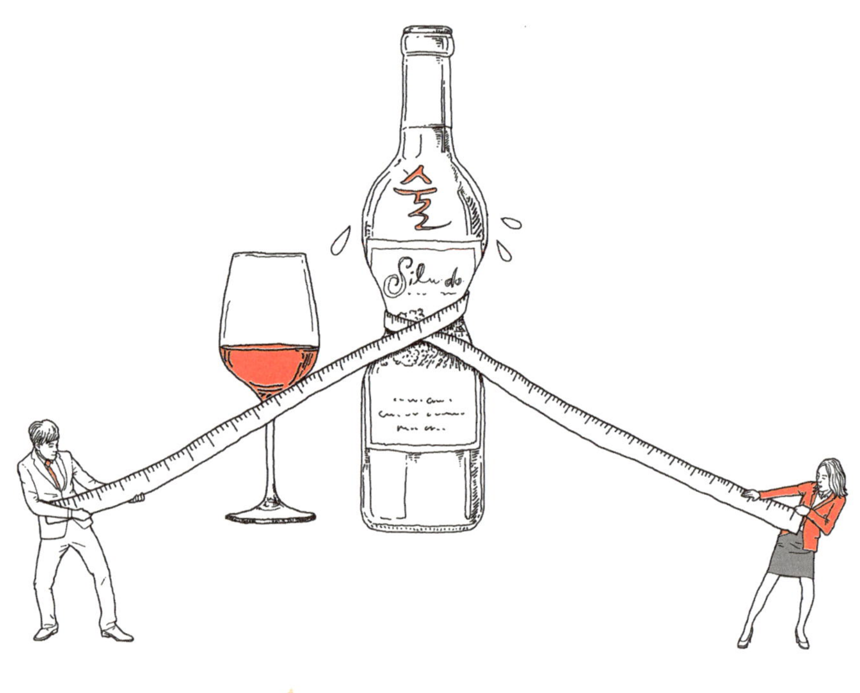

"인터넷에서 술은 체내에 저장되지 않고 체외로 모두 배출된다는 기사 봤는데요? 게다가 전 안주 별로 안 먹어요."

센터를 방문한 20대 초반 남성이 했던 말이다. 겉으로 보기에는 평균 체격으로 별 특이사항이 없었고, 인바디 측정검사 결과 체질량 지수와 체지방량도 정상 범위였지만, 배가 표준범위 수치 이상이었다. 한창 연애할 나이인 20대에 배가 아저씨처럼 나왔으니 당사자 입장에서는 꽤 심각한 문제였을 것이다. 이 남성에게 배만큼이나 심각한 것이 바로 술에 대한 잘못된 인식이었는데, 이런 잘못된 상식으로 인해 복부비만이 만삭의 여인네처럼 심각해진 것이었다.

술, 즉 모든 알코올은 체중 증가의 2등도 아니고, 일등 공신이다. 그 남성의 말이 맞다면 술로 살이 쪄서 우리 센터를 찾는 사람은 없어야 한다. 하지만 현실은 그렇지 않다. 아주 많지는 않지만, 술을 즐겨 마시다가 2~3년 안에 급격히 체중이 15~20kg 불어나 내원하는 사람이 분명 있다. 그리고 이런 다이어터 중에는 살이 찌지 않는 체질이나 평소 음식을 많이 먹지 않고 간식도 안 먹는 사람이 있어 더 충격적이다.

알코올은 1g당 7kcal에 해당하는 칼로리가 있다. 이게 어느 정도인지 맥주로 설명해보자. 친구들과 만나 가볍게 즐기는 생맥주. 3잔 정도는 거뜬하다. 그런데 이 생맥주 500cc 3잔(555kcal)이 약 밥 2공기(420kcal)와 맞먹는다. 안주를 먹지 않아도 살을 찌는 이유가 바로 여기에 있다.

게다가 알코올은 소화 흡수가 빠르며 자주 마실 경우 지방으로 전환된다. 체지방 증가의 원인이 되는 것이다. 물론 지방으로 전환되는 알코올은 5%밖에 되지 않지만, 이는 평소 간에서 만들어내는 지방량의 15배에 해당한다.

또 알코올은 '물귀신 작전', '양동작전'을 펴기도 한다. 알코올이 분해되는 과정에서 지방대사에 관여해 몸 안의 다른 영양분이 지방으로 축적되는 것을 도와주는 것이다. 바꿔 말하면 알코올에는 지방이 분해되는 것을 방해하는 성질이 있다. 게다가 혈중의 지방 연소마저 방해한다. 참, 못된 녀석이다.

우리는 술 마신 다음날 유난히 배가 고프다는 것을 경험으로 알고 있다. 정상적으로 먹었는데도 배가 고프다. 그래서 술 마신 다음날은 폭식을 하게 된다. 그 이유는 간과 연관이 있다. 간은 섭취한 음식물을 포도당으로 분해해 혈당을 높여주는 역할을 하는데, 술을 마시면 혈액 내 혈당이 떨어져 혈당 수치가 낮아지게 되고, 뭔가 더 먹고 싶은 욕구가 강해진다. 따라서 술 먹은 다음날은 음식 조절이 힘들다. 결론적으로 술은 식욕을 넘쳐나게 만들고, 신경전달물질을 자극해 더 많은 음식을 먹게 만들어 체지방을 축적하게 하는, 다이어터라면 절대 가까이 하지 말아야 할 상대인 것이다.

"그런데 술 마신 다음날 몸무게를 재어보면 체중이 500g~1.5kg 이상 줄어들어요. 술을 마시면 체중 감소 효과가 있는 것 아닌가요?"

가끔 이런 질문을 하는 사람이 있다. 만약 술을 마셔서 몸무게가 줄어든다면 이 세상에 비만, 특히 복부 비만은 드물지 않을까? 이는 단기적 이뇨작용에 의한 소변량 증가, 수분 감소, 열 생산 촉진에 의한 에너지 소비 증가로 일시적인 현상일 뿐이다. 장기간 과음을 하게 되면 근섬유 위축과 근육량이 감소하고, 상대적으로 다른 필수 영양소의 섭취가 적어져 영양실조에 걸리기 쉽다. 그러므로 다이어터라면 술 칼로리를 대강이라도 알아두고 항상 경계하는 것이 좋다. 보통 알코올은 도수가 높을수록 칼로리가 높다. 술 칼로리를 달달 외우지 않더라도 현재 다이어트 중이라면 가능한 술을 적게 마시고, 마시더라도 적당량으로 줄이는 노력이 필요하다. 꼭 술을 마시고 싶다면 저녁에 레드와인 1잔 정도가 딱 적당하다.

<h2 align="center">술 종류별 열량 및 알코올 농도</h2>

종류	1잔 (ml)	열량 (kcal)	1병 (ml)	열량 (kcal)	알코올 농도 (%)
소주	50	71	360	508	25
맥주	190	70	500	185	4
생맥주	475	176	500(1잔)	185	4
청주	50	54	300	321	16
막걸리	200	92	750	345	6
샴페인	190	84	640	282	6
위스키	40	95	360	853	40
포도주(백)	150	111	700	518	12
포도주(적)	150	105	700	490	12
고량주	50	140	250	690	40
보드카	50	120	360	864	40

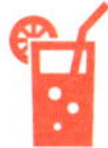

<h2 align="center">칵테일 종류별 열량</h2>

종류	용량	1잔(ml)	열량(kcal)
롱아일랜드 아이스티	8ounces	227	780
진토닉	7ounces	199	200
코스모폴리탄	4ounces	114	200
초콜릿마티니	6ounces	170	438
마가리타	8ounces	227	336
모히토	8ounces	227	214
스크류드라이버	8ounces	227	155
머드슬라이드	8ounces	227	568

대한영양사협회 임상영양관리 참조

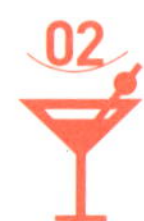

알코올은 몸 속 지방 분해를 방해하는 훼방꾼

다이어터라면 일단 '왜 술을 마시는가'가 아니라 '왜 술을 덜 마셔야 하는가'에 대해 진지하게 고민해보아야 한다. 따분하다고 책을 덮어버릴지도 모르겠지만, 우리가 술을 절제해야 하는 데는 세 가지 기본적인 이유가 있다.

첫째, 좋은 영양을 위해
둘째, 건강을 지키기 위해
셋째, 장수하기 위해서다.

흡연은 대부분 해롭게 생각하면서 술에는 관대한 사람이 많다. 하지만 술의 부작용도 만만하지 않다. 〈라스베이거스를 떠나며(1995, 마이크 피기스 감독)〉라는 영화가 있다. 니콜라스 케이지가 열연을 펼친 이 영화는 술 때문에 아무것도 먹지 못하고 죽어가는 남자 주인공과 있는 그대로의 남자를 사랑하기로 한 여자 주인공이 있다. 물론 영화의 주제는 아니지만, 이 영화를 보다 보면 알코올 중독의 폐해가 고스란히 드러난다.

앞에서도 이야기했지만, 술에는 칼로리가 있기 때문에 술을 많이 마시면 다른 음식을 먹지 않아도 어느 정도 기력을 유지할 수 있다. 그런데 문제는 여기에서부터 시작된다. 알코올에서 얻는 열량은 그 이외의 음식에서 얻을 수 있는 열량뿐 아니라 미량 영양소 섭취까지도 감소시켜 1차 영양불량을 초래한다. 여기서 더 나아가면 알코올로 인해 소화기계에 이상이 나타나 영양소 흡수 장애가 일어나게 되고, 알코올 자체의 독성으로 인해 영양소의 대사 변화가 일어나는 2차 영양불량에 걸리게 된다.

그런데 여기에서 멈추지 않고 더 술을 마시면 알코올이 지방분해를 방해해 지방이 완전 연소되지 못하고 간 조직 내에 축적됨으로써 지방간이 생긴다. 지방간은 간염, 간경화 등 간 장애와 심장순환계 질환으로 이어질 수 있고, 과음할 경우

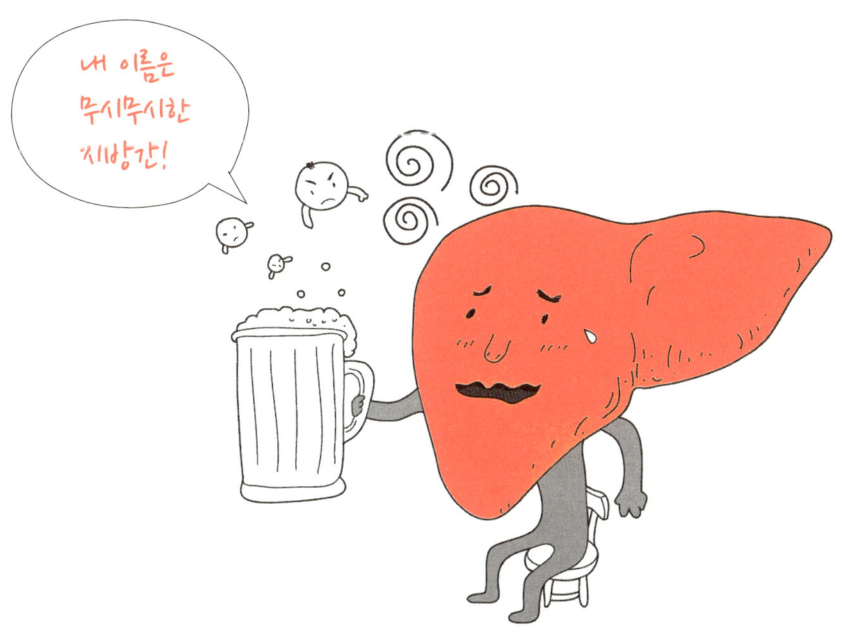

간이 비대해져 간내 영양소 및 산소 분포가 원활하지 못해 간세포가 괴사하기도 한다. 무시무시하다. 그런데 만약 이 부위에 섬유증이 생기면 간의 신축성이 저하된다. 그나마 이 단계에서 술을 끊고 영양 섭취를 잘하면 재생력이 뛰어난 간세포가 어느 정도 재생될 가능성이 있다. 그러나 계속 술을 끊지 못하고 마시게 되면 간경화증, 간암으로 발전하게 되는 것이다.

만성 과음자 중 약 90%에서는 지방간이 나타나고, 약 10~35%에서는 알코올성 간염, 이중 약 10~20%는 알코올성 간경화증으로까지 발전한다. 간경화 발생률은 인종, 개인, 음주량, 지역 등에 따라 다르지만, 매일 과음하는 사람은 어쩌다 한 번 폭음하는 사람보다 알코올성 간경화증에 걸릴 확률이 크다. 한국인이 간경화에 걸리는 가장 큰 원인은 만성B형 간염이지만, 알코올과도 밀접한 관련이 있다. 알코올성 간경화증인 경우는 대부분 10~20년 정도의 만성과음자다.

간은 영양소 대사가 활발한 장기로 재생 능력이 뛰어나 괴사되지 않은 세포는 계속 분열한다. 따라서 간 질환이 발생했을 때는 간이 더 이상 손상되지 않도록 금주하고 빠른 시간 내에 간 조직이 재생될 수 있도록 영양 보충을 해주어야 한다.

다량의 알코올은 고지혈증을 유발하고 관상동맥을 수축시키며, 체내 지질과 산화를 초래하는데, 이로써 생긴 물질이 혈관벽에 침착되어 심혈관계 질환의 위험인자로 작용한다. 습관적인 음주는 고혈압과도 관련이 있는데 이것은 에피네프린, 레닌, 알도스테론 등 각종 호르몬이 분비되어 혈압 상승의 주원인이 된다.

"전 알코올 중독에 걸릴 만큼 그렇게 술을 많이 마시지 않아요!"

알코올의 부작용을 줄줄이 늘어놓다 보니 이렇게 항변하는 사람이 있을지도 모르겠다. 하지만 주변을 돌아보면 술에 대해 잘못된 인식을 가지고 있는 사람이 의외로 많다. 흡연자가 흡연으로 인해 새카맣게 변해버린 폐 사진을 보면 담배에 대해 다시 한 번 생각하게 되는 것처럼 술의 폐해를 정확하게 알고 있다면 술을 바라보는 시선이 조금은 달라지고, 술을 절제해야 하는 이유에 대해서도 충분히 공감할 수 있을 것이다.

그러나 현대를 살아가면서 술을 마시지 않기란 쉽지 않다. 자신의 의지와 상관없이 피할 수 없는 술자리는 있기 마련이다. 회사 회식에도 빠질 수 없고, 술 없이 대인관계를 유지하기도 쉽지 않다. 게다가 힘든 삶에서 술은 가끔 위로가 된다. 그래서 좀처럼 술을 끊기가 힘들다. 그렇다면 어느 정도 양을 정해두고 마신다면 괜찮을까?

너와 나, 우리에게 가장 쉬운 생활습관 개선 '금주'!

'술＝살'.

술이 살찌는 여러 가지 원인 중 하나라는 것은 피할 수 없는 사실이다. 그러므로 이 부등식은 뇌에 각인시켜두는 것이 좋다. 그렇지만 술을 좋아하는 사람, 아니, 사람을 좋아하는 사람들에게 금주는 고문과도 같을 수 있다. 그러나 성공적인 다이어트를 위해서는 금주까지는 아니더라도 '절주'는 필요하다. 그렇다면 알코올의 적정 권장량은 어느 정도일까? 궁금한 사람들을 위해 알려주겠다. 다음과 같다.

- 소주 1잔
- 청주잔(정종 잔) 반 컵
- 맥주 1캔
- 포도주 1잔
- 위스키 1잔

소주 3병은 기본이고, 맥주는 양 없이 들어가는 다이어터들의 반응은? 아마 모르긴 몰라도 코웃음을 치지 않을까 싶다. '간에 기별도 안 간다'고 하는 사람이 대부분일 것이다.

술은 센 사람도 있고, 약한 사람도 있어 딱 잘라 음주량을 정의하기란 쉽지 않다. 하지만 대체적으로 적정 권장량은 사회생활을 하면서 대체적으로 어떤 문제도 일으키지 않으면서 건강상 큰 위해를 초래하지 않을 수 있는 '안전한 음주량'이다. 다시 말해 소주 1잔 정도는 건강상 별 탈이 없다는 의미다.

이들 알코올 적정 권장량은 각각 술의 양은 달라도 그 안에 포함된 알코올의 양은 약 12~14g으로 비슷하다. 물론 이와 같은 적당량의 음주도 당연히 임신부나 주의력과 기술을 요하는 작업에 임하는 사람, 약물을 복용 중인 사람, 금주 중인 알코올 중독자 및 미성년자를 제외한 대상에 대한 이야기다. 특히 여자의 경우에는 같은 양의 음주로도 남자보다 더 쉽게 취하기 때문에 주의해야 한다. 또 남자

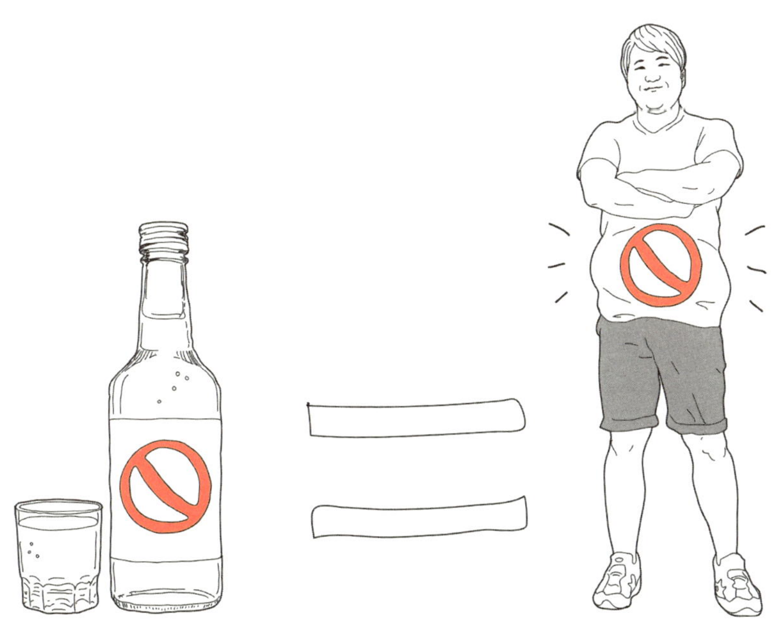

도 나이가 들어감에 따라 체지방률이 높아지므로 노년에는 하루 1잔 이하가 적당한 음주량이 된다.

술과 안주가 가득한 만찬에서 달랑 소주 1잔만 들이켜야 한다면 '그림의 떡'과 다를 바 없을 것이다. 잘 차려진 식탁 앞에서 손가락만 빨아야 하는 심정과 비슷할 것이다. 그렇다면 다이어트를 결심한 다른 사람들도 술을 끊지 못하는 것일까?

서울, 대전, 부산 365mc 지방흡입센터에서는 식이영양 상담을 받은 수술 환자 665명을 대상으로 '체중 감량을 위해 실천하고 있는 생활습관'에 대해 설문조사를 실시했다(복수 응답). 그 결과 95%가 '음주 습관 개선'이라고 답했다. 그 다음은 '맵고 짠, 자극적인 음식 줄이기(88%)', '간식·야식 줄이기(87%)', '하루 세끼 규칙적으로 식사하기(72%)', '충분한 단백질 섭취(49%)'가 그 뒤를 이었다. '규칙적으로 운동하기(유산소 운동 30분 이상)'는 23%로 가장 실천률이 낮은 것으로 나타났다.

이 조사 결과만 두고 보면 다이어트를 하겠다고 독하게 마음먹으면 열 명 중 열 명이 음주습관을 개선한다고 보면 된다. 어찌 보면 가장 쉽게 시도할 수 있는 것이 금주인 것이다. 그러나 이 조사 결과를 세밀하게 들여다보면 한 가지 허점이 드러난다.

365mc 내원객의 70~80%는 여성이다. 따라서 성별을 나누어 조사한다면 결과가 달라질 수도 있다. 대체적으로 여성의 경우는 금주를 잘 실천하는 반면 남성의 경우에는 술을 끊는 것 자체가 쉽지 않기 때문이다. 또 직업에 따라서도 달라질 것이다. 음주 문화가 많이 바뀌었다고 하지만, 아직도 술자리가 유달리 많은 직업을 가진 경우는 주 5회 이상 회식이 있는 경우도 많다.

절체절명의 다이어트 앞에서 금주는 선택지 없는 답안과도 같다. 그러므로 다이어트에 성공하려면 최소한 한 달 이상은 금주하는 것이 좋다. 그래야 체중과 사이즈 감량 속도가 더 빠르게 진행된다.

그런데 만약 금주를 실천할 수 없다면 어떻게 해야 할까? 절망에 빠져 다이어트 자체를 포기해야 할까? 술을 마셔야 한다는 스트레스 때문에 폭식으로 내달리거나 술을 마셨다는 죄책감에 골머리를 싸안고 식음을 전폐해야 하는 걸까? 아니다. 우리는 즐거운 마음으로 술자리를 가질 수 있다. 어떻게 그게 가능하냐고? 충분히 가능하다.

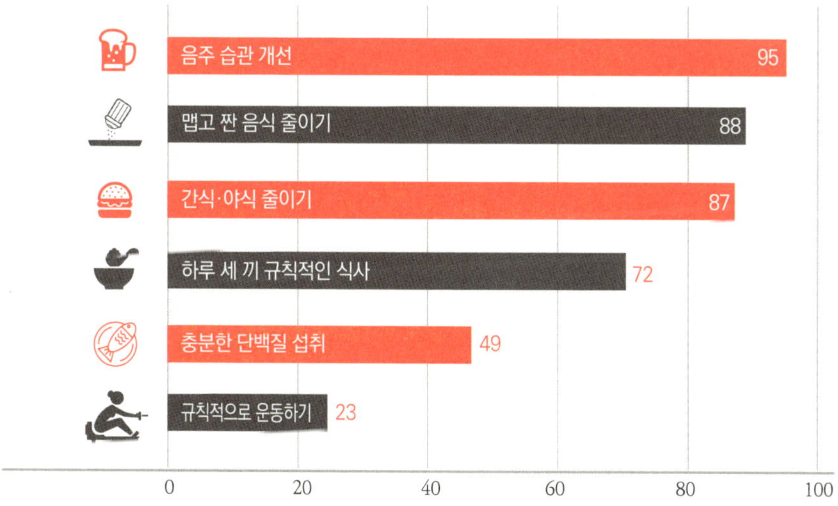

긍정적인 생각이 다이어트의 성공으로 이어진다

"선생님, 이번 주 회식 많아 망했어요."

"이번 주 술 약속이 많아 먹방 찍었어요."

"안 마시려고 했는데, 달리다 보니 결국 3차까지 갔어요. 제가 왜 그랬을까요?"

삼겹살, 수육, 통닭, 감자튀김….

사실 회식 때 선택할 수 있는 안주 메뉴는 대부분 고열량에 가깝다. 칵테일류가 아니라면 술을 마시면서 저지방고단백, 샐러드류 같은 가벼운 안주를 선택하는 경우는 거의 없기 때문이다. 우리는 보통 술과 함께 안주를 먹고, 저녁 식사를 하면서 반주를 곁들인다. 술은 음식보다 에너지원으로 사용되기 때문에 우리 몸은 함께 들어온 음식물에서 발생되는 에너지를 추가 에너지로 인식해 체지방으로 쌓아둔다. 그럼에도 술을 마시다 보면 안주에 대한 유혹을 떨쳐내기가 쉽지 않다.

하지만 이럴 때 무조건 부정적인 생각을 하거나 회식으로 체중이 증가해서 다이어트 실패했다고 스트레스를 받는 것은 다이어트에 전혀 도움이 되지 않는다. 회식이 있다고 우울해하기보다 오히려 긍정적으로 생각해보도록 한다.

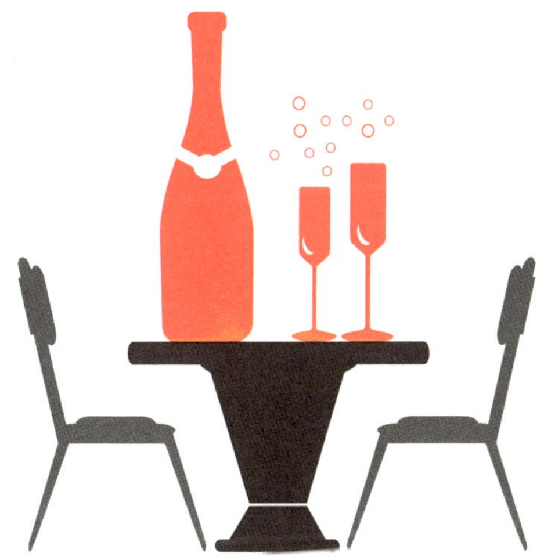

"오늘은 그동안 부족했던 식이섬유소가 풍부한 채소를 기분 좋게 섭취할 수 있는 날이야. 오늘 회식 별로 거정되지 않는걸."

"일단 빈속에 가면 술을 더 많이 마시고 빨리 취하겠지. 안주 조절도 안 될 거 같은데, 회식 전 우유라도 한 잔 마시고 가야지."

"머릿속에는 늘 단백질 섭취를 생각하지만, 바쁜 날은 못 챙겨 먹었는데… 오늘은 양질의 살코기 위주로 단백질을 보충할 수 있는 좋은 날이야."

술과 안주를 먹어야 한다는 걱정보다 잘 가려서 잘 먹는 것에 포인트를 두는 것이다. 지나치게 긍정적이라고 생각하는가? 하지만 긍정적인 사고는 긍정적인 행동을 불러오고, 긍정적인 행동은 긍정적인 결과를 만든다. 실제 3명 중 1명은 긍정적인 사고로 체중 감량에 성공한 케이스다. 이들은 어떤 부득이한 상황에서도 우울해하거나 좌절하지 않고 다이어트 지식을 총동원해 자기만의 패턴과 룰을 지켜나간다. 다이어트에 성공하려면 이런 지혜가 필요한 것이다.

"그런데 선생님, 삼겹살, 치킨, 갈비가 회식 고정 안주 메뉴예요. 선택지가 없어요."

이렇게 말하는 사람도 있다. 하지만 주위를 잘 둘러보면 닭가슴살 오븐구이나 샐러드 등 좀 더 가벼운 안주거리를 충분히 찾을 수 있을 것이다. 혹시 마음에 흑심이 있어 이런 웰빙 메뉴가 눈에 띄지 않았던 것은 아닌지 생각해보도록 하자.

사실 회식자리에서 지켜야 할 음주 룰은 간단하다.

① 알코올 도수가 낮은 술로 선택하여 양 조절하기

② 알코올은 체내 수분을 배출시키기 때문에 탈수 증상이 올 수 있으므로 음주 시 충분히 수분을 섭취하도록 한다. 예를 들어 와인 1잔과 물 1잔을 동시에 짝을 지우며 마시는 것이다. 그러면 와인을 덜 마시게 되고, 술의 부정적인 효과가 '희석'된다. 게다가 물이 체내에 많이 공급되기 때문에 여러모로 좋다.

③ 알코올 분해를 돕는 비타민, 무기질 함량이 높은 채소, 과일 같은 안주 같이 먹기

④ 빈속에 술 마시지 않기. 너무 배고프거나 갈증이 나지 않도록 하는 것이다. 특히 갈증은 음주 촉진의 주요인이므로 갈증 상태를 피하는 것이 중요하다. 또한 대부분이 저녁 회식 전에는 점심 이후 아무것도 먹지 않은 상태라 혈당이 떨어져 있다. 그러므로 회식 전에 가볍게 무언가를 먹으면 좋다.

⑤ 조금씩 나누어 천천히 마신다. 소맥, 양맥 등 폭탄주는 금물이다.

⑥ 알코올 적정 권장량은 남자는 하루 2~3잔, 여자는 하루 1~2잔이다. 빈도도 중요하다. 주 1회 정도가 적당하다.

⑦ 술을 마시고 난 후에는 간(숙취 해소)에 좋은 콩나물국이나 북엇국, 재첩국

등을 먹고, 비타민이나 미네랄 함량이 풍부한 채소나 과일을 먹는다.

　회식이 문제가 되는 것은 1차에서 끝나지 않고 2차, 3차 등 쉬지 않고 새벽까지 달리기 때문이다. 그러다 보면 과음에다 과식까지 이어져 다음날 컨디션은 저하되고, 속도 좋지 않고, 몸무게는 늘고, 다이어트에는 방해만 된다.

　그런데 여기서 발상을 전환해보자. 어차피 가야 하는 2차, 3차라면 술자리 대신 에너지를 소비할 수 있는 장소로 이동하는 것이다. 노래를 하면 30분에 100kcal 의 에너지를 소모할 수 있다. 밥 양으로 따지면 약 1/3공기다. 가볍게 몸까지 움직인다면 40분에 220kcal, 약 밥 2/3공기를 소모할 수 있다. 즉, 술을 마신 후 신체활동을 해 신진대사량을 조금이라도 높일 수 있다면 1차를 끝내고 곧바로 집으로 귀가해 잠자리에 드는 것보다는 훨씬 더 다이어트에 도움이 된다. 단, 2차에서는 술이 아니라 움직이면서 물을 많이 마셔야 탈수를 막을 수 있다. 이렇게 하면 다음날 아침은 평소 회식 때보다 훨씬 피로가 덜하고 몸이 가벼울 것이다.

대중적 안주의 종류별 열량

종류	단위	열량 (kcal)	종류	단위	열량 (kcal)
삼겹살	1인분(200g)	651	소갈비	1인분(160g)	873
수육	150g	202	모둠회	200g	246
과일샐러드	100g	126	감자튀김	1인분(90g)	288
양념치킨	1조각(50g)	250	햄구이	100g	187

식품의약품안전처 식품성분표 참조

엎친 데 덮친 격? 잘못된 해장의 반격!

"속 쓰린데… 해장 해야지?"

"아, 힘들어. 뭘 먹을까?"

보통 술 마시고 난 다음날은 숙취 때문에 일은 손에 잡지도 못하고 오전 내내 어떤 메뉴로 해장할 것인지 의논하며 시간을 때운다. 그러나 결론은 비슷하다. 라면, 짬뽕, 북어국, 돼지국밥, 설렁탕, 감자탕 같은 국물류다. 아주 드물게 술 마신 다음날 혈중 포도당 농도가 떨어져 탄수화물 섭취 욕구가 증가해 피자나 햄버거, 냉면으로 해장을 하는 경우도 있기는 하지만, 대부분은 '해장국'이 최우선 메뉴다.

짬뽕, 칼국수, 부대찌개, 해장라면, 감자탕을 먹으면 뭔가 얼큰하면서 해장된 것 같은 느낌이 들지만, 그것은 어디까지나 기분에 한해서다. 이런 음식은 염분 함량이 높고, 매운 맛의 자극이 있어 손상된 위벽에 2차 손상을 가한다. 따라서 해장 음식은 위에 부담을 주는 자극적인 음식을 피하고 영양분 흡수와 다이어트에 방해가 덜 되도록 하는 데 초점을 두는 것이 중요하다.

가장 좋은 해장음식은 물이다. 알코올의 이뇨작용으로 말미암은 수분 손실을 보충하고 몸속에 남아 있는 알코올을 희석시킨다. 일반적으로 가장 많이 찾는 콩나물국도 해장에 좋다. 콩나물국에는 풍부한 양의 섬유소와 저칼로리, 아미노산군과 효소군이 있어 변비를 예방하고 장내 숙변의 축적을 막아주는 역할을 해준다. 정작 '최고의 해장국'은 재첩이다. 재첩은 피로 회복과 간 기능 개선, 위장을 맑게 해주고 기력 회복에도 도움이 된다. 북어국이나 미역국도 해장에 좋다. 그 외 알코올 분해를 빠르게 해주는 달걀이나 숙취로 생기는 목마름을 방지하는 오이, 음주 후 부족한 혈당과 피로 회복에 도움이 되는 사과나 바나나도 숙취 해소에 도움이 된다.

다이어트 중에는 술을 마시지 않는 것이 최선이지만, 어쩔 수 없는 상황이라면 요령 있게 술을 마셔야 한다. 특히 여자와 남자는 술을 해독하는 정도가 다르다. '여자는 술에 약하다'라는 말은 단순한 '경향'이 아니라 '실제 상황'이다. 여자가 남자에 비해 술이 약한 이유는 체구가 남성에 비해 작아서 그렇기도 하고, 남자보다 체내 수분양은 적은데 체지방률은 높아 같은 체중의 남자와 같은 양의 술을 마셔도 알코올 희석 정도가 낮아 알코올 농도가 높게 나온다. 게다가 생리주기 중 성호르몬 수준이 달라짐에 따라 알코올 대사 속도가 달라져 생리주기의 각 시점에 따라 혈중 알코올 농도가 달라지기도 한다. 가장 큰 이유 중 하나인 위장점막의 알코올 대사 효소 활성은 남자의 경우에 여자의 4배 정도다. 어쨌든 알코올 흡수는 빠른데 분해는 느리니 더 빨리 취하고 오래갈 수밖에 없다.

"제 주변에는 남자보다 술을 잘 마시는 여자도 많아요. 말술이라 남자들도 못 당한다니까요."

이렇게 말하는 사람도 있다. 하지만 이는 상대적인 이유다. 보통 결혼한 직장여성들이 술을 더 많이 마실 것으로 생각하지만 사실은 그 반대다. 즉, 이직으로 인해 잠시 휴직기를 가져서 시간적 여유가 있거나, 평소 생활에서 무료함을 자주 느끼거나, 외로움을 많이 타는 성격이라 사람들과 잦은 모임을 좋아하는 여성일 경우 술을 마실 가능성이 크다. 다시 말해 여성은 유전적으로 술에 강한 남성과 달리 결혼 상태나 외로움, 무료함 같은 환경적인 요인에 더 영향을 받는다고 할 수 있다.

의지가 있다면 금주뿐만 아니라 그 어떤 일도 성공할 수 있다. 특히 술은 본인의 의지가 강하게 작용한다. 이 정도의 의지는 조금만 건강에 관심을 가지고 부지런하면 얼마든지 가능하다. 알코올에 깊이 심취한 사람이 아니라면 충분히 '의지의 한국인'으로 거듭날 수 있다.

술 마신 다음날 좋은 해장 음식

물		알코올의 이뇨작용으로 인한 수분 손실 보충에 좋다.
오이		알코올이 일으키는 탈수 증상을 약화시켜 다음날 목마름이 방지되기 때문에 알코올 섭취 시 오이슬라이스를 함께 챙겨먹도록 하자.
북어국		저지방 고단백 식품인 황태는 해독에 좋은 시스테인과 메티오닌, 아미노산 등이 풍부하고 간을 보호하는 역할을 한다.
달걀		간에서 알코올 분해 시 꼭 필요한 메티오닌이 풍부하여 알코올 분해가 빨라져 숙취해소에 도움을 준다.
재첩국		'최고의 해장국'이라고 불리는 재첩은 피로 회복과 간 기능 개선, 위장을 맑게 해주고 기력 회복에도 도움이 된다.
미역국		미역과 해조류는 다량의 철분, 칼슘 등의 성분을 함유하고 있는데 이 철분과 칼슘 성분은 단백질을 분해해주고 분해된 단백질은 우리 몸에서 아미노산으로 바뀌어 알코올 분해에 도움을 준다.
사과		알코올 과량 섭취 시 몸속 비타민, 혈당이 부족하게 되는데, 사과에는 비디민A, B, C와 당분이 풍부해 음주 후 부족한 혈당과 비타민 회복에 좋다.
콩나물국		아미노산이 풍부해 숙취 해소에 좋으며, 알코올 섭취 후 체내에 생성되는 아세트알데히드를 줄이는 작용을 하고 간 기능을 도와 간을 보호한다.
바나나		바나나는 칼슘과 마그네슘이 많이 함유되어 있고 천연제산제 역할로 숙취해소에 도움이 되며 위산중화작용을 하여 술 마신 다음날 속이 많이 메스꺼운 분들에게 도움이 된다.

'물' 마시며

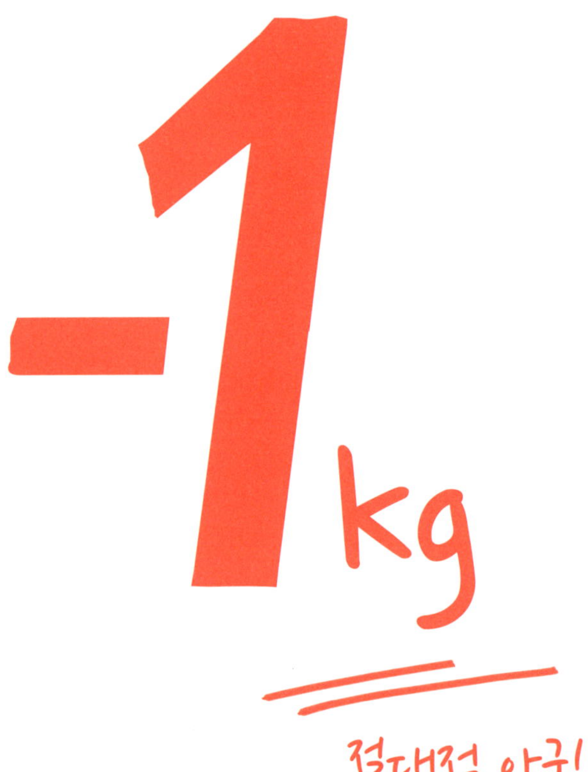

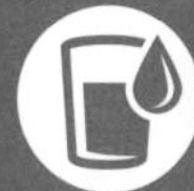

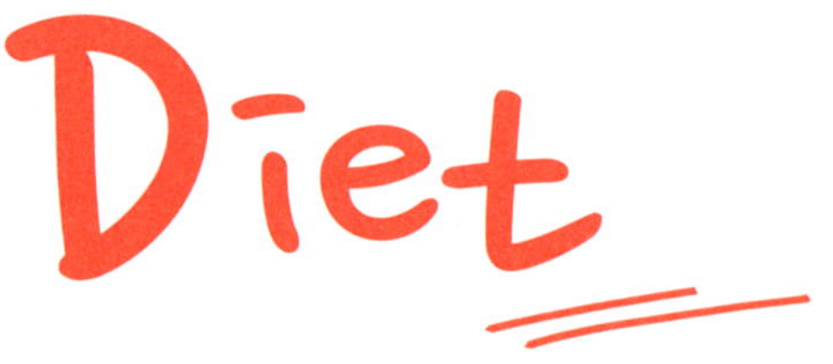

물 마시기에는 왕도가 있다!

다도(茶道)라는 것이 있다.

차를 마시는 방식이나 예의범절을 가리키는 것이다.

차에 다도가 있다면, 물에는 '수도(水道)'가 있다.

물론 여기서 말하는 수도란 상수도관이나 하수도관을 가리키는 것이 아니다.

물에도 마시는 방식이 있다는 것이다.

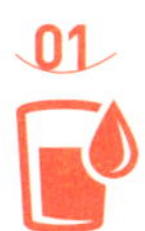

칼로리는 0, 그런데 물만 마셔도 살이 쪄요?

"하루에 8잔, 2리터는 마셔야 건강하다."

"그렇게 안 마셔도 된다. 갈증이 나면 그때 마시는 것만으로 충분하다."

"커피나 과일 같은 것으로는 물을 대체할 수 없다. 순수한 물이 최고다."

"물 섭취 경로는 중요하지 않다. 커피나 수분 함량이 많은 음식에서 얻는 물로도 충분하다."

말도 많고, 탈도 많은 게 물 논란이다. 어디에 장단을 맞춰야 할지 난감하다. 인터넷을 보면 하루는 마시자, 하루는 안 마셔도 된다는 기사가 마치 룰렛을 돌리듯 돌아가며 나온다. 이처럼 물 마시기 논란은 사그라질 줄을 모른다. 그러나 여러 가지 연구 결과를 취합해 보았을 때 역시 물은 마시는 쪽이 건강이나 다이어트에 여러 모로 좋다는 쪽이 우세하다.

그런데 주변을 돌아보면 의외로 물을 못 마시는 사람이 많다. 안 마시는 게 아니라 물이 안 먹힌다고 한다. 그리고 물만 마셔도 살이 찌거나 붓는다고 해서 안 마시는 사람도 상당히 많다. 평범한 회사원인 김미연(32세) 씨도 살 찌는 것이 두려워 물 마시는 것을 꺼려했던 사람 중 한 명이었다. 하지만 그녀는 올해 목표 중 하나가 매번 작심삼일로 끝나던 다이어트에 성공하는 것이다. 그리고 다이어트를 결심한 그녀가 아침에 일어나자마자 하는 건 바로 '빈속에 물 1컵 마시기'이다. 물을 극도로 멀리하던 그녀에게 왜 이런 변화가 일어난 것일까? 그녀의 사연을 들어보자.

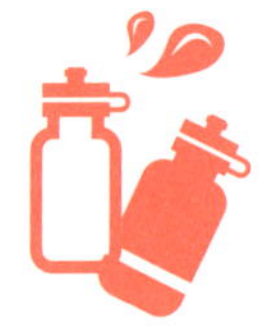

김미연 씨는 병원 영양사에게 매일 최소 1리터 이상의 물을 섭취하라는 교육을 받았다. 하지만 평소 얼굴과 몸이 잘 붓고 물만 마셔도 살이 찌는 체질이라고 믿고 있던 김미연 씨는 교육을 받았음에도 불구하고 물을 멀리했다. 다이어트를 하면서도 물은 하루에 1컵도 제대로 마시지 않았던 것이다. 사실 갈증도 크게 느끼지 못했다.

다이어트를 시작한 김미연 씨는 한 달 만에 무료 10kg을 감량해 꿈에 그리던 55kg에 도달했다. 그러나 목표 체중에 도달했다는 기쁨도 잠시, 그녀는 응급실로 실려 가야 했다. 갑자기 하늘이 노랗게 보이더니 식은땀이 나고 말할 수 없는 복부 통증이 있었기 때문이다. 병원에서 혈액 검사, 소변 검사, CT 검사까지 마친 후 밝혀진 통증의 원인은 요로 결석이었다. 요로 결석이란 콩팥에서 생긴 돌이 소변으로 내려가는 길을 막아서 생기는 증상이다. 요로 결석은 다양한 이유로 생길 수 있지만, 급격한 체중 감소와 수분 섭취 부족으로도 생길 수 있다. 요로 결석이 생긴 사람은 수분 섭취를 많이 하라고 권할 정도로 요로 결석의 예방에 중요한 것이 충분한 수분 섭취이다.

출산의 통증과 견줄 만하다는 요로 결석을 경험한 김미연 씨는 아침에 일어나면 곧바로 물 1컵을 마신다. 그리고 잠들기 전 약 1/4컵까지 모두 1.5~2리터 정도의 물을 빼놓지 않고 매일 마신다. 물만 마셔도 살이 찐다던 그녀의 평소 걱정과 달리 물 섭취량을 늘려도 몸은 전혀 붓지 않았다.

오히려 주위에서 피부 관리를 받느냐는 칭찬을 받기도 하고, 늘 고생하던 변비도 없어졌다. 물론 감량된 체중도 잘 유지 중이다. 물의 효과를 온몸으로 체감한 김미연 씨는 이제는 완전히 물 전도사가 되어 가족, 친구, 회사 동료들에게 '물 섭취의 중요성'에 대해 이야기하고 다닌다.

김미연 씨처럼 물이 칼로리가 없다는 걸 알면서도 "물만 마셔도 살이 쪄요"라며 물을 멀리하는 사람이 의외로 많다. 어떤 사람은 자신이야말로 산 증인이라며 분명 물만 마셔도 살이 찐다고 강하게 어필한다. 이런 이야기를 들으면 '팔랑귀'인 사람들은 물을 많이 마시면 안 되겠구나, 마음이 심하게 흔들린다. 그러나 물만 마셔도 살이 찐다는 사람은 자신의 체중이 왜 증가하는지 그 원인을 제대로 파악하지 못한 부류이다.

물만 마셔도 붓는다고 하는 사람의 특징은 대체적으로 짠 음식을 좋아하는 사람이다. 평상시 젓갈류와 양념류, 찌개와 국과 같은 국물 음식을 좋아하는 사람들은 자연스럽게 나트륨 섭취가 많다. 나트륨은 체내 수분을 끌어당기는 성질이 있고, 체내 삼투압 조절을 위해 많은 양의 수분을 섭취하게끔 한다. 우리가 짠 음식을 먹으면 물이 당기는 것이 그 이치이다. 평상시 나트륨 섭취가 많은 사람이라면 당연히 물을 많이 마시게 되고, 그로 인해 쉽게 부을 수 있다. 이때 일어나는 부종은 사람에 따라 체중 증가로 이어질 수도 있는데, 이러한 본인의 체중 증가 요인을 짠 맛을 선호하는 식습관에서 찾지 않고 '나는 물만 마셔도 살이 찌는구나'라고 생각하는 것이다.

분명한 사실은 물은 칼로리가 없다. 아무리 많이 마셔도 물 때문에 몸무게가 늘어나지 않는다. 오히려 물을 '마이너스 열량'이라고 말하는 사람도 있다. 차가운 물을 마시면 우리 체온에 맞게 온도를 높여야 하므로, 찬 물을 마실 때마다 열량을 소비하기 때문이다.

이렇게 말해도 여전히 "아니에요. 정말 물을 많이 마시고 체중계에 올라가면 몸무게가 늘어요"라고 주장하는 사람이 있다. 참, 곤란한 사람들이다. 이런 사람들에게는 너무 눈에 보이는 것만 믿어서는 안 된다고 말해주고 싶다. 물을 마시면 일시적으로 체중이 증가한 것처럼 보여도 이는 금세 소변이나 땀, 호흡의 수증기 형태로 배출되어 정상으로 되돌아오기 때문이다.

갈증 해소는 물로 하자

31세의 백정훈 씨는 이제 막 인턴생활을 시작한 사회 초년생이다. 새벽 5시에 일어나 매일 야근을 할 정도로 바쁘게 지낸다. 물 한 컵 마시는 시간조차 사치로 느껴질 정도로 24시간이 바쁘다. 이런 생활을 한 지 6개월, 백정훈 씨 체중은 30kg 정도 증가했다. 그의 식생활에서 가장 큰 변화는 평소 2리터 정도 마시던 물을 1컵도 채 마시지 않는다는 것뿐이었다.

아마 6개월에 30kg가 갑자기 불어났다면 대부분의 사람은 아마 세상의 종말이 온 듯한 느낌을 받거나 두문불출 집에서만 틀어박혀 나오지 않을 것이다. 이렇게 급격하게 살이 찌기도 쉽지 않지만, 백정훈 씨는 그랬다. 그런데 정말 백정훈 씨처럼 물을 적게 마시는 것만으로도 몸무게가 갑자기 불어날 수 있는 것일까?

많은 건강 프로그램에서 사람은 하루에 8잔의 물을 마셔야 한다고 강조한다. 이 이야기는 이미 여러 매체에서 도시전설이라고 알려줬지만, 여전히 많은 사람이 하루에 8잔의 물을 강조하고 있다. 정말 하루에 8잔의 물을 마셔야 하는 이유가 있는 것일까?

사람은 보통 하루에 2,000~2,500cc의 수분을 섭취해야 한다. 물컵으로 환산하면 9~11잔 정도가 된다. 사실 이 수분량을 채우기 위해서 굳이 물을 하루에 8잔 마실 필요는 없다. 모든 음식이 수분을 포함하기 있기 때문이다. 밥이나 고기의 경우 70%가 물이다. 밥 한 공기를 먹게 되면 그 중의 70%는 물이니까, 보통 140cc

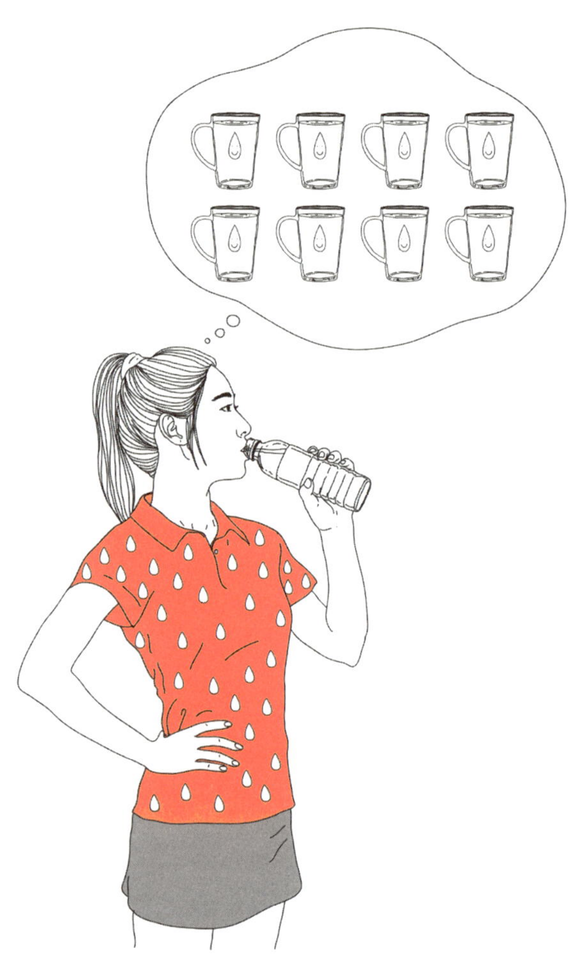

의 수분을 섭취할 수 있다. 과일이나 야채는 80~90% 이상이 물이고, 먹으면 목이 마른 베이글 같은 빵도 30%의 물을 포함하고 있을 정도이므로 선식이나 미숫가루를 그냥 입에 털어 넣지 않는 이상 음식을 먹을 때마다 수분은 섭취할 수 있다.

일반적인 식사를 하는 사람은 음식을 통해서 1,200cc 정도의 수분을 섭취할 수 있다고 한다. 겨울철에 자동차 배기구를 보면 물이 떨어지는 것을 볼 수 있는데, 휘발유가 타면서 수분이 만들어지는 것이다. 이와 비슷하게 우리 몸속에서도 대사 과정을 통해서 약 300cc정도의 물을 만들 수 있다. 과일과 채소를 더 많이 챙겨먹는 사람이 아니라면, 하루에 500~1,000cc의 수분만 더 섭취하면 되는데, 이는 물 2~4컵에 해당하는 양이다.

자, 이제 이 이야기를 거꾸로 생각해보자. 하루에 물을 1컵 정도만 마셨는데, 별로 목이 마르지 않았다면 하루를 어떻게 보낸 것일까? 부족한 수분을 음식으로 섭취했다는 이야기가 될 것이다. 물을 별로 마시지 않는다는 사람들을 보면 그 이유를 알 수 있다. 하루 종일 음료수를 마시느라 물을 마실 틈이 없었거나 쉬지 않고 음식을 먹어 입이 마르지 않은 경우이다. 다시 말해 물을 별로 마시지 않는데 갈증을 느끼지 않는다면 갈증을 느끼지 않을 만큼의 충분한 수분을 음식을 통해서 섭취했다는 이야기이다. 음식으로 수분을 섭취하면서 열량도 같이 섭취한 것이다. 백정훈 씨는 물 대신 열량을 마시며, 6개월이라는 시간을 보냈다. 당연히 체중이 늘 수밖에 없다.

가장 손쉬우면서 효과적인 다이어트 방법이, 음료수 대신 물을 마시는 것이다. 갈증 해소는 음식이나 음료수가 아닌, 물로 해결해야 한다.

물 중독, 심하면 죽을 수도 있다

물 예찬론자들의 이야기를 들어보자. "잔주름이 옅어진 것 같아요.", "푸석푸석하던 머리카락에 윤기가 흘러요.", "변비가 없어졌어요. 꽉 막혔던 게 뻥 뚫린 느낌이에요.", "피부가 좋아졌어요. 탱탱해진 느낌?", "살도 좀 빠졌어요."

이런 증언들만 모아보면 물이 바로 보약이다. 물을 사서 마셔야 하는 외국과 달리 우리나라에서는 물에 인색한 곳은 없다. 피부 미용실에도 가지 않고, 변비약도 먹지 않고 물만으로 건강해지고 예뻐질 수 있다면 2리터가 아니라 4리터, 5리터라도 마셔야 하는 것 아닌가 라는 생각이 든다. 그럼 물을 많이 먹어서 발생하는 문제는 없을까?

올해 대학생이 된 문승오 씨는 체지량지수(BMI, Body Mass Index, kg/㎡)가 33이 넘는 고도비만이다. 학창시절 내내 고도비만이었던 탓에 멋진 옷은 물론 이성 친구 한 번 사귀어보지 못했기에 대학생이 되기 전에 꼭 체중을 빼야겠다는 굳은 의지를 갖고 있었다. 강한 의지만큼 영양 상담 목표를 매번 달성했으며, 4개월 동안 약 23kg 정도 몸무게를 감량했다. 그러나 성공적인 체중 감량을 한 문승오 씨도 시행착오가 없었던 것은 아니었다. 빨리 빼고 싶은 마음에 매일 5리터씩의 물을 마신 것. 운동도 병행하고 있었기 때문에 영양사가 제시한 하루 물 섭취량보다 더 많은 양의 물이 도움이 될 것이라는 생각에 매일 번거롭고, 힘들었지만 물 애플리케이션까지 사용하며 하루도 빠짐없이 5리터 정도를 열심히 마셨다. 그러나 이렇게 물을 마신 지 약 2주 정도 되었을 때부터 피로감이 유독 잘 느껴졌고, 모든 일이 귀찮아지기 시작했다. 또한 가끔 속이 매스꺼웠고, 두통을 동반하기도 했다. 운동량이 과한 탓인지, 아니면 식사에 문제가 있는지 의심했지만 결국 그 증상의 원인은 '과한 물 섭취'였다.

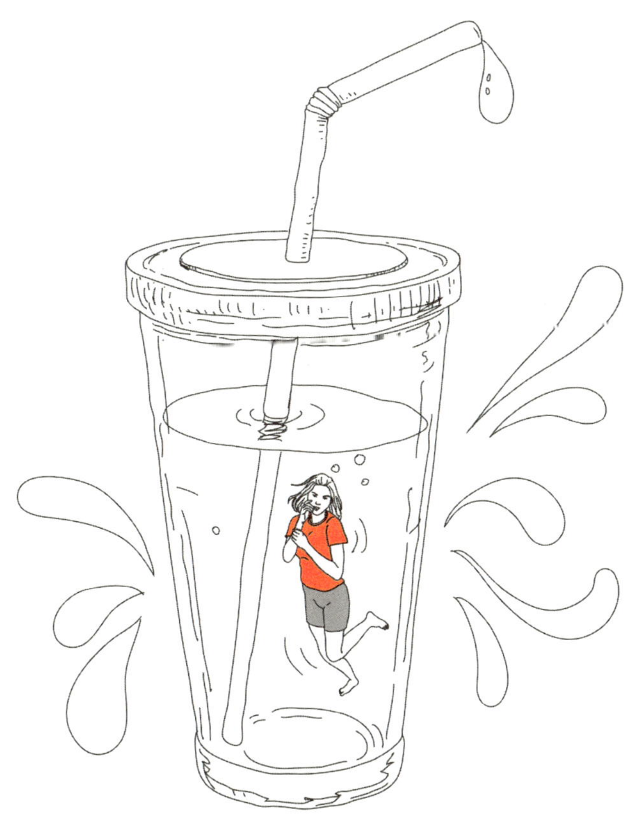

문승오 씨처럼 체중 감량에 도움이 되고, 좋다고 하면 무조건 많이 하려고 하는 사람들이 종종 있다. 하지만 물도, 운동도, 음식도 과유불급(過猶不及)이다. 일반적인 식사를 하는 건강한 사람의 콩팥이 하루에 10~15리터의 수분을 배출할 수 있지만, 다이어트 중이라면 이야기가 달라진다. 소변으로 맹물을 내보낼 수는 없는 노릇이라서, 소변에는 최소한의 전해질과 노폐물이 있어야 한다. 다이어트를 하면서 식사량이 줄어들면 몸에서 발생하는 노폐물도 줄어들어서 배출할 수 있는 소변 양도 줄어들게 된다. 극단적으로 열량을 제한하는 식단의 경우에는 하루에 4리터 정도밖에 소변을 배출할 수 없다고 한다. 극단적으로 열량을 제한하면서 이보다 더 많은 물을 마시면 몸에 물이 쌓이게 되고, 물 중독이 발생할 수 있다. 실제로 영국에서 51세 여성이 하루에 400kcal 정도의 열량만 섭취하면서, 매일 6리터의 물을 마시다가 물 중독이 발생해 사망한 사례도 있다.

식사량이 늘어나면 하루에 섭취할 수 있는 수분양이 늘어나기는 하겠지만, 그래도 아직 함정이 남아 있다. 사람 몸이 1시간에 배출할 수 있는 최대 소변양은 보통 800~1,000cc 정도다. 1시간에 1리터가 넘는 수분을 섭취하면 충분히 밖으로 배출할 수 없어 몸에는 물이 쌓이게 되고, 문제를 유발하게 된다.

물 중독이 발생하면 어지럼, 메스꺼움, 구토 등의 증상이 나타나고, 더 이상 물을 섭취하기 곤란하기 때문에 심각한 상황이 벌어진다. 만약 이런 불편한 몸 상태에서도 억지로 물을 마시면 영국의 여성과 같은 비극이 발생할 수도 있는 것이다. 다이어트 중에는 충분한 수분 섭취가 필요하지만, 과다한 수분 섭취는 피해야 한다.

 신나게 먹고 10kg 빼기

물이되 물이 아니로다

"물을 적게 마시지는 않아요. 충분히 마시고 있는 것 같은데….”

많은 사람들이 물을 어느 정도 마시냐고 물어보면 이렇게 대답한다. 정말 그럴까? 혹시 물이 아니라 커피나 녹차, 주스, 우유, 혹은 밥과 함께 나오는 국, 물김치, 오이냉국, 된장씨개, 김치찌개 같은 걸 먹으면서 물을 많이 마신다고 착각하고 있는 것은 아닐까? 보통 많은 사람이 왜 이런 오해를 하는지는 김미희 씨의 사례를 보면 알 수 있다.

중학교 교사인 김미희 씨(20대)의 하루 일과는 학교 앞에 있는 테이크아웃 커피숍에서 시작한다. 주중에는 아메리카노나 라테 등 그날의 기분에 따라 커피 한 잔을 사 마시는 것이 김미희 씨의 행복 중 하나다. 점심식사를 하기 전까지 아침에 산 커피로 허기를 채우고(물론 커피가 물 대신이다), 점심을 먹고 난 후 오후 2~3시가 돼 집중력이 떨어지는 것 같으면 텀블러에 블랙커피를 타서 500ml 정도 마신다. 커피를 마신 것과 마시지 않은 상태에서 일을 하면 확실히 일에 대한 집중력에 차이가 난다고 말하는 그녀다. 퇴근 후에는 그녀가 좋아하는 동호회 사람이나 친구를 만나 저녁을 먹고 커피숍으로 가서 수다를 떨다 귀가하는 것이 그녀의 일상이다. 물론 야근을 하는 날에는 피곤함을 이기려고 커피 1~2잔을 더 마신다. 최근 하루에 커피를 너무 많이 마시는 것 같다는 주변의 충고 때문에 녹차나 허브티로 커피를 대신하려 하지만, 생각처럼 그렇게 쉽지는 않다. 그녀의 진한 커피 사랑 때문에 하루에 마시는 물 양은 약 1~2컵. 약 1.5리터의 커피로 물 섭취를 대신하고 있는 셈이다.

김미희 씨 이야기가 분명 남의 일만은 아닐 것이다. 많은 사람이 커피 혹은 녹차, 둥글레차, 옥수수수염차 같은 것을 마시면서 물을 마신다고 착각한다. 하지만 이런 음료수는 결코 물을 대신할 수 없다. 녹차나 커피, 주스 등에는 당분과 카페인이 들어 있다. 수분과 더불어 섭취하면 갈증 해소에는 별 도움이 안 되고, 불필요한 열량 섭취만 이루어진다. 카페인 덕택에 잠시 각성 효과를 느낄 수도 있겠지만, 잦은 섭취는 두통과 불면증으로 연결될 수도 있다.

그렇다면 '물보다 빠르다!', '갈증 해소에 최고!'라며 온갖 화려한 영상과 카피, 기교로 몸에 좋은 물(?)이라고 선전하는 이온 음료는 어떨까? 이온 음료가 물보다 피로 회복에 좋은 것은 사실이다. 이는 이온 음료에 포함된 미네랄 때문이 아니라 당분 때문이다. 이온 음료는 미네랄보다 당분이 더 많이 포함되어 있다. 사실 이온 음료에 포함된 미네랄의 양은 상당히 적은 수준이다. 설사를 심하게 했을 때 어린이가 마실 수 있도록 처방하는 전해질 용액과 비교하면, 미네랄은 훨씬 적고 당분의 양은 많다. 그래서 설사할 때 이온 음료를 마시면 설사가 심해질 수도 있다. 이온 음료를 미네랄 음료라고 생각하지 말고, 설탕 음료수라고 생각하는 편이 다이어트에 좋을 것이다.

운동이 끝나고 난 후 갈증을 느끼는 사람들이 주스와 같은 고농도 음료, 탄산음료 같은 것을 마시는 경우가 있는데, 이런 음료는 가스를 생성하는 등 몸에 좋지 않은 영향을 미치므로 갈증 해소에 바람직하지 않다.

차나 이온 음료와 다르게 과일이나 채소를 통한 수분 섭취는 권장할 만하다. 대부분의 채소와 과일에는 수분이 풍부하다. 특히 수박이나 포도, 오렌지 등은 95%가 수분으로 과즙을 껍질로 싸놓은 것이라 해도 과언이 아니다. 그러므로 쌈채소를 식사에 곁들이거나 식후에 과일이나 채소 등 수분이 풍부한 음식 섭취는 수분을 보충하는 아주 좋은 방법이다. 수분 섭취는 물론 식이섬유가 포만감을 줘 전체 식사량과 섭취 열량을 낮추어 다이어트에 도움이 된다. 단, 당도가 높은 과일은 너무 많이 먹으면 칼로리 과잉이 될 수 있으므로 주의한다.

어쨌든 결론은 물은 물이다. 다시 말해 수분은 다른 것 말고, 물로 섭취하는 것이 가장 좋다. 내가 어느 정도 물을 마셨는지 가늠하는 좋은 방법을 한 가지 알려주겠다. 500ml짜리 생수를 사서 마시는 것이다.

"주변에 물이 넘쳐나는데 왜 물을 사서 마셔요?", "널려 있는 것이 정수기인데 미친 짓 아니에요?"라고 할지도 모르지만, 우리나라도 이미 오래 전 물을 사먹는 시대로 접어들었다. 대동강 물을 팔아서 사기를 쳤던 '봉이 김선달'의 이야기를 들으며 살았던 우리 조상늘은 결코 생각지도 못할 일이지만, 현실은 현실로 받아들이자. 약간의 돈을 들인다면 아까워서라도 물을 마시는 양이 늘어날 수도 있을 것이고, 이는 점차 습관으로 자리를 잡게 될 것이다. 그렇게 되면 굳이 생수를 사지 않더라도 물을 스스로 찾게 된다.

그런데 왜 500ml짜리일까? 일단 2리터짜리 큰 통은 보기에도 거부감이 들 뿐 아니라 휴대도 불편하다. 500ml 생수는 휴대하기 간편해 들고 다니면서 마시기도 편하고, 내가 어느 정도 물을 마셨는지 체크하기도 편하다. 물을 마셔야 한다는 부담감도 적다. 바로 눈앞에 물이 있으면 하루 3~4병 정도는 소화 가능하다. 생수를 마실 때 주의할 점은 일단 개봉한 뒤에는 너무 오래 두지 말아야 한다는 것이다. 생수는 개봉한 뒤 24시간이 지나면 미세하게 맛이 변하기 시작하고 세균이 번식한다. 그러므로 생수를 휴대하고 다니면서 마시는 경우에는 가능한 컵에 따라 마시고, 입을 대지 않고 마시는 것이 좋다. 또 가끔 한 번 썼던 생수병에 물을 받아서 다시 쓰기도 하는데, 생수병은 세균이 번식하기 쉬우므로 다 마시고 나면 아쉬워하지 말고 빈 통은 재활용으로 직행시키도록 한다.

공부에는 왕도가 없지만, 물에는 있다

'다도(茶道)'라는 것이 있다. 차를 마시는 방식이나 예의범절을 가리킨다. 차에 다도가 있다면, 물에는 '수도(水道)'가 있다. 물론 여기서 말하는 수도란 상수도관이나 하수도관을 가리키는 것이 아니다. 물에도 마시는 방식이 있다는 것을 말한다.

순수한 물을 마셔라 우리는 집에서 끓인 보리차, 결명자차, 둥글레차, 옥수수수염차 등을 물이라고 생각하지만, 엄밀히 따지면 이것은 물이 아니다. 이것은 '차' 종류다. 수돗물, 정수기물, 생수, 탄산수, 밥알이 하나도 없는 숭늉 외에는 모두 물이 아닌 '음료'로 봐야 한다. 앞에서도 말했지만, 음료는 물을 대신하지 못한다. 그러므로 수분 보충을 위해서는 '순수한 물'을 마시는 것이 좋다.

약간 차가운 물을 마셔라 물을 마실 때는 약간 찬 생수를 마시는 것이 좋다. 너무 뜨거운 것도 너무 차가운 것도 좋지 않다. 가끔 맹물을 마시기 어렵다고 하는 사람이

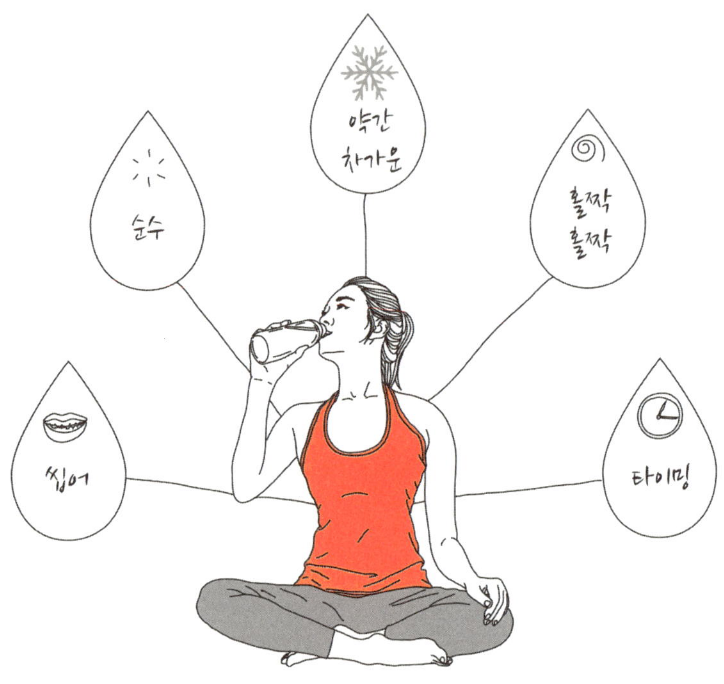

있다. 이런 사람에게 하루 1리터 이상의 물은 곤욕일 수밖에 없다. 이런 경우에는 우선 맹물 500ml + 보리차 500ml를 번갈아 가며 마시거나 맹물에 약간의 레몬즙을 첨가해서 마시는 방법을 강구해본다. 이렇게 일단 물에 익숙해진 다음 점차 순수한 물의 섭취를 늘려가는 것 또한 하나의 방법이 될 수 있다.

홀짝홀짝 마셔라 물을 마시는 가장 이상적인 방법은 조금씩 홀짝홀짝 자주 천천히 마시는 것이다. 벌컥벌컥은 결코 몸에 이롭지 않다. 물을 자주 마시면 체내 수분 부족을 느끼지 않고 신진대사도 활발해진다. 아침에 일어나서 1~2컵, 식사 30분 전 1컵, 그 밖에 30분~1시간마다 조금씩이라도 물을 마시는 것을 습관화하는 것이 좋다.

그러나 바쁘게 살아가는 현대인들에게 하루 1리터 이상의 물을 마시는 건 번거롭고 어려운 일일 수 있다. 습관화되기 전까지는 컵이나 텀블러 등을 눈에 잘 띄는 곳에 두고, 물 섭취 기록 애플리케이션이나 핸드폰의 알람 기능 등을 이용하여 잊지 않고 섭취하는 것도 좋은 방법이다. 앞에서 말한 500ml짜리 생수도 좋은 방법이다.

 아침식사는 영어로 'breakfast'다. '단식(Fast)'을 '깨뜨린다(Break)'는 의미다. 밤 사이 자는 동안 했던 짧은 단식을 깨고 다시 식사를 재개하는 것이 바로 아침식사다. 그런데 우리 몸은 자는 동안 단식(斷食)만 한 것이 아니라 단수(斷水)도 했다. 잠을 자는 동안 우리 피부는 쉬지 않고 호흡을 했고, 대부분의 기관 역시 쉬지 않고 일을 했다. 하지만 자는 동안 물은 단 한 방울도 공급되지 않았기 때문에 아침에 우리 몸은 건조한 상태가 된다. 아침에 본 소변이 유독 노란 것이 바로 이 때문이다.

따라서 진정한 'breakfast'는 물로 시작해야 한다. 아침에 일어나자마자 물부터 마셔야 한다는 말이다. 일어나자마자 시원한 물을 씹어 먹듯 한 모금씩 천천히 3분간에 걸쳐 마시는 것은 변비 치료에 도움이 되고 밤새도록 몸 안에 쌓인 노폐물을 밖으로 내보내는 데도 효과적이다. 그러나 과민성장증후군이 있거나 설사를 하는 경우 찬물은 장을 자극할 수 있으므로 따뜻하거나 상온의 물을 마시도록 한다.

 물을 마시는 시기도 중요하다. 물은 공복일 때 마셔야 가장 빨리 흡수된다. 식사 전에 마시는 물은 공복감을 덜어주고 소화기관에 음식이 들어올 준비를 시키므로 소화에 도움이 된다. 그러나 밥 먹기 바로 직전이나 밥을 먹는 도중, 밥을 먹은 직후에는 물을 많이 마시지 않는 것이 좋다. 위액을 희석해 소화를 방해할 수 있기 때문이다. 또한 혈중 인슐린을 증가시켜 세포의 지방을 축적시킬 수 있어 좋지 않다.

식전에 물을 마시려면 최소한 30분 전에 마시는 것이 도움이 된다. 특히 위염이나 십이지장염, 흉통, 위궤양, 대장염, 가스가 생기는 소화불량 등이 있을 경우에는 반드시 식사 30분 전에 물을 마시도록 한다. 식후에는 물을 한 컵 이하로 마시는 것이 소화에 좋다. 역시 식사 30분 이후가 적당하다.

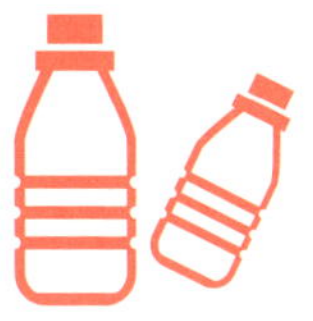

다이어트에 도움 되는 물 10계명

1 물을 적어도 하루 8잔(1.5~2리터) 마신다.

2 하루 물 권장량을 한꺼번에 마시지 않고, 여러 차례에 나누어 마신다.

3 끓이지 않은 자연 상태의 물을 마시는 것이 좋다.

4 식사 전에 물을 마시고, 식사 후에는 30분 정도 물을 마시지 않는다.

5 물은 천천히 씹어 먹듯이 마신다.

6 시원한 물이 마시기 좋으나, 너무 차갑지 않게 해서 마신다.

7 개봉 후 생수병에 담긴 물은 너무 오래 두면 세균 증식의
   우려가 있으므로 빨리 마신다.

8 목이 마르기 전에 물을 마신다.

9 운동을 할 때에는 중간에 수시로 수분을 보충한다.

10 술을 마실 때에는 술의 양만큼 물을 마신다.

현명한 '외식'으로

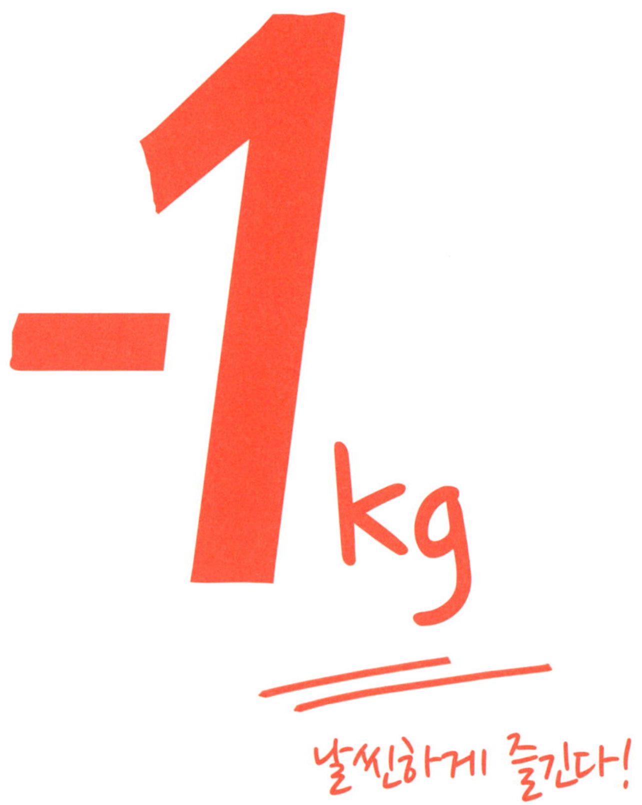

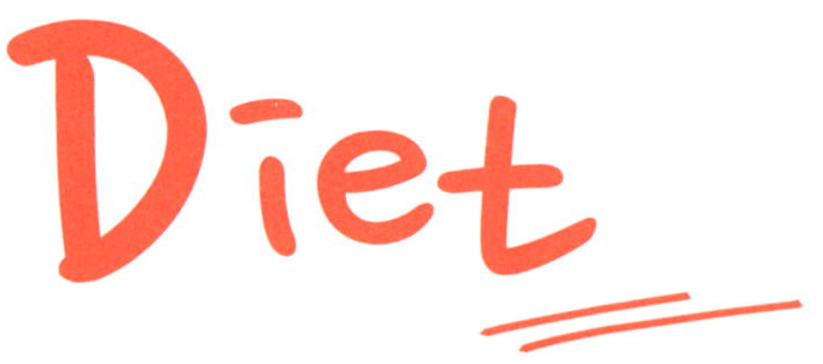

똑똑하게 외식하기

집밥이 대세인 이유는?

집밥을 못 먹는 사람, 그리워하는 사람이 많다는 증거다.

집밥의 맛과 따뜻함을 위장이, 뇌가 기억하는 것이다.

그러나 어쩔 수 없이 외식을 해야 한다면 메뉴 선택에서

지혜롭게 처신해야 한다. 깐깐하게 생각해보고, 물어보고, 따져보고,

그리고 선택해야 하는 것이다. 돈 내고 먹는 음식,

건강까지 해치면서 먹는다면 얼마나 억울하고 가슴 아픈 일인가.

그렇다고 너무 긴장할 필요는 없다.

몇 가지 요령만 알면 똑똑하게 무서운 지방을 피해갈 수 있기 때문이다.

외식에도 날씬한 요령이 필요하다

김이 모락모락 나는 포슬포슬한 밥 한 그릇에, 노릇노릇한 생선 한 마리, 보글보글 된장찌개에, 조물조물 나물 반찬과 도톰한 계란말이까지….

생각만 해도 침이 꼴딱 넘어간다. 집밥 열풍이 거세다. 기업가 백종원의 얼렁뚱땅, 대충대충, 설렁설렁 집밥이 거센 태풍처럼 몰아쳤고, 도시에서는 쉽게 해결할 수 있는 한 끼를 신촌, 어촌까지 찾아가서 어렵게 때우는 '삼시세끼'로 집밥 대리만족을 하며, SNS에서는 집밥 레시피가 위로처럼 퍼져 있다. 하다하다 '집밥'이라는 노래까지 나왔다. 이처럼 집밥이 대세인 이유는? 당연히 집밥을 못 먹는 사람, 그리워하는 사람이 많다는 증거다. 집밥의 맛과 따뜻함을 위장이, 뇌가 기억하는 것이다.

서울 시민 10명 중에 3명은 혼자 산다. 편의점 매출이 매년 늘어나는 이유도 1인 가구가 계속해서 증가하고 있기 때문이다. 혼자 살다 보니 부모님이 해주는 밥은 그립지만, 해 먹기는 귀찮다. 사정이 이렇다 보니 아침은 바빠서 가볍게 때우거나 건너뛰기 일쑤고, 점심은 학교나 회사에서 대충 해결하고, 저녁은 회식이나

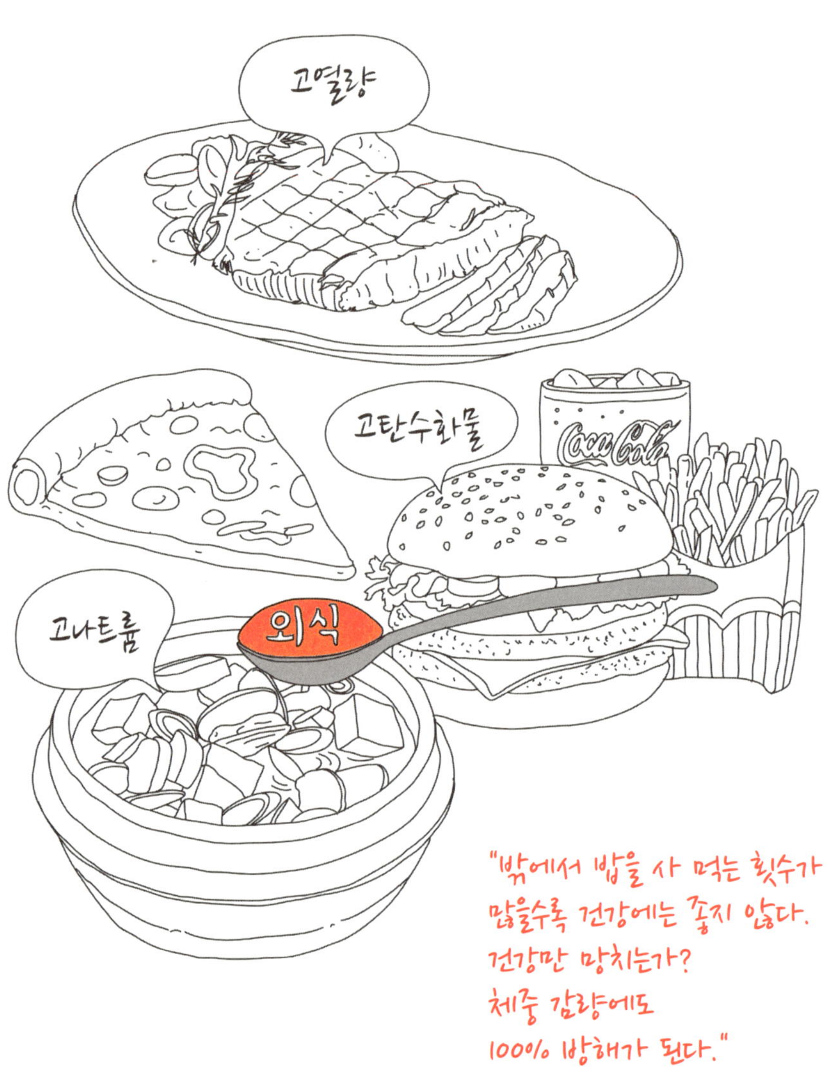

"밖에서 밥을 사 먹는 횟수가
많을수록 건강에는 좋지 않다.
건강만 망치는가?
체중 감량에도
100% 방해가 된다."

약속을 잡아 밖에서 먹는 경우가 대부분이다. 어쩌다 집에서 저녁을 먹어야 하는 때도 외식의 이유는 넘쳐난다. 거리거리, 동네동네마다 먹을 것이 지천으로 널려 있기 때문이다. 굳이 멀리 맛집을 찾지 않더라도, 귀가하는 길에 보면 도시락집, 맥도날드, 분식집 등이 줄줄이 늘어서 혼자 사는 사람의 발길을 유혹한다. 그마저도 귀찮으면 전화기만 들면 된다. 빨리빨리를 외치는 '빠름의 시대'에 외식은 떼려야 뗄 수 없는 문화임에 분명하다. 그렇지만 밖에서 밥을 사 먹는 횟수가 많을수록 건강에는 좋지 않다. 건강만 망치는가? 체중 감량에도 100% 방해가 된다.

'오늘은 뭘 먹을까?'

집이든 밖이든 끼니 때만 되면 끊이지 않는 메뉴에 대한 고민이다. 외식이 잦다 보니 한 끼를 먹더라도 맛있는 곳을 찾으려는 욕구 또한 크다. 포털에 '맛집' 검색을 치면 수도 없이 많은 정보가 올라오고, 맛집을 찾아주는 애플리케이션까지 덩달아 인기다. 그러나 맛집이라고 소문난 집의 음식을 맛보면 대부분 맵고 짜고 자극적이다. 수많은 고객의 입맛을 평균 이상으로 맞추려면 한국 사람에게 익숙한 맵고 짠 음식으로 사람들의 호감을 얻을 수밖에 없기 때문이다. 웰빙을 내세우며 건강한 식재료와 재료 자체의 맛을 살린 음식점도 많이 생기고 있다. 하지만 그런 곳은 대부분 맛이 없다. 뭔가 빠진 듯 밍숭맹숭하다. 이미 짜고 맵고 느끼하고 강한 맛에 길들여져 있는 혀와 뇌가 짜증을 내며 거부한다. 식재료 단가 문제도 있다. 좋은 재료를 쓰려면 단가가 높아지기 때문에 최대한 많은 사람이 만족할 수 있는 가격선을 책정하기 위해서는 비교적 저렴한 식재료를 쓸 수밖에 없다. 출발선에서부터 집밥보다 건강할 수가 없는 조건이다. 당연히 고열량, 고나트륨, 고탄수화물 음식이 많을 수밖에 없다. 구내식당을 활용하는 경우라면 메뉴 걱정 없이 양 조절과 국물 제한으로 다이어트 고민을 덜 수 있겠지만, 계속 구내식당만 이용하다 보면 금세 질리기 마련이다. 신입사원의 경우에는 울며 겨자 먹기로 부장, 차장, 팀장이 고르는 메뉴에 따라 중국집, 국밥집 같은 곳을 전전할 수밖에 없다. 다이어터라고 현실과 동떨어져 살 수는 없다. 집에 꽁꽁 숨어서 바깥과 단절된 생활을 얼마나 할 수 있겠는가. 평소보다 외식 횟수를 반으로 줄이고, 가능한 한 집에서 밥을 먹는 노력도 게을리 하지 말아야 하겠지만, 어쩔 수 없이 외식을 해야 한다면 메뉴 선택에서 지혜롭게 처신해야 한다. 깐깐하게 생각해보고, 물어보고, 따져보고, 그리고 선택해야 하는 것이다. 돈 내고 먹는 음식, 건강까지 해치면서 먹는다면 얼마나 억울하고 가슴 아픈 일인가. 그렇다고 너무 긴장할 필요는 없다. 몇 가지 요령만 알면 똑똑하게 무서운 지방을 피해갈 수 있기 때문이다.

채소 섭취에 빨간불, '일식'의 함정

간단하게 즐길 수 있는 일식은 우리가 쉽게 선택하는 메뉴다. 원래 정통 일식은 재료의 맛과 모양을 중요하게 생각한다. 일본에서 실제 고가의 고급 요리를 먹으면 예쁘긴 아주 예쁜데, '도대체 이걸 무슨 맛으로 먹을까?'라는 생각이 들 정도로 맛 자체가 심심하다. 그런데 라면이나 우동, 돈부리 등의 국물이 있는 요리를 먹으면 '도대체 이건 무슨 맛일까?'라는 생각이 들 정도로 짜다. 간장 소스를 베이스로 사용하기 때문이다. 이처럼 극과 극을 달리는 일식이지만, 국내에서는 캘리포니아롤, 돈가스, 돈부리, 우동, 초밥, 회 정식 등 한국인의 입맛에 맞는 메뉴를 고를 수 있다. 특히 비싼 초밥을 대중적으로 만든 회전초밥은 한국에서도 인기다. 조물조물 양념된 밥 위에 온갖 생선이 올라가 빙글빙글 도는 초밥은 화려한 의상을 차려 입은 모델이 자태를 뽐내며 무대 위에서 캣워크를 하는 것 같다. 하지만 생선초밥을 비롯해, 캘리포니아롤 같은 여러 가지 롤, 마끼 같은 류의 초밥은 다이어트에 방해가 된다. 그 이유는 밥 섭취량이 많아지기 때문이다. 초밥 8개 정도면 밥 1공기 분량이 되는데, 실제로 초밥 8개로 포만감을 느끼기란 쉽지 않다. 또한 초밥에 곁들여지는 음식에는 채소라고 할 만한 것들이 거의 없다.

"락교랑 생강, 있잖아요?"

미안하지만, 틀렸다. 일식에 따라 나오는 락교(염교)와 적초생강은 몸에 좋은 채소가 아니라 설탕을 듬뿍 뿌린 초절임에 속한다. 따라서 다이어트에 도움을 주는 채소라고 보기엔 어렵다.

초밥뿐만이 아니다. 우리가 자주 접하는 일식 메뉴에는 채소가 없는 경우가 대부분이다. 일식당에서 세트 메뉴를 시키면 나오는 채소 튀김도 다이어트에는 별 도움이 되지 않는다. 기름에 튀겼기 때문이다. 이런 면에서 일식은 영양 균형 면에서 적절하지 않다. 일본식 덮밥을 지칭하는 돈부리는 어떤가. 돈가스를 얹은 가쓰동(동은 돈부리를 줄여서 부르는 말), 여러 가지 튀김을 얹은 텐동, 연어회를 얹은 사케동, 구운 소고기를 얹은 규동, 닭고기와 계란을 얹은 오야꼬동 등 종류는 정말 다양하다. 비빔밥처럼 일식의 대표적인 한그릇 요리고, 한 그릇 만으로도 충분히 포만감을 느낄 수 있지만, 비빔밥과 달리 채소가 거의 들어가 있지 않다. 돈부리 재료로 양파가 어느 정도 들어 있고, 초밥처럼 락교와 적초생강 정도만 따로 제공된다. 그나마 돈가스는 좀 낫다. 일반 분식집 돈가스와 달리 일본식 돈가스는 두툼한 돼지고기를 재료로 해 씹는 맛이 살아 있다. 하지만 메뉴 자체가 기름에 튀긴 음식이기 때문에 그 자체로 다이어트에 방해가 된다. 그나마 일본식 돈가스에는 양배추 샐러드가 무한리필 된다. 그러므로 돈가스를 먹을 때는 양배추 샐러드를 최대한 많이 리필해서 섭취하는 것이 조금이나마 위안이 된다. 드레싱을 뿌리지 않으면 더 좋겠지만, 꼭 드레싱을 해야겠다면 고소하고 탁한 참깨 드레싱 대신 맑은 간장 드레싱이나 발사믹 드레싱을 곁들여야 열량 섭취를 줄일 수 있다.

이처럼 우리가 흔히 접하는 일식은 탄수화물과 단백질 섭취에 있어서는 그 구성이 적절하지만, 채소는 매우 부족하다. 식사의 3대 식품군을 다시 한 번 연상시켜보자. 곡류군, 어육류군, 채소군이다. 이 중 채소가 반드시 포함되어야만 영양학적으로 적절할 뿐만 아니라 충분한 식이섬유소 섭취를 통해 포만감도 얻고, 적절한 수분 섭취도 가능하며, 장 운동 활성화에도 도움이 된다. 채소야말로 다이어트에 가장 큰 아군인 것이다. 따라서 우리가 일식을 메뉴로 선택할 때는 가능한 한 채소가 들어 있는 메뉴를 확인해서 주문하고, 부족할 경우 추가적으로 채소를 신경 써서 섭취할 필요가 있다.

일식 섭취 요령

- 일식 메뉴를 고를 때는 되도록 채소가 첨가된 것으로 고르도록 한다.
- 채소 섭취가 부족할 경우 추가적으로 채소를 먹을 수 있도록 연구해야 한다.
- 돈가스에 따라 나오는 양배추 샐러드는 최대한 많이 먹는다.
- 일식에 따라 나오는 드레싱은 고소한 참깨 드레싱보다
  간장이나 발사믹 드레싱으로 선택한다.

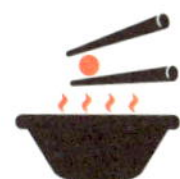 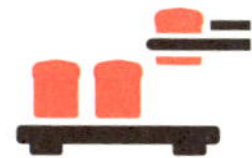 

잘 먹어야 건강하다, 지중해에서 온 '이탈리안식'

'양식'하면 가장 먼저 떠오르는 음식은?

"두툼하고, 피가 살짝 배어나오도록 적당히 구운 스테이크!"

보통은 양식 하면 스테이크를 떠올리지 않을까? 하지만 양식은 범위를 어떻게 정하느냐에 따라 범위가 무궁무진하게 넓어진다. 그러므로 여기서는 각종 모임과 식사 자리에 단골메뉴인 이탈리안식에 대해 언급한다. 우리가 자주 먹는 파스타는 스파게티, 페투치니, 펜네, 링귀니 등 다양한 종류의 면이 있어 먹는 즐거움이 있다. 거기에 토마토나 크림, 올리브오일 소스로 조리해 맛과 종류도 다채롭다. 언뜻 보기에는 양도 많지 않고, 각종 재료가 들어가 있어 건강식일 것 같지만, 파스타는 다이어트에 있어서는 그다지 환영받지 못하는 음식이다. 이유는 '탄수화물' 때문이다. 파스타는 우리나라의 멸치국수와 같이 메뉴 구성이 대부분 면(탄수화물)이다. 소고기, 연어, 해산물, 버섯 등을 첨가한 메뉴도 많지만 면의 양에 비하면 턱없이 부족하다. 단백질(어육류군 식품)과 채소를 강조하는 다이어트 식사와 정반대로 구성된 메뉴라고 할 수 있다. 그뿐만이 아니다. 소스도 다이어트

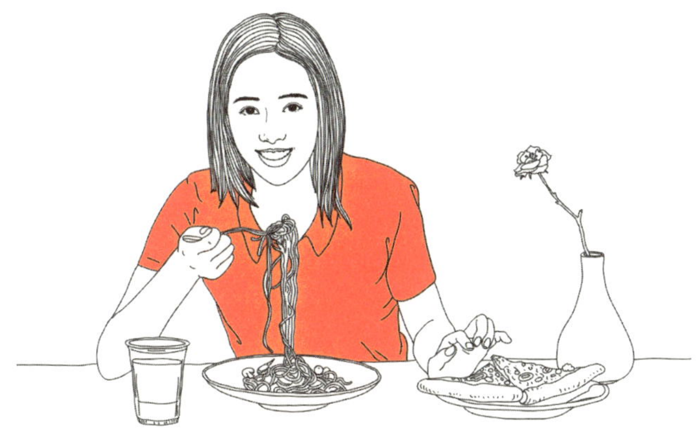

에 방해가 된다. 파스타는 소스에 따라 열량(칼로리) 차이가 많이 나는데, 그중 단연 으뜸은 크림소스다. 크림소스는 기본 베이스를 생크림을 사용하기 때문에 열량 및 포화지방 함량이 높다. 소스 열량이 낮은 순으로 나열해보자.

오일소스 ＞ 토마토소스 ＞ 크림소스

　사람들이 압도적으로 많이 고르는 소스는 토마토소스나 크림소스다. 하지만 다이어트를 생각한다면 당연히 오일소스로 눈을 돌려야 할 것이다. 파스타에 쓰이는 오일은 주로 올리브오일이기 때문에 혈관 건강에 도움을 준다. 그러나 올리브오일도 지방은 지방이므로 많이 먹는 것은 좋지 않다. 최근 오일소스 파스타를 냉(冷)파스타로 내놓는 레스토랑이 늘고 있다. 파스타를 주문할 때는 샐러드에 오일소스 파스타면이 섞여 있는 형식의 샐러드 파스타가 있다면 가급적 샐러드 파스타를 주문하고, 없다면 만조(소고기안심) 토마토소스 파스타나 봉골레 스파게티, 토마토 해산물 파스타 등 가급적 육류, 해산물 등 어육류군 식품이 들어간 파스타를 주문한다. 샐러드 파스타가 아닌 경우에는 샐러드를 추가 주문하되, 발사믹, 오리엔탈, 이탈리안 드레싱 중 하나를 선택하는 것이 좋다.

파스타 다음으로 인기 있는 이탈리안 음식은 피자다. 우리가 많이 먹는 피자는 묵직한 미국식 피자와 얇고 기름기를 뺀 이탈리안식 피자가 있다. 두툼한 도우와 다양한 토핑이 듬뿍 올라간 미국식 피자는 다량의 소스와 치즈가 들어가 있어 당연히 기름지고 열량이 높을 수밖에 없다. 그에 반해 화덕에서 구운 이탈리안식 피자는 미국식 피자보다 칼로리가 낮으므로 치즈나 베이컨 대신 루꼴라, 시금치 등 채소 토핑의 피자를 주문하면 다이어트 중이라도 충분히 즐길 수 있다. 우리가 먹는 쌀과는 다른 종류이긴 하지만, 이탈리안 쌀 요리인 리조또도 즐겨 먹는 메뉴 중 하나다.

생크림을 넣은 크림 리조또와 치즈, 토마토소스를 넣은 리조또 등 들어간 재료나 소스에 따라 맛이 다양하다. 리조또의 경우, 밀가루가 아니라 쌀이기 때문에 열량이 낮고 건강식이라고 생각할 수 있으나 리조또 역시 버터에 볶아서 조리한다는 점을 잊어서는 안 된다. 그러므로 리조또를 선택할 때는 파스타와 같이 소스와 재료를 고려해 선택하도록 한다. 그리고 채소가 거의 없으므로 샐러드를 추가로 주문해서 먹는다면 영양의 균형을 맞출 수 있다. 스테이크도 빼놓을 수 없는 메뉴다. 스테이크는 부위에 따라 지방 함량이 다르기 때문에 육류 선택이 중요하다. 다이어트를 위해서는 가급적 기름기가 적은 안심 부위로 선택하도록 하고, 스테이크 소스는 소량씩 찍어 먹도록 한다. 또한 사이드 메뉴는 감자튀김이나 구운

고구마 대신 샐러드, 구운 채소, 찐 채소 등을 선택한다. 채소의 풍부한 섬유질은 육류 기름의 장내 흡수를 줄여준다.

2000년대에 들어서면서 이탈리안 식당은 기하급수적으로 늘어 이제는 어디서 든 만날 수 있다. 지중해를 끼고 있는 이탈리안식은 올리브, 발효 식품, 신선한 채 소를 주재료로 사용해 화려하고 맛이 좋다. 그러므로 잘만 고르면 맛있게, 건강하 게 즐길 수 있는 음식이다. 똑똑한 메뉴 주문으로 체중 조절이 즐거운 일상이 되 도록 만들어보자.

이탈리안식 섭취 요령

- 크림소스 파스타 대신 오일소스 또는 토마토소스 파스타를 주문한다.
- 파스타 주문 시에는 가급적 육류나 해산물 등이 들어간 파스타를 주문한다.
- 메뉴 중 냉(冷) 파스타가 있다면 가급적 샐러드 파스타를 주문한다.
- 샐러드 파스타가 없는 경우, 샐러드를 추가 주문한다.
- 피자는 화덕피자를 선택한다.
- 피자 도우는 얇은 것으로 고른다.
- 피자는 루꼴라, 시금치 등 채소 토핑이 충분히 올라간 것으로 선택한다.
- 피자 토핑 중 열량이 높은 베이컨은 피하고, 치즈가루를 추가로 주문하지 않는다.
- 탄산음료는 주문하지 않는다.

 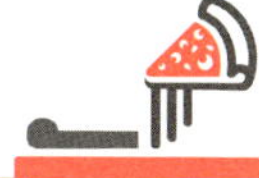 

칼로리 폭탄 '중식', 무조건 1/2로 줄여라

밸런타인데이와 화이트데이에 초콜릿과 사탕을 선물 받지 못한 남녀가 만나 자장면을 먹는 '자장면데이'. 물론 상술이겠지만, 여기에는 우리나라 사람의 자장면에 대한 각별한 사랑이 담겨 있을 것이다. 먹을 것이 마땅치 않을 때, 누군가 갑자기 찾아왔을 때, 여러 명이 모여 푸짐하게 먹고 싶을 때, 혹은 가끔 생각날 때, 중식은 가장 만만한 선택이다. 세계 3대 요리 국가인 중국의 음식은 말할 필요도 없이 매력적이다. 우리나라로 들어오면서 한국인의 입맛에 맞게 바뀐 음식이 더 많긴 하지만, 그래도 중국 음식은 분명 진미다. 하지만 중국 음식은 그 열량이 어마어마하다. 대부분의 음식을 기름에 튀기거나 볶기 때문이다.

전 국민의 사랑을 받는 자장면은 다이어트 시 금기 식품 리스트에 꼭 들어가는 메뉴다. 그만큼 어마어마한 열량을 자랑한다. 자장면은 춘장을 기름이 푹 담그다시피 해 양파와 함께 볶은 후, 삶아낸 면에 부어 완성한다. 춘장을 볶는 과정에서 이미 엄청난 기름이 들어가는데다, 영양 구성으로 보면 국수(탄수화물)가 90% 이상을 차지하는, 극한의 고지방 탄수화물 메뉴다. 따라서 자장면은 맛은 있지만,

다이어트 중이라면 눈물을 머금고 가급적 섭취를 피하는 것이 상책이다.

볶음밥은 중식 식사 메뉴 중 유일한 밥이다. 많은 사람이 '그래도 밀가루보다는 밥이 낫겠지'라고 생각하고 먹지만, 열량을 보면 놀라지 않을 수 없다. 밥알 하나하나를 기름으로 코팅했으니 지방 함량이 높은 것은 당연하다. 주된 구성이 밥이다 보니 계란, 해산물, 채소 등의 부재료는 밥보다 적을 수밖에 없는, 탄수화물 위주의 메뉴이기 때문에 자장면과 더불어 다이어트에 방해가 되는 조건을 갖추었다고 할 수 있다.

고추기름이 떠 있는 짬뽕은 짭짤한 국물 때문에 많은 다이어터가 기피하는 메뉴 중 하나지만, 열량 면에서나 영양 구성 면에서 봤을 때 자장면이나 볶음밥보다는 가장 양호한 편이다. 짬뽕에는 해산물이 기본으로 들어가고, 양배추, 양파 등 채소도 충분하다. 열량 또한 자장면이나 볶음밥보다 적다. 그러나 염분 함량이 높을 수 있으므로 국물은 남기고, 건더기(면보다는 채소와 해산물) 위주로 섭취하면 그나마 균형을 맞춰 식사를 할 수 있다.

또 한 가지, 중식에서 빼놓을 수 없는 메뉴가 있다. 바로 탕수육이다. 탕수육은 튀긴 돼지고기에 새콤달콤한 소스를 곁들여 먹는 요리로 식사와 함께 먹기도 하고, 요즘은 아예 대부분의 중식당에서 탕짜면(탕수육+자장면)이나 탕볶밥(탕수육+볶음밥) 등의 메뉴를 내놓아 식사로 즐길 수 있도록 하고 있다. 탕수육은 튀김 자체의 열량이 높은 것도 있지만, 소스의 당분으로 인한 열량도 만만치 않다. 따라서 소스를 탕수육에 부어먹기보다는 찍어먹는 편이 훨씬 다이어트에 도움이 된다. 튀긴 닭고기에 고추, 마늘 등을 주재료로 한 새콤하면서도 매콤한 양념을 넣어 함께 볶아낸 깐풍기는 양념이 강한 탓에 칼로리는 탕수육보다 높은 편이다. 반면 똑같이 닭고기를 이용한 요리인 유린기는 양상추와 함께 제공되기 때문에 신선한 채소와 더불어 먹을 수 있다. 중국요리는 기름을 이용해 볶고 튀긴 요리가 대부분이기 때문에 가급적이면 다이어트 시에는 피하는 것이 좋으나, 어쩔 수 없이 먹어야 하는 경우라면 열량이 좀 더 낮은, 채소가 조금 더 들어간 메뉴로 선택하면 다이어트에 조금이나마 도움이 된다.

대표적인 중국음식 열량

음식명	기준치	열량 (kcal)	음식명	기준치	열량 (kcal)
자장면	1인분	797	유산슬덮밥	1인분	575
삼선자장면	1인분	804	잡채밥	1인분	885
짬뽕	1인분	688	짬뽕밥	1인분	662
삼선짬뽕	1인분	662	탕수육	200g	457
울면	1인분	729	깐풍기	200g	589
볶음밥	1인분	773	난자완스	200g	346
삼선볶음밥	1인분	686	팔보채	200g	241

식약처 외식영양성분자료집 참조

중식 섭취 요령

- 가급적 코스 요리보다는 단품 메뉴로 주문한다.
  코스 요리는 한 종류당 제공량의 1/2~2/3 정도만 섭취한다.
- 중국 음식 3대 메뉴 중 열량이 낮은 순서는 짬뽕 〈 볶음밥 〈 자장면이다.
  식사는 열량을 고려해 주문한다.
- 탕수육 소스는 부어먹지 말고, 따로 준비해 달라고 해서 찍어 먹는다.
- 양념(소스)은 깐풍기 〉 탕수육 〉 유린기 순으로 강하다. 가급적 소스가 적은 요리를 주문한다.
- 라조기보다는 유린기 등 신선한 채소가 조금이라도 더 들어간 요리로 선택한다.

  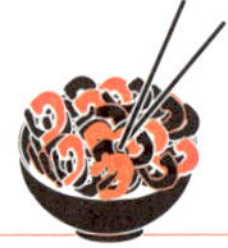

다이어트에 딱 좋은, 웰빙 메뉴 '동남아식'

다음 국가와 요리 이름을 선으로 연결시켜 보자.

이탈리아 ●	● 오코노미야끼
인도 ●	● 케밥
스페인 ●	● 에그 타르트
홍콩 ●	● 달팽이 요리
독일 ●	● 화덕 피자
베트남 ●	● 탄두리
멕시코 ●	● 빠에야
일본 ●	● 딤섬
터키 ●	● 소시지
마카오 ●	● 월남쌈
프랑스 ●	● 토르티야

➡ 답은 173p를 확인하세요.

몇 개나 맞췄는가? 아마 대부분 쉽게 정답을 맞추지 않았을까? 한국 속의 세계라고, 요즘은 굳이 해외에 나가지 않아도 조금만 관심을 가지고 찾아보면 세계 각국의 음식을 얼마든지 맛볼 수 있다. 외국에서 유행하는 음식도 몇 년 지나지 않아서 국내에서 쉽게 만날 수 있다. 이처럼 많은 세계 요리 중 웰빙 열풍과 함께 인기를 얻고 있는 요리가 동남아식이다. 세계 3대 수프 중 하나인 태국의 얌꿍, 인도네시아 전통요리인 나시고랭, 베트남 음식의 대명사인 쌀국수와 월남쌈 등 동남아 음식은 양식이나 중식처럼 기름지다는 느낌이 들지 않으면서도 강한 향신료 덕분에 식욕을 자극하고, 먹었을 때 만족감을 준다. 특히 우리가 가장 많이 즐기는 '퍼(Pho)'라고 불리는 쌀국수는 다이어트에 도움이 되는 착한 요리다.

1900년대 후반 이후 우리나라에 선을 보인 쌀국수는 낮은 칼로리와 담백한 맛, 여기에 쌀로 만든 국수라는 점 때문에 인기를 끌게 되었다. 쌀국수의 맛을 좌우하는 것은 소고기를 우려낸 국물에 각종 향신료를 더한 육수다. 여기에 쌀로 만든 국수와 고기나 해물, 숙주, 양파 등을 넣어 다양한 종류의 쌀국수를 만들어낸다. 쌀국수는 베트남뿐만 아니라 태국도 유명하다. 베트남 쌀국수와 태국 쌀국수의 차이는 육수에 있다. 태국 음식은 중국, 인도, 유럽의 음식 문화가 융합되어 있어 베트남 쌀국수에 비해 자극적이면서 맛이 더 진하고 양념이 강한 편이다. 쌀국수는 넣는 재료에 따라 안심 쌀국수, 양지 쌀국수, 해물 쌀국수 등으로 나뉘고, 조리법에 따라 볶음 쌀국수와 일반(국물에 담긴) 쌀국수, 비빔 쌀국수 등으로 나뉜다. 일단 조리 방법에 따라서는 비빔 쌀국수가 가장 열량이 낮고, 볶음 쌀국수가 가장 높으며, 국물 쌀국수는 중간이다. 국물에 담긴 일반 쌀국수 종류에 따라서는 해물, 안심, 양지, 차돌박이, 도가니 순으로 열량이 커진다. 쌀국수 자체가 다른 나라의 요리에 비해 칼로리가 낮기는 하지만, 조리 방법이나 메뉴에 따라 칼로리가 달라지므로 다이어터의 현명한 선택이 필요하다.

월남쌈은 영양사들이 많이 추천하는, 다이어터에게 딱 좋은 맞춤식 요리다. 자극적이지 않으면서도 담백한 맛을 자랑하는 월남쌈은 투명하고 얇은 라이스페이퍼에 새우, 돼지고기 그리고 신선한 야채 등 특정한 재료에 구애받지 않는 조리 방법으로 만들어진다. 월남쌈은 탄수화물, 단백질, 식이섬유소가 골고루 들어 있는데다, 고기를 볶는 것 이외에는 모든 재료를 생으로 준비하기 때문에 칼로리가 낮다. 월남쌈과 함께 먹는 땅콩소스 양만 주의한다면 다이어트 음식으로 그만이다. 월남쌈과 비슷하게 여러 재료를 쌀피에 말아서 나오는 스프링롤도 다이어트에 좋긴 하지만, 이를 튀긴 춘권이나 짜조는 열량 섭취가 높아질 수 있으므로 주의해야 한다.

- 비빔 쌀국수가 가장 열량이 낮고, 볶음 쌀국수가 가장 높으며, 국물 쌀국수는 중간이다. 열량이 낮은 조리법을 선택한다.
- 해선장, 칠리소스 같은 소스는 가급적 적게 넣고 먹는다.
- 일반 쌀국수의 경우, 국물은 가급적 적게 먹는다.

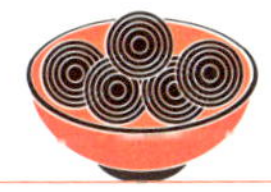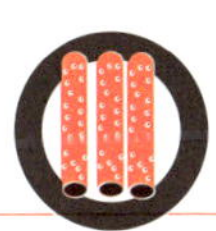

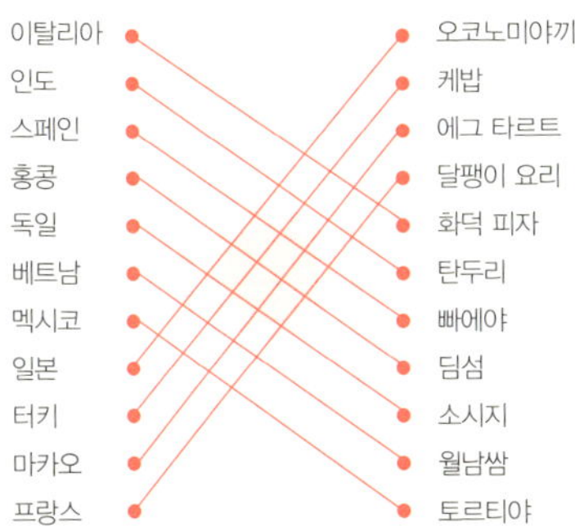

탄수화물 덩어리인 '분식', 섭취 빈도를 줄여라

"우리 출출한데, 간식 먹을 사람?"

"아, 난 떡볶이!"

"튀김이랑 순대도!"

"난 좀 출출한데, 김밥도 한 줄 사 오지?"

"어묵도 좀 사 와!"

"누가 사러 갈지 사다리 타자!"

오후 서너 시쯤 여기저기서 심심찮게 보이는 풍경이다. 분식은 싫어하는 사람이 드물다. 식사 대용으로도 가능하고, 간식으로도 인기 만점이다. 김밥, 떡볶이, 순대, 어묵, 튀김을 필두로 순대볶음, 떡꼬치, 빨간 어묵 등 종류도 엄청나다. 하지만 다이어터라면 분식을 접할 때 주의를 기울여야 한다. 분식은 탄수화물 빈도가 높아 건강에 해로울 뿐 아니라 다이어트의 강력한 적이기도 하기 때문이다.

"김밥은 괜찮지 않아요? 채소도 많이 들어 있고, 단백질도 종류에 따라 섭취할 수 있는데….'

이렇게 반박하는 사람이 있을지도 모르겠다. 하지만 이 점이 바로 사람들이 속기 쉬운 함정이다. 김밥은 재료만 봤을 때는 영양 균형이 맞춰진 음식이라고 생각하기 쉽다. 밥과 당근, 시금치, 우엉 등 채소도 들어 있고, 계란, 햄 또는 고기나 참치 등 단백질이 모두 들어 있는 음식이기 때문이다. 하지만 김밥은 탄수화물 즉, 밥의 비율이 매우 높다. 김밥 1줄을 만들기 위해서는 거의 밥 1공기 분량의 밥이 필요하다. 게다가 분식을 식사 대신 먹을 경우, 김밥 1줄만 먹는 경우는 드물다.

편의점 메뉴 선택 시 주의 사항

종류	열량(kacl)	섭취 요령
구운 계란 2개 +삼각김밥 1개	구운 계란 2개 약 150kcal, 삼각김밥 1개에 140~170kcal 정도.	계란은 양질의 단백질 급원, 삼각김밥 중에서 마요네즈 소스 포함된 것은 제외한다.
삼각김밥 1개 +모닝두부 1개 +우유 1잔	삼각김밥 1개140~150kcal, 모닝두부70kcal, 우유(저지방75kcal, 일반우유125kcal)	모닝두부, 우유 1잔은 단백질 급원으로 좋다.
편의점 김밥1/2줄 +계란 1개 +누들면(소)1개	편의점 김밥 칼로리 1줄당 400~500kcal, 계란 1개 75kcal, 누들면은 120kcal	누들면은 국물을 제외하고 섭취한다.
삼각김밥 1개 +참치캔100g, 삼각김밥 1개 +연어캔 100g	산가김밥 1개 140~170kcal, 참치캔은 100g당 222kcal, 연어캔은 100g당 235kcal 정도	참치캔, 연어캔은 기름기를 제거 후 섭취한다.

종류	열량(kacl)	섭취 요령
뚝배기 불고기 도시락	895kcal	뚝배기 불고기에 버섯을 함께 넣어서 단백질과 야채 섭취 보완도 가능하다.
비빔밥	511kcal	산채비빔밥-야채 풍부, 부족한 단백질은 편의점에 파는 삶은 계란이나 연두부로 보충 가능하다.
너비아니 &불고기 도시락	830kcal	너비아니, 불고기와 나물 반찬이 곁들여진 도시락, 단백질과 야채 섭취 보완 가능하다.

* 다이어트 시에는 밥의 양을 1/2로 줄여서 섭취하도록 한다.

라면 한 그릇에 김밥 한 줄, 혹은 떡볶이 등을 같이 시킨다. 탄수화물 분량이 훨씬 더 늘어나는 것이다. 유익한 단백질은 계란이 유일하며, 단무지 및 햄 등에는 염분이 많이 함유되어 있다.

이 같은 이유로 삼각김밥이나 주먹밥 또한 다이어트에 좋은 메뉴가 아니다. 그러므로 김밥을 먹고 싶다면 일반 김밥 대신 요즘 유행하는 '명품 김밥'을 선택한다. 명품 김밥은 밥은 적게 넣고 오이나 당근 같은 채소나 고기와 달걀 같은 단백질을 더 많이 넣어 적절하게 만들기 때문에 건강한 식사로 추천할 만하다. 이름은 똑같은 김밥이지만, 구성 성분에 따라 다이어트에 도움이 되기도 하고, 방해가 되기도 하므로 주의해야 한다.

분식에서 빼놓을 수 없는 대표주자, 떡볶이도 건너뛸 수는 없다. 고추장 국물의 바다에 풍덩 빠져 하얀 속살을 드러내고 있는 떡볶이는 보기만 해도 군침이 돈다. 하지만 떡볶이는 설탕이 많이 들어가서 다이어트에 크게 방해가 되는 음식이다. 게다가 짜고 자극적인 고추장에 끓이다시피 하는 음식이기 때문에 설탕으로 떡을 간하는 것이 아니라 설탕과 소금에 떡을 넣어 섞은 것이라고 생각하면 된다. 하지만 우리는 바로 그런 자극적인 맛 때문에 떡볶이를 찾게 된다. 다이어터라면 이런 자극적인 맛을 멀리하는 것이 옳지만, 그렇다고 남들 다 먹는 맛있는 떡볶이를 아예 안 먹을 수는 없다. 떡볶이를 먹고 싶을 때는 가능한 집에서 만들어 먹으면 좋다. 집에서 만들면 떡 이외에 양배추, 양파, 애호박, 삶은 계란, 고기 등 개인이 선호하는 채소와 고기, 달걀을 추가할 수 있고, 고추장 대신 염분이 적은 간장을 넣은 궁중떡볶이를 만들어 먹을 수도 있기 때문이다. 하지만 밖에서 떡볶이를 먹어야 한다면 탄수화물 덩어리인 떡의 비율을 낮추고, 대신 삶은 계란을 추가해 단백질 섭취는 물론 포만감을 얻을 수 있도록 한다. 또한 떡볶이 안에 들어 있는 채소를 많이 섭취하고, 양념(국물)을 적게 찍어 먹는 것으로 피해를 최소화해야 한다.

그럼 떡볶이 국물에 푹 찍어서 먹으면 더 맛있는 순대는 어떨까? '아바이순대',

‘병천순대’ 등 돼지고기가 많이 들어간 순대를 제외한 일반 분식집 순대는 당면을 찐 것이라 열량이 낮을 것이라 오해하기 쉽지만, 순대 1인분의 열량은 548kcal 이다(식약처 외식영양성분자료집 기준). 게다가 순대 역시 다른 분식과 마찬가지로 탄수화물 덩어리다. 그러므로 순대를 먹을 때는 간이나 염통 등 단백질을 같이 주문해 먹으면 탄수화물 섭취 빈도는 낮추고, 단백질은 보충할 수 있다. 또한 소금이나 새우젓, 쌈장을 적게 찍어 먹는 것이 다이어트에 도움이 된다. ‘분식의 감초’라고 할 수 있는 튀김은 그야말로 다이어트를 방해하는 1등 공신이다. 기름에 튀겼기 때문에 열량이 높을 수밖에 없다. 따라서 열량을 피해갈 방법은 거의 없다. 다만 조금이라도 다이어트에 도움이 되려면 튀김 종류를 탄수화물인 고구마나 감자보다는 채소나 해산물로 선택하는 것이 좋다. 튀김을 상추에 싸먹는 광주 지역의 상추튀김 같은 경우는 기름기 흡수를 줄이면서, 식이섬유소를 보충할 수 있는 분식 메뉴다.

분식 섭취 요령

- 프랜차이즈 분식집에 가서 먹을 때는 김밥 대신 비빔밥, 놀솥비빔밥(밥 1/2공기 정도)을 선택한다.
- 김밥은 참치나 치즈 김밥 대신 야채 김밥을 선택하고 2/3줄만 섭취한다.
- 떡볶이는 1/2인분만 섭취한다. 삶은 계란 1개를 추가 섭취하면 포만감을 느낄 수 있다.
- 튀김 5개와 순대 1인분의 열량은 비슷하지만 지방 함량이 다르다.
  그러므로 튀김 대신 순대로 선택한다.
- 라면은 건더기 위주로 섭취하되, 채소를 추가적으로 넣은 라면(해장라면, 짬뽕라면 등)을 선택한다.

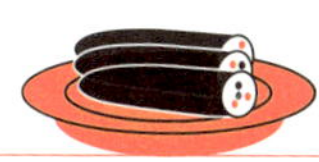

염분 조절만 주의하면 참 좋은 식단, '한식'

우리나라 사람들은 주식인 쌀을 점점 외면하고 있지만, 한식에 대한 세계적인 관심은 날로 늘어나고 있다. 앞의 음식 리스트는 한국문화관광연구원이 외국인을 대상으로 한 '외국인이 좋아한 한식 Best vs. Worst' 설문 조사 결과다(2014년). 외국인에게 압도적으로 높은 인기를 얻은 것은 비빔밥이다. 한그릇 음식으로 맛이 훌륭하고 각종 영양소가 절묘하게 조화를 이루고 있기 때문이다. 게다가 비빔밥은 각종 나물과 계란프라이 또는 고기볶음 등 단백질이 잘 어우러져 있어 고추

1위 **비빔밥** 34.8% vs **생선구이** 6.9%

2위 **불고기** 33.3% vs **냉면** 6.4%

3위 **삼겹살** 29.9% vs **국밥** 6.3%

4위 **치킨** 19.0% vs **쌈밥** 5.6%

5위 **갈비** 14.9% vs **된장찌개** 5.1%

장 소스와 밥 양만 적절하게 조절하면 다이어트에 좋은 건강식이다.

워스트 5위에 든 수프(국)에 밥을 마는 국밥과 외국인에 익숙하지 않은 된장찌개를 싫어하는 이유는 짐작할 수 있지만, 잎채소에 고기와 밥, 채소 등을 싸먹는 쌈밥을 싫어하는 이유는 잘 이해되지 않는다. 쌈밥 역시 비빔밥처럼 탄수화물과 단백질, 식이섬유소가 적절하게 배합된 건강한 메뉴이기 때문이다.

"역시 한국 사람에게는 김치찌개, 된장찌개만한 건 없어." 어쨌든 사나흘만 한식을 먹지 않아도 사람들 입에서는 한숨이 터져 나온다. 한국 사람이라서 한식이

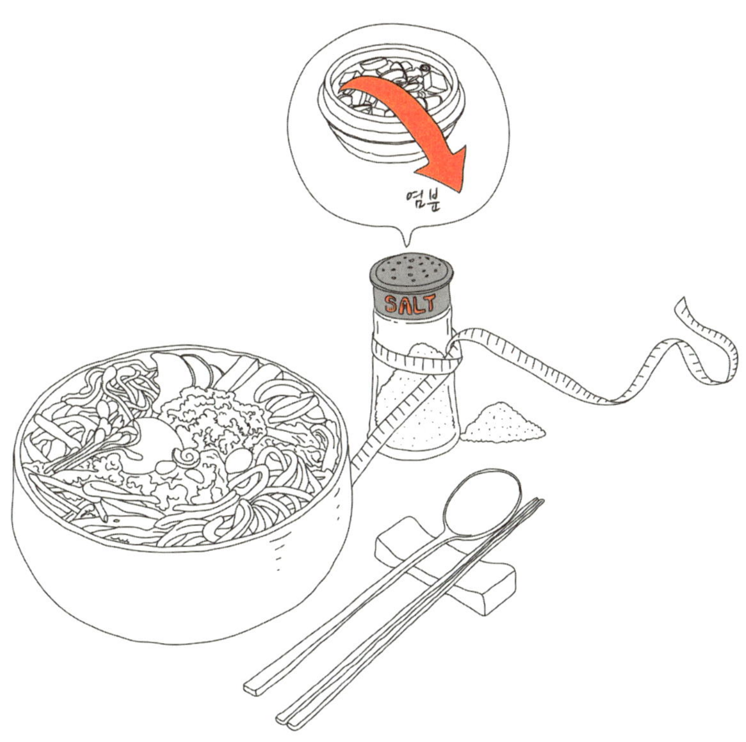

좋은 것도 있지만, 짜고 맵고 자극적인 한식은 중독성이 강하기 때문이다. 하지만 밥과 생선(또는 고기)이나 두부, 나물과 김치 등의 반찬으로 구성된 한식의 기본 상차림은 탄수화물과 단백질, 식이섬유소가 적절하게 배합된 음식이 주를 이루고 있어 염분 섭취에만 주의하면 한식보다 다이어트에 좋은 음식도 없다. 문제는 집밥이 아니라 밖에서 먹는, 소위 백반이라 불리는 한식이다. 식당에서는 기본 한식 상차림을 빠르게 제공할 수 있도록 반찬을 구성해야 한다. 그러다 보니 염분 함량이 높은 김치찌개라든가 김치, 장아찌 같은 짠 반찬이 대부분이다. 이처럼 염분 함량이 높은 반찬은 다이어트의 큰 적이다. 따라서 백반을 선택할 때 주의할 점은 두 가지다.

첫째, 탄수화물, 단백질, 식이섬유소가 적절하게 구성되어 있는지
둘째, 염분이 많이 함유된 음식으로만 구성된 것은 아닌지

이 두 가지를 기억해두었다 메뉴를 선택할 때 나트륨 함량이 높은 국물 음식은 가급적 건더기 위주로 섭취하고, 소금에 절인 반찬으로만 구성된 백반은 피하는 등 적절하게 이 팁을 이용하면 밖에서 한식을 먹더라도 조금 덜 짜게 먹을 수 있다. 그 외에도 음식양은 평소 먹던 양(1인분 기준)보다 줄여서 섭취(1/2인분)하고, 코스 요리를 먹게 될 경우에는 메인 식사가 가장 나중에 나오기 때문에 미리 나오는 요리는 한입씩만 먹고 남기는 등 요령껏 식사를 할 필요가 있다.

- 김치찌개처럼 메인 메뉴가 염분이 높은 백반은 피한다.
- 반찬이 김치, 장아찌 등 소금에 절인 채소로만 이루어진 백반은 피한다.
- 메인 메뉴 또는 반찬에 단백질(육류, 생선, 두부, 계란 등) 식품이 있는 백반을 택한다.
- 밥+김치찌개+고등어조림+도라지생채+깍두기처럼 붉은 양념 반찬이 대부분인 백반은 피한다.
- 쌈밥 정식이나 상추가 따라 나오는 불고기 백반 등 가급적 쌈 채소가 포함된 메뉴를 고른다.

 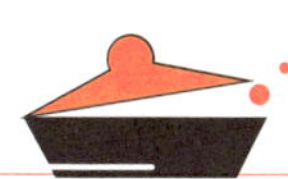 

외식 메뉴 선택 시 주의 사항

종류	칼로리	식사 방법	장점
찜닭	207.5kcal 158g	찜닭에는 감자도 들어가 있기 때문에 이 역시 탄수화물로 작용, 식사량을 1/2~1/3공기로 조절하는 것이 좋다. 국물에는 가능한 밥을 비벼서 먹지 말고 살코기만 건져서 따로 먹는다.	닭고기는 양질의 단백질 섭취에 바람직하다.
샤브샤브 (소고기, 목살)	83kcal 100g	샤브샤브는 여러 채소와 함께 섭취 권장, 라이스페이퍼가 있다면 이 역시 칼로리로 반영되니 소고기 섭취 이후 나오는 쌀국수나 죽을 섭취할 경우 양을 조절한다.	철분 함량이 높은 소고기를 활용하여 다이어트 시 올 수 있는 빈혈 예방 가능, 양질의 단백질 보충 가능, 함께 먹는 채소는 비타민 섭취에 좋다.
생선구이 (고등어 기준)	128kcal 70g	생선구이는 기타 나물 반찬과 함께 섭취, 함께 제공되는 된장찌개는 국물은 제한하고 건더기 위주로 섭취, 식사량은 1/2로 제한한다.	고등어는 등푸른 생선이기 때문에 DHA 함량 풍부, 단백질 함량도 높아서 포만감에도 기여한다.
순두부백반	203kcal 232g	순두부찌개에서 국물은 제한하고 건더기 위주로 섭취 권장, 식사량은 1/2로 제한한다.	순두부 역시 대두단백질을 포함하고 있어 칼로리는 낮고 단백질 보충이 가능하다. 순두부에 같이 넣어주는 계란 역시 양질의 단백질 공급에 좋다.
불고기 백반/쌈밥	161kcal 132.5g	간장양념이기 때문에 나트륨을 배출시킬 수 있는 쌈야채와 함께 섭취 권장, 식사량은 1/2로 제한한다.	철분 함량 높은 소고기를 활용하여 다이어트 시 올 수 있는 빈혈 예방 가능, 양질의 단백질 보충 가능, 쌈야채는 다이어트 시 올 수 있는 변비 해소 및 포만감에도 기여한다.
해물탕	118kcal 162g	국물은 가급적 제한하고 건더기 위주로 섭취 권장, 함께 들어 있는 채소도 충분히 섭취한다.	해산물의 경우 저열량 고단백 식품으로 다이어트에도 도움이 된다.
돈육감자탕 (살코기)	178kcal 162g	국물은 가급적 제한하고 건더기 위주로 섭취, 감자탕에 들어 있는 살코기 위주로 섭취한다.	돼지고기 살코기에는 비타민 B군 함량이 높아서 대사 기능을 높여주는 데에도 효과적이다. 돼지고기 역시 양질의 단백질 식품이다.
해물덮밥	386kcal 204g	밥 양을 1/2공기로 줄이면 칼로리가 낮아진다. 해산물과 채소와 함께 섭취 권장한다.	해산물은 저열량 고단백 식품이므로 다이어트에 도움이 된다.

종류	칼로리	식사 방법	장점
수육 (살코기) 부추샐러드	200kcal 119g	수육의 경우 기름진 부위는 제거하고 살코기 위주로 섭취(5점 정도), 쌈야채, 부추와 함께 섭취하여 포만감을 유지한다.	돼지고기 살코기에는 비타민 B군 함량이 높아서 대사기능을 높여주는 데에도 효과적임. 돼지고기 역시 양질의 단백질 식품, 함께 섭취하는 채소는 비타민 섭취를 위해 필요하다.
삼계탕 (가슴살만)	810kcal 450g	삼계탕은 한 마리를 다 먹게 될 경우 칼로리가 너무 높기 때문에 닭가슴살 위주로 섭취하되 함께 나오는 죽도 양을 조절하여 섭취하도록 한다.	닭가슴살은 지방 함량이 낮은 단백질이라 다이어트 하는 동안 포만감 있게 섭취 가능하다.
두부덮밥	435kcal 242g	밥 1공기 분량으로 섭취할 경우 칼로리가 높지만 밥 양을 1/2공기로 조절하게 되면 적정수준 유지 가능하다.	두부는 대두단백질을 포함하고 있어서 다이어트하는 동안 칼로리는 낮고 단백질 보충 가능, 포만감에도 기여한다.
두부 &돼지고기 김치찌개	121kcal 138g	김치찌개는 건더기 위주로 두부와 돼지고기, 김치를 건져서 섭취하되 국물은 제한한다. 밥 양은 1/2공기로 제한한다.	두부와 돼지고기 둘 다 단백질 섭취 보완에 좋다.
동태찌개 (두부 같이)	126kcal 168g	동태찌개에서 동태와 두부, 무 등의 건더기 위주로 섭취, 국물은 제한한다. 밥 양은 1/2공기로 제한한다.	동태는 흰 살 생선이라 칼로리도 낮고 단백질 함량이 높아서 다이어트에 도움이 된다.
추어탕	113kcal 187g	추어탕은 건더기가 모두 갈려서 나오기 때문에 국물 포함하여 섭취해도 괜찮다. 밥 양은 1/2로 제한한다.	미꾸라지는 단백질 함량 및 철분, 칼슘 함량이 높다.
콩비지찌개	154kcal 193g	건더기 위주로 섭취, 들어 있는 돼지고기 살코기도 함께 섭취한다.	콩비지는 단백질 함량도 높지만 식이섬유 함량도 높아서 포만감에 기여 가능하다.
낙지볶음	132kcal 152g	양념은 너무 자극적이기 때문에 최대한 낙지 위주로 섭취, 밥은 1/2공기 or 소면으로 1/2분량 섭취한다.	단백질 함량은 높고 칼로리는 낮아서 다이어트 음식으로 권장한다.
표고버섯 전골 (소고기)	112kcal 172g	표고버섯과 소고기 건더기 위주로 섭취, 밥 양은 1/2공기로 제한한다.	표고버섯에는 비타민 함량 및 식이섬유 함량도 높고 식감도 좋아서 다이어트에 도움이 된다. 부족한 단백질은 함께 들어 있는 소고기로 보충 가능하다.

식품의약품안전처 외식성분표 참조(열량)

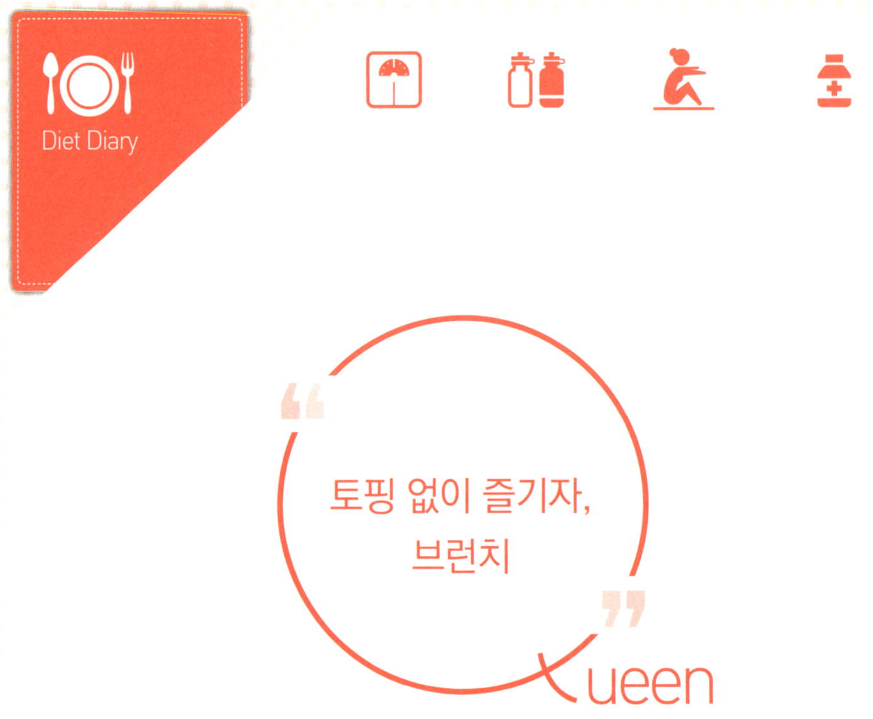

"우리 이제 밥 뭐 먹으러 갈까?"

아침은 먹기 싫고, 그렇다고 점심 먹기에도 애매한 시간, 친구를 만나서 수다를 떨거나 아니면 혼자 카페에 앉아 여유를 즐기고 싶을 때, 이 시간에 우리는 보통 브런치를 즐긴다. 'breakfast'와 'lunch'가 합쳐진 '브런치(Brunch)'가 우리나라에서 활성화된 것은 2010년이 지나서다. 이제는 브런치 카페라는 것이 생겼을 정도다. 브런치 카페는 경쟁적으로 새로운 메뉴를 선보이고, 연령대별로 접근하며 몸집을 키우고 있다. 커피전문점에서도 커피만 파는 것이 아니라 샌드위치, 베이글, 브레드 등 다양한 식사를 함께 제공하고 있다. 문제는 우리나라 사람들 사이에서는 브런치를 먹고 또 밥을 먹는 경향이 있다는 것이다. 한국 사람에게 '고기는 고기고, 밥은 밥이다'라는 인식이 여전히 강한 것이다. '빵 먹는 위 따로, 밥 먹는 위 따로 있다'라는 말이 우스갯소리가 아닌 것. 브런치 메뉴는 대부분 칼로리가 높은 것들이다. 케이크나 생크림을 듬뿍 얹은 와플, 베이컨 크로와상 샌드위치, 브레드(메이플시럽, 생크림, 치즈 추가), 크림치즈와 함께 먹는 베이글, 팬케이크, 피자치즈 샌드위치, 브리또 등 다양하다. 그런데 빵 위주의 구성인 브런치만으로 뭔가 허전하다고 느끼면 맛집을 검색해 다시 밥집을 찾는 것이다.

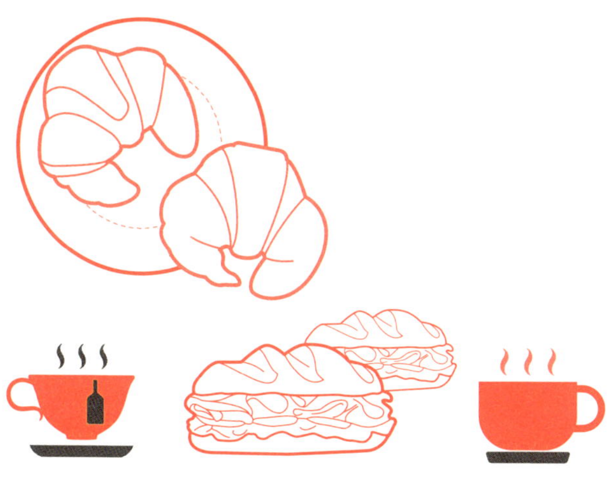

브런치 종류별 영양성분

종류	1회 제공량	열량	탄수 화물	단백질	지방	당류	나트륨	콜레 스테롤	포화 지방산
	(g)	(kcal)	(g)	(g)	(g)	(g)	(mg)	(mg)	(g)
크루아상 베이컨 달걀치즈샌드위치	100	320	18.33	12.58	22	N/A	689	89	11.96
크리스피치킨&베이컨 &치즈토마토샌드위치	100	257	22.61	15.38	11.8	4.99	605	89	3.37
햄치즈샌드위치	132	318	30.1	18.7	14	N/A	697	N/A	N/A
달걀&치즈샌드위치	128	298	22.8	13.7	17	N/A	705	N/A	N/A
또띠아(양고기)샌드위치	100	237	49.94	7.28	0.95	2.75	482	N/A	0.3
베이글달걀소시지 치즈샌드위치	100	295	22.64	12.98	17	2.87	550	133	6.4
팬케이크, 플레인, (버터밀크 포함)	100	368	73.65	9.77	3.1	16.03	1,082	2	0.82
팬케이크, 2%단풍시럽	100	265	69.6	0	0.1	42	61	0	0.02

식품의약품 안전처에서 제공하는 식품성분표 내용. 시중에 판매되는 브런치 메뉴 중에서 일부를 제시, 비교해보았다.
영양적으로 균형을 맞춘 듯하나 지방 함량이 높은 경우, 나트륨 함량이 높은 경우, 탄수화물 함량이 높은 경우 등
영양적으로 균형이 깨지는 메뉴가 있고 그럭저럭 단백질을 보완하고 지방을 줄이려 노력하는 메뉴도 보인다.

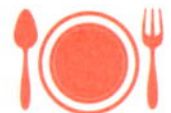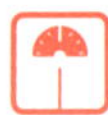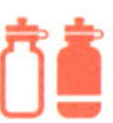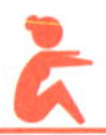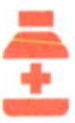

브런치 카페에 꽂혀 전국 브런치 매장을 투어했다는 여성을 상담한 적이 있다. 눈이 번쩍 뜨일 만큼 화려한 모양새와 먹는 즐거움을, 살찔 것을 알면서도 끊지 못했다고 했다. 브런치는 그만큼 입을 호사스럽게 하고, 또 먹고 싶게 만드는 매력이 있다고 했다. 그렇다면 과연 건강에도 좋고 다이어트에도 도움이 되는 브런치라는 것이 있을까? 브런치가 식사를 대체할 수 있는지, 화려한 브런치가 아니라 담백하고 가볍게 브런치를 즐길 수 있을까?

브런치를 즐기는 라이프스타일의 문제점은 우선 고탄수화물, 고지방, 고나트륨 식사로 연결되어 결과적으로 고열량 식사를 하게 된다는 것이다. 브런치 메뉴에 함께 제공되는 콜라, 생크림 듬뿍 얹은 카페모카, 시럽 듬뿍 카페라테 역시 건강에 전혀 좋을 것이 없다. 또한 브런치를 즐긴 후 이어지는 식사로 인해 과잉 에너지가 축적된다. 눈이 호사를 누릴 정도로 화려한 메뉴들을 만드는 일등공신은 토핑이다. 기존의 브런치는 입안을 달콤하게 해주는 생크림이나 버터크림, 꿀, 시럽, 아이스크림 등을 토핑으로 얹어 제공하는 메뉴가 많다. 이런 토핑을 제한하고 담백한 맛에 익숙해진다면 브런치 메뉴도 즐기고 다이어트도 가능할 수 있다. 또한 굳이 카페를 가지 않고 집에서 손쉽고 저렴하게 만들 수 있는 브런치 메뉴를 시도해보는 것도 하나의 방법이다.

브런치를 자주 먹는 것은 문제지만, 그렇다고 매번 닭가슴살 샐러드만 먹을 수는 없다. 다이어터들도 맛있는 음식을 즐길 여유가 필요하다. 그러므로 주 3~4회 정도 한 끼 식사 대체로 섭취하는 정도는 스스로에게 허용해주어도 좋을 것이다. 먼저 그날의 콘셉트를 정한다. 오늘은 카페 분위기로, 오늘은 바쁜 직장 다니는 커리어 우먼의 분위기로, 오늘은 우아하게 칼질하는 날로, 오늘은 웰빙 다이어트 분위기 등 콘셉트를 정한 뒤 요리를 한다. 이렇게 다이어트를 하는 것도 지루한 다이어트 일상에서 벗어날 수 있는 하나의 방법이 될 것이다.

**통밀샌드위치와
함께 즐기는
카페**

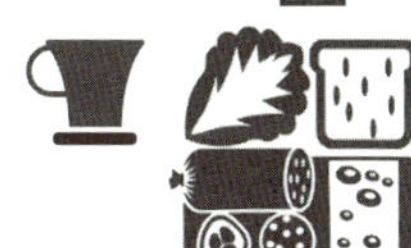

통밀샌드위치
(통밀 식빵 1쪽, 구운 닭가슴살 50g, 양상추, 토마토 슬라이스 2장)
+
우유
+
카페라테
+
원두커피(시럽 없이)

**간편한 식사로
만점**

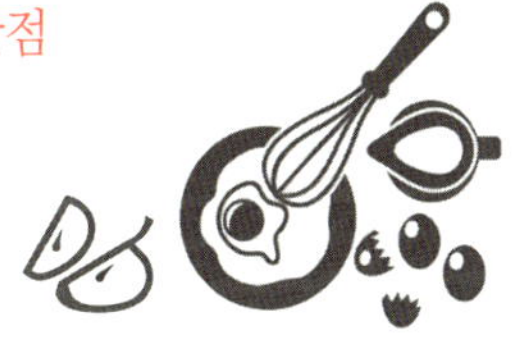

스크램블에그
(달걀 2개)
+
두부샐러드(두부 50g, 양상추, 토마토, 견과류)
+
사과 1/3개

**나도 썰어본
여자라구~**

햄버그 스테이크
(다진살코기 100g)
+
더운 야채(감자, 당근, 버섯, 브로콜리)
+
원두커피(시럽 없이)

오늘은 나도 웰빙!

단호박 샐러드(삶은 단호박, 견과류, 양상추 샐러드, 토마토)
+
드레싱(플레인 요거트)
+
두부 스테이크(70g)

chapter 7

'디저트' 먹으며

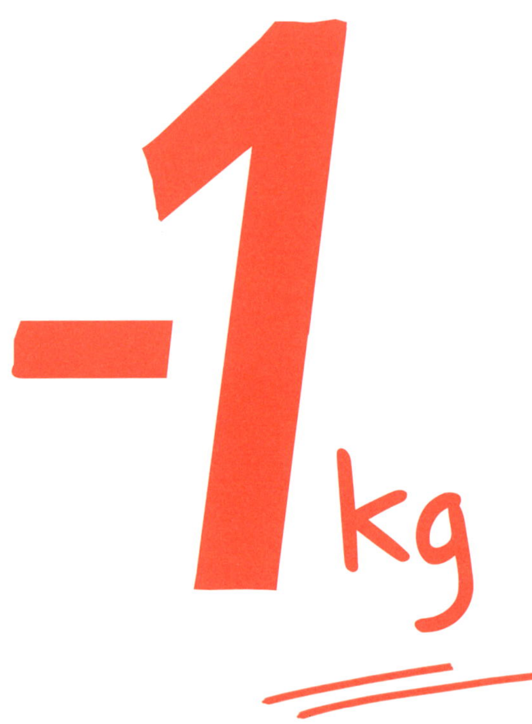

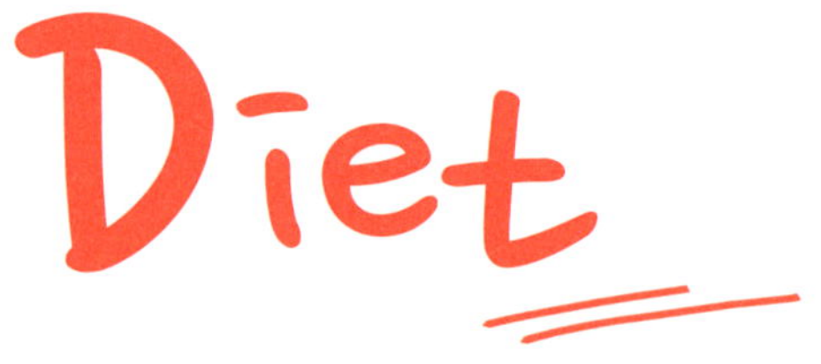

단맛의 유혹

단맛은 인류의 시작과 함께 사람을 유혹해왔다.

고대에는 꿀이나 과일에서 단맛을 찾았고,

중세 시대 처음으로 설탕이 만들어진 이후부터

본격적으로 단맛을 즐기기 시작했다.

하지만 설탕이 귀했던 초기만 해도

단맛은 부유층만이 향유할 수 있는 맛이었다.

이런 귀족적인 맛을 마음만 먹으면 얼마든지 즐길 수 있는 시대가 되었는데,

아예 끊어버리라고?

단맛의 유혹으로부터 벗어날 길은 없을까?

달콤한 자극, 디저트를 극복하라

영국의 애프터눈 티타임처럼 우리도 요즘 후식 문화를 누리고 있다. 물론 영국처럼 우아하고 여유롭게 즐기지는 못하지만, 식후 커피 한 잔쯤은 누구나 즐기는 호사다. 그런데 문제는 디저트로 커피만, 그것도 아메리카노나 에스프레소 같은 블랙커피만 즐기지 않는다는 점이다.

디저트(Dessert)는 '테이블을 치운다'는 의미의 프랑스어 '데세르비르(Desservir)'에서 유래했다. 우리가 식사가 끝난 후 먹는 것으로 알고 있는 디저트는 원래 전에 먹었던 요리의 맛을 효과적으로 돋우기 위한 용도로 요리 사이 사이에 내는 음식이었다. 디저트가 맛이 없으면 식사 전체에 대한 평이 바뀔 수도 있어 고급 레스토랑에서는 디저트 셰프를 따로 두기도 한다.

단맛은 인류의 시작과 함께 사람을 유혹해왔다. 고대에는 꿀이나 과일에서 단맛을 찾았고, 중세 시대에 처음으로 설탕이 만들어진 이후부터 본격적으로 단맛을 즐기기 시작했다. 하지만 설탕이 귀했던 초기만 해도 단맛은 부유층만이 향유할 수 있는 맛이었다. 이런 귀족적인 맛을 마음만 먹으면 얼마든지 즐길 수 있는

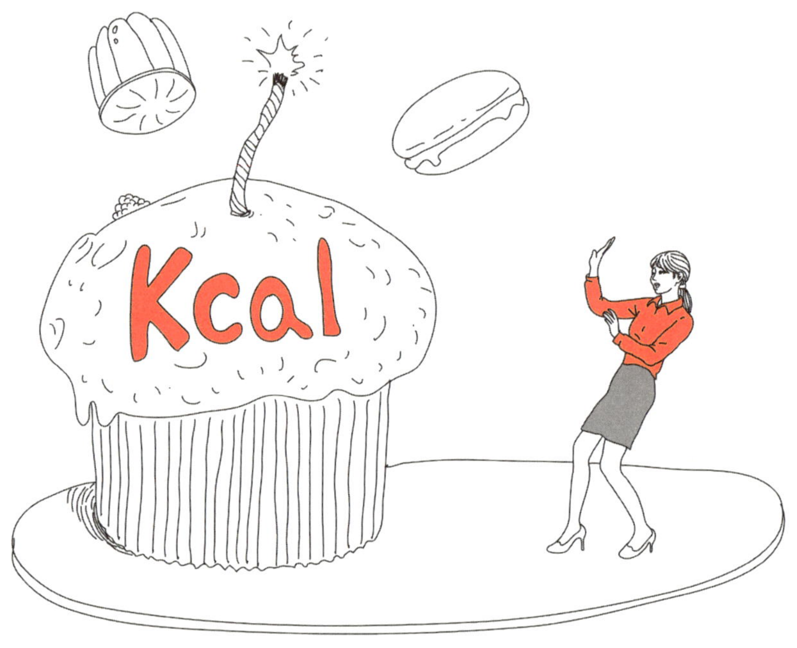

시대가 되었는데, 아예 끊어버리라는 것은 결코 수긍할 수 없는 일이다.

피곤하거나 스트레스를 받았을 때 단맛은 더욱 당긴다. 이는 뇌가 활동하는데 사용되는 에너지가 포도당밖에 없기 때문이다. 사람들이 단맛에 열광하는 이유는 이뿐만이 아니다. 단맛을 먹으면 세로토닌, 도파민 같은 호르몬을 분비하게 되는데 이는 각종 향정신성의약품이 가져다주는 것과 유사한 정신적 만족감을 느끼게 한다. 우리가 달달한 초콜릿을 입안에 넣고 녹이면서 행복한 감탄사를 터트리는데는 다 이유가 있는 것이다. 물론 자연에서 얻을 수 있는 단맛이 아닌, 설탕처럼 인위적으로 만들어진 단맛은 여러 가지 부작용을 일으킨다. 체내 칼슘을 배출시키고, 면역력이 약해지며, 특히 다이어터들을 공포에 떨게 하는 비만을 일으킨다.

세계보건기구(WHO)가 권장하는 일일 권장 당분 섭취량은 50g(하루 총 섭취 열량의 10% 이내)이었다. 그런데 WHO가 최근 당 함량 기준을 하루 25g으로 제한, 발표했다. 이에 대해 학계에서는 왈가왈부 말이 많다. 너무 극심한 제한이라는 것이다. 우리나라 성인들의 하루 평균 당 섭취량은 61.4g으로 권장량 대비 훨씬 많은 당을 섭취하고 있다. 그러나 주변을 돌아보자. 이미 너무 많은 당을 섭취하고 있음에도 불구하고 너무 많은, 그리고 달콤한 디저트가 우리를 유혹하고 있다. 폭신폭신한 속살에 하얀 생크림을 걸친 시폰 케이크, 바삭함과 졸깃한 식감이 절묘하게 어우러진 알록달록한 마카롱, 촉촉하게 입 안 가득 퍼지는 고소한 쿠키, 차갑게 마음을 노크하는 산뜻한 오렌지 스무디, 악마의 단맛으로 혀를 강타하는 초콜릿, 닿을 듯 말 듯 녹아내리며 사람의 애간장을 태우는 아이스크림… 어느 것 하나 버릴 수 없는 맛이다. 이 중 케이크에 들어가는 당류만 해도 5~23g까지 종류별로 다양하다. 케이크 한 조각이면 하루 권장량이 충족되는 것이다. 그런데 케이크 한 조각에 커피믹스 한 잔, 초콜릿 한 조각을 먹는다면? 그야말로 당 폭탄이라고밖에는 할 말이 없다. 그러므로 다이어트 시에는 열량(칼로리), 지방 함량, 설탕(당) 함량을 모두 고려해 디저트를 선택해야 한다. 하지만 일일이 모든 디저트 열량을 외우고 다닐 수는 없다. 매번 인터넷으로 검색하는 것도 어렵다. 그러므로 열량 숫자에 무뎌지지 않도록 '300kcal는 약 밥 1공기 정도의 열량이다'라는 식으로 연상되는 음식을 정해 놓고 생각할 필요가 있다. 글로벌 시대인 요즘은 아주 다양한 종류의 디저트가 한국으로 속속 들어오고 있다. 제과제빵 기술도 향상되고 있어 국내에서 생산되는 디저트도 점차 다양해지고 있다. 얼마 전 인기몰이를 했던 레드벨벳 케이크, 마카롱, 벌꿀을 통째 얹은 소프트아이스크림, 빙질이 눈꽃 같은 빙수, 밀크티 같은 디저트들은 유행에도 민감하다. 특히 한국에서는 유행의 변화가 짧고 빠르기 때문에, 각 시기마다 유행하는 디저트들을 빠르게 인식하고 있어야 디저트의 유혹을 견딜 수 있는 방어막을 튼튼하게 세울 수 있다.

'300kcal = 약 밥 1공기'

다이어터들은 이 공식을 주문처럼 외우며 메뉴의 어떤 부분이 위험한지를 파악해 디저트를 골라야만 디저트를 먹으면서도 1kg의 체중 감량에 성공할 수 있을 것이다.

지방 덩어리 '케이크'의 매력을 견제하라

케이크의 진리는 단연 부드러움이다. 계란과 밀가루, 설탕, 버터 등 최소한의 재료로 절묘하게 균형을 이룬 케이크는 디저트의 예술이라고 해도 과언이 아니다. 케이크의 바탕이 되는 동그란 모양의 빵을 '제누아즈(Genoise)'라고 하는데, 이 제누아즈를 어떻게 만드느냐에 따라 케이크의 질감이 약간 거칠기도 하고, 오리털 이불처럼 폭신폭신해지기도 한다. 이런 부드러움의 차이는 기본적으로 크림에서 오는데, 최근에는 동물성 크림이 문제가 된다고 해서 식물성 크림을 많이 사용한다. 하지만 케이크는 동물성 크림을 사용하는 편이 맛이 월등히 뛰어나다. 또한 케이크의 옷 역할을 하는 생크림과 휘핑크림은 둘 다 우유크림으로 생크림 (38%)과 휘핑크림(30%대 초중반) 모두 지방 함유량이 높다. 결론적으로 케이크는 지방 함량이 높을수록 부드럽고, 당분 함량이 높을수록 달콤하고, 그리고 먹고 싶은 유혹도 커진다.

"케이크 한 조각이랑 아메리카노 한 잔이요!"

과거에는 케이크를 먹으려면 홀(Whole) 케이크를 사야 했다. 한 번에 먹기 부담스럽고 가격이 비쌌기 때문에 생일이나 크리스마스 같은 날 외에는 잘 손이 안 갔지만, 최근에는 어디서든 아무렇지도 않게 "케이크!"를 외칠 수 있게 되었다. 업체들이 판매 전략을 달리해 조각 케이크를 판매하기 시작했기 때문이다. 프랜차이즈 커피전문점에서는 대부분 커피와 함께 다양한 종류의 조각 케이크를 전시, 판매한다. 모양과 색이 화려한 케이크를 보면 별 생각이 없었다가도 문득 먹고 싶어져 주문을 하게 된다. 평소에 마시던 라테 대신 아메리카노를 시켰으니 덜 달게 먹는 것이라며 자기 합리화를 시킨다. 하지만 케이크를 한 번이라도 만들어

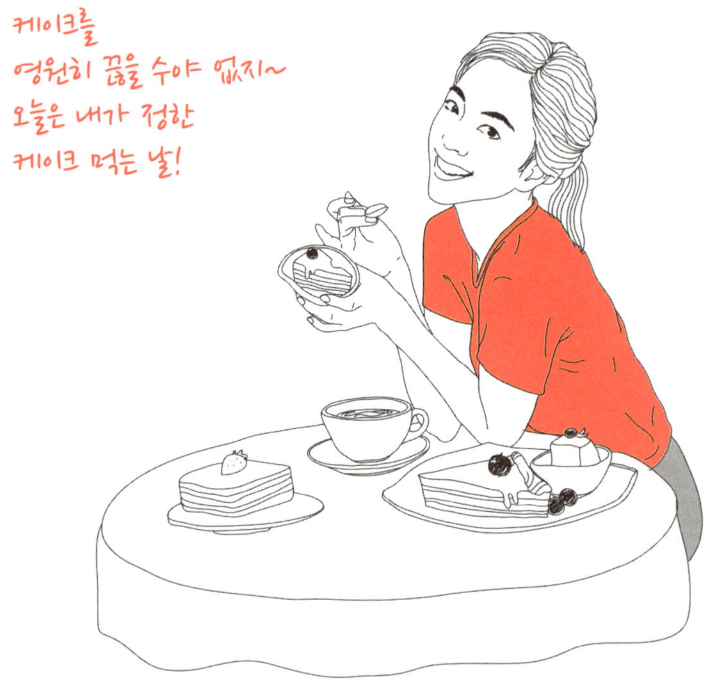

본 사람이라면 알겠지만, 케이크에는 설탕을 '쏟아붓는다'. 게다가 케이크 한 조각의 열량은 밥 2/3공기 이상과 맞먹는다. 케이크는 당지수가 크고, 당 함량도 많으면서 흡수도 빠르다. 당연한 이야기지만, 다이어트에 전혀 도움이 되지 않는다. 물론 어쩌다 한 번 자신에게 선물을 주는 날이거나, 다이어트로 힘든 날을 위로하며 먹는 케이크는 괜찮지만, 이런 일이 일상적으로 계속 반복된다면? 실상은 카페라테 한 잔 마시는 것보다 훨씬 더 많은 양의 지방과 설탕을 섭취하게 된다.

요즘처럼 케이크를 흔하게 접할 수 있는 시대에 자신의 생일에만 케이크를 먹는다는 것은 사실상 불가능에 가깝다(1년에 단 한 번이라니!). 그러므로 케이크는 주 1회 1조각, 이런 식으로 빈도를 정해두고 먹는 것이 좋다. 이렇게 기본 룰을 정해둬야 한 조각이 두 조각이 되고 두 조각이 세 조각이 되는 사고를 미연에 방지할 수 있다. 또한 케이크 위에 장식된 과일이나 초콜릿 등은 낼름 자신이 먹지 말고 남에게 양보한다. 다이어트도 하고 사람 좋다는 소리도 덤으로 챙기는 것이다. 생크림이 듬뿍 올라간 케이크라면 크림을 있는 대로 싹싹 긁어먹지 말고, 더럽게 먹는다고 타박을 받더라도 가능한 적게 먹도록 한다. 그렇게 가장 기본적인 사항을 지킨다.

케이크는 종류도, 재료도 나양하다. 그에 따라서 열량 차이도 크다. 평균적으로 케이크 한 조각의 열량은 약 300~400kcal 정도지만 본인이 선호하는 몇 가지 케이크 열량을 사전에 조사해서 알아두는 것이 좋다. 열량뿐만 아니라 그 안에 있는 당분의 양도 알아두면 좋다. 케이크를 영원히 못 먹는다고 생각하면 스트레스를 받아 오히려 다이어트에 악영향을 줄 수 있다. 그러므로 섭취 요령을 이용해 남들처럼 케이크는 먹되 열량 섭취를 줄일 수 있다면, 케이크 섭취 자체가 스트레스로 작용하는 일은 없을 것이다.

케이크 섭취 요령

- 케이크는 1회에 1조각 이하로 섭취하고,
  케이크 섭취 빈도는 주 1회 이하로 한다.
- 좋아해서 자주 먹는 케이크의 열량은 미리 파악하고 섭취한다.
- 녹차, 허브티, 아메리카노 등 케이크와 함께 마시는 음료는
  가급적 열량이 제로(0 kcal)인 것으로 선택한다.
- 케이크 위의 과일은 가급적 남에게 양보하고,
  크림 역시 가급적 적게 섭취하도록 한다.

케이크 1조각의 열량 및 당분 또는 지방 함량

	종류	중량	당류(g)	열량 (kcal)
	가나슈생크림	100	20	330
	치즈케이크	90	17	275
파리바게트	딸기 타르트	80	13	210
	체리포레누아	100	20	340
	부드러운호박고구마	110	15	280
	로얄밀크티 쉬폰	70	17	216
	캐롯케이크	75	14	365
	레드벨벳	76	19	295
투썸플레이스	요거생크림	70	16	156
	마스카포네 티라미수	72	9	215
	뉴욕치즈케익	68	18	240
	클래식 가토	66	19	285
	순꿀치즈케이크	73	15	305
뚜레쥬르	정말진한초코케이크	85	16	235
	클래식녹차케이크	67	13	300
	케이크속에순우유	72	12	215
	케이크 이름	중량	지방(g)	열량 (kcal)
	다크초콜릿가나슈	95	4	391
스타벅스	호두당근케익	105	4	471
	클라우드 치즈케익	145	360	507

각 업체 사이트 참조

밥은 반찬과 먹지만, 떡은 떡만 먹는다

'날 좀 봐주세요'라는 듯 화려하게 자신을 드러내는 케이크와 달리 떡의 모양새는 단아하고 정갈하다. 과거에는 떡이 일상일 정도로 자주 먹었다. 생일, 제사, 백일, 술안주, 명절에는 물론 계절마다 떡을 치고 빚고 쪄서 수시로 먹었다. 우리나라 사람들의 떡 사랑만큼이나 떡에는 다양한 의미가 담겨 있다. 백설기는 순수함과 장수를, 오색송편은 꿈을, 붉은 수수팥떡은 사악한 귀신을 물리치는 의미가, 설날 아침에 먹는 흰 떡국은 1년 동안 때묻지 않고 밝고 좋은 일만 생기라는 기원이 담겨 있고, 떡을 엽전 모양으로 둥글납작하게 써는 것은 부자가 되게 해달라는 소망을 담고 있다.

우리는 '전통'이라는 단어가 붙으면 왠지 건강에 유익할 것 같고, 현대의 패스트푸드와는 반대되는 건강식이라는 이미지를 떠올린다. 물론 오래 전부터 우리의 먹거리였고, 우리는 비만과는 거리가 먼 민족이었기에 그런 연상이 자연스럽게 떠오를 수도 있다. 떡의 노란색은 치자나 단호박, 분홍색은 오미자·백년초·딸기가루, 녹색은 쑥가루, 갈색은 계핏가루 등 떡에서 우러나는 고운 빛깔마저 모두 자연에서 얻은 것들로 만들기 때문에 그런 인식은 당연한 것일 수도 있다. 그러나 먹거리가 넘쳐나는 현대에서는 수많은 음식을 절제하며, 선택하고 섭취해야 한다. 우리가 좋아하는 떡, 약과, 식혜 등은 우리 전통의 먹거리지만, 식사 후에 과량 섭취하게 되면 비만을 유발하게 된다는 것을 잊어버려서는 안 될 것이다.

먹을거리가 많아지고, 쉽게 굳는 경향이 있어 떡은 한동안 빵이나 케이크, 쿠키처럼 대중화되지 못했다. 하지만 최근에는 전세를 가다듬어 새롭게 모양새를 갖추고 디저트로서의 면모를 다지고 있다. 인절미, 절편, 경단, 증편 등 푸짐함의 상징이었던 떡이 작고 앙증맞게, 한입에 쏙 들어가는 크기로 낱개 포장되어 판매되고 있으며, 모양도 예뻐져 보기만 해도 먹음직스럽다. 그러나 떡은 조리법에서 알 수 있듯이 주로 쌀가루를 이용한 음식이다. 전통 먹거리를 살린다는 취지는 좋지만, 떡 역시 다이어트에는 방해가 된다. 밥과 빵처럼 '탄수화물 덩어리' 그 자체인 것이다.

영양학적으로 탄수화물만 섭취하는 것은 다이어트에 좋지 않다. 이 때문에 밥을 먹을 때는 단백질과 채소 반찬을 함께, 빵을 먹을 때에는 가급적 샌드위치처럼 어육류군 식품과 채소를 넣어서 먹으라고 한다. 그런데 떡은 그게 안 된다. 떡은 오로지 떡만 먹게 된다. 다른 부식이 어울리지 않는 음식이기 때문이다. 떡 한 조각의 열량도 꽤 높은 편이다. 절편 한 조각과 인절미 세 쪽의 열량은 각각 밥 1/3공기에 해당한다. 작은 크기라고 우습게 보고, 케이크처럼 달지 않다고 몇 조각씩 먹다 보면 밥 2공기에 해당하는 열량을 섭취하게 되는 것이다. 그러므로 떡을 먹을 때는 종류를 고려하면 다이어트에 조금이나마 도움이 된다.

수수부꾸미처럼 기름에 지져낸 떡이나 꿀떡, 경단이나 찹쌀떡처럼 달콤한 팥소를 넣은 떡 등은 맵쌀을 쪄낸 백설기나 시루떡보다는 아무래도 열량이 높기 마련이다. 따라서 이런 종류의 떡은 피하는 것이 좋다. 게다가 요즘 인기를 끌고 있는 영양떡 1개는 밥 1/3~1/2공기를 섭취한 셈이 된다. 설날에 먹는 떡국이나 추석에 먹는 송편도 조심해야 한다. 떡국 한 그릇에 들어가는 가래떡은 그것만으로도 적지 않은 양이므로 떡국에 밥까지 추가해서 먹는 것은 삼가도록 하며, 깨송편 4개는 250kcal 정도로 밥 1공기에 가까운 열량이라는 것을 기억해두어야 한다(대한영양사협회 식품교환표 기준).

이처럼 떡은 탄수화물로만 구성된 음식이라는 점과 양에 비해 고열량이라는 점을 고려하여 섭취량을 조절해야 다이어트에 실패하지 않을 수 있다.

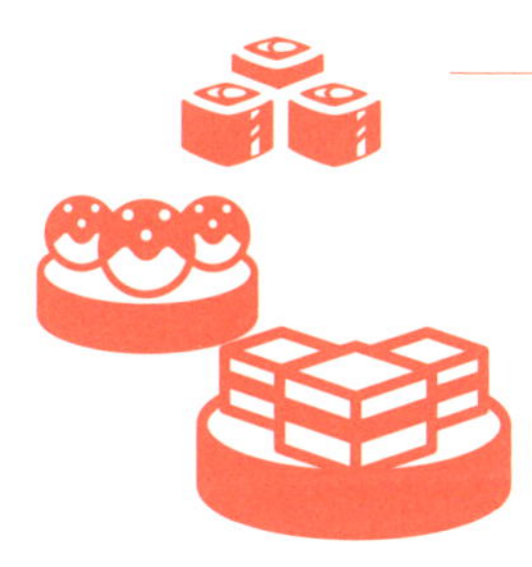

떡 섭취 요령

- 떡을 고를 때는 기름에 지져낸 떡이나 경단이나 찹쌀떡처럼 소가 들어간 떡보다 백설기나 시루떡을 고른다.
- 콩, 해바라기씨 등을 넣은 영양떡은 크기는 작아도 열량은 높다. 1개 이상은 자제하도록 한다.
- 떡국을 먹을 때는 탄수화물 섭취가 충분하므로 밥까지 먹는 것은 피하도록 한다.
- 깨송편 4개는 밥 1공기와 열량이 맞먹는다.

'쿠키&마카롱', 눈으로만 보는 디저트

마카롱은 몇 년 전부터 국내에서 크게 유행하는 디저트다. 아이보리, 노랑, 분홍, 그린, 블루, 보라, 브라운 등 화려한 색은 말할 것도 없고, 500원짜리 동전보다 약간 큰 것부터 그보다 작은 종류까지 크기도 다양해서 아름다운 것을 선호하는 여성들에게 늘 환영을 받는다.

"쬐끄만한 게 왜 이렇게 비싸?"

예쁘기 때문에 사 먹지만, 지갑을 열면서 마카롱을 보면 항상 드는 생각이다. 마카롱은 루이 14세랑 오스트리아의 마리 테레즈의 결혼식 축제에서 제공된 음식 중 하나였으며, 프랑스 귀족과 왕들이 즐겨 먹던 음식으로 '귀족 디저트'라고 부를 만큼 고급인 디저트다. 만약 마카롱을 별로라고 생각하는 사람이 있다면 그것은 제대로 된 마카롱을 맛본 적이 없기 때문일 것이다. 밀가루를 사용하지 않고 설탕과 아몬드, 코코넛, 호두 등의 분말을 메겔렝으로 섞어 오븐에 구워 만드는 마카롱은 매우 까다로운 요리다. 아몬드 페이스트를 만들 때 아몬드 가루 크기에 따라서도 맛이 달라지고, 조금이라도 조리 과정에서 실수를 하면 맛의 차이가 큰 만큼 만들기가 아주 어렵기 때문이다. 물론 개인 기호도 있겠지만, 정말 잘 만든 마카롱은 입안에 감기는 부드러운 식감과 달콤함이 다른 디저트와는 비할 데가 없을 정도다. 하지만 마카롱의 주재료 중 한 가지는 설탕이다. 무심코 알록달록한데다 색마다 맛까지 서로 다른 마카롱을 맛보겠다고 입 속에 하나하나 넣다 보면 자신도 모르는 사이에 설탕을 한 컵 이상 먹고 있는 것과 같은 것이다. 마카롱 1개의 칼로리는 100~200kcal지만, 많은 양의 설탕을 섭취하면 인슐린이 급격하게 분비되어 체중 증가에 악영향을 미치게 된다. 따라서 열량만 보고 좋은 디저트라고 판단해서는 결코 안 된다.

마카롱뿐만이 아니다. 최근에는 쿠키도 카페에서 팔고 있는 경우가 많다. 게다가 왠지 케이크나 마카롱보다 다이어트에 덜 해로울 것 같다는 생각이 든다. 쿠키(Cookie)라는 영어는 네덜란드어로 케이크를 뜻하는 'koek'je'에서 따온 것으로 '작은 케이크'라는 뜻이다. 쿠키의 기본 재료 역시 케이크와 같은 버터와 설탕으로, 거기에 건포도, 초콜릿칩, 견과류 같은 부재료가 들어간다. 그렇기 때문에 열량이 낮을 수가 없다. 쿠키는 1회 제공 분량당 칼로리는 107~275kcal까지 폭이 넓다. 밀가루, 버터, 설탕 등의 함량에 따라 칼로리가 달라지는 것이지만, 같은 칼로리대의 밥을 섭취했을 때와 비교하면 포만감 유지 정도가 전혀 다르다. 먹어도 먹어도 배가 부르다는 신호가 오지 않는 것이다. 그래서 쿠키는 한 번 입에 대면 계속 먹게 된다. 그런데 현실은 어떤가. 카페에서는 쿠키의 재료와 이름에서부터 다이어트를 방해하려는 눈속임이 시작된다. 연둣빛을 띄는 녹차쿠키부터 섬유질과 단백질이 풍부하다는 오트밀쿠키, 항산화에 좋다는 크랜베리를 넣은 오트밀크랜베리쿠키까지, 이름만 들으면 이런 웰빙 쿠키가 있을까 싶다. 그러나 현명한 다이어터라면 이런 눈속임에 속지 말고, 쿠키 뒷면에 있는 영양 성분이나 재료 구성을 확인하는 것이 좋다. 분명 설탕과 버터의 함량이 적지 않을 것이다. 우리가 흔히 말하는 고급스러운, 부드러운, 풍미가 좋은 쿠키는 버터의 함량에 따라 결정

된다. 버터가 적게 들어갈수록 쿠키는 딱딱하고 풍미가 적어진다.

따라서 마카롱이나 쿠키를 커피와 함께 즐길 때는 주의가 필요하다. 쿠키는 1개(일반적으로 손바닥 크기)의 50% 정도만 섭취하는 것이 좋다. 또한 말린 과일이나 초콜릿칩이 들어 있는 쿠키는 당 함량이 더 높으므로 오트밀 쿠키, 그린티 쿠키 등 가급적 다른 종류의 쿠키를 선택한다. 특히 마카롱은 눈으로 즐기는 디저트라는 점을 인지하고 내 눈에 가장 아름다운 마카롱 단 하나만을 집어 커피와 함께 섭취해야 한다. 집어낸 마카롱 이외에는 다른 이에게 양보하거나 따로 보관해 다시 손이 가지 않도록 하는 것이 우아함과 날씬함을 지키는 요령이라고 하겠다.

쿠키 영양 성분

종류	1회 제공량	열량	탄수화물	단백질	지방	당류	나트륨	콜레스테롤	포화지방산	트렌스지방산
	(g)	(kcal)	(g)	(g)	(g)	(g)	(mg)	(mg)	(g)	(g)
고소한오곡쿠키	50	176.9	22.3	2.3	9.2	8.5	161.5	7.7	3.9	0.0
자색고구마쿠키	50	169.2	23.3	1.5	7.7	8.5	92.3	7.7	3.9	0.0
달콤한유자쿠키	50	169.2	23.9	1.5	7.7	9.2	92.3	7.7	3.9	0.0
초코칩초코쿠키	60	275.0	43.0	3.0	10.0	17.0	260.0	5.0	6.0	0.0
고소한오곡쿠키	40	113.9	14.2	1.2	5.5	5.5	98.5	3.1	2.6	0.0
몬트쿠키블루	25	107.7	17.6	1.1	3.6	8.5	99.7	1.9	1.9	0.0
몬트쿠키레드	25	107.0	17.6	1.0	3.6	9.1	97.8	2.0	1.9	0.0

식품의약품안전처 식품성분표 참조

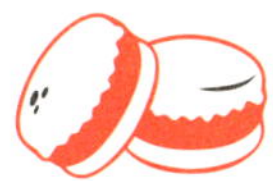

쿠키 섭취 요령

- 식사 대용으로 섭취하지 않는다.
- 간식으로 1개 정도 제한하여 섭취하고, 주 1~2회로 섭취 빈도를 줄인다.
- 초콜릿, 잼이 많이 발려 있는 쿠키 등 당 함량이 많은 쿠기는 제한한다.
- 곡물 함량이 많은 쿠키로 선택한다.
- 견과류(한줌), 토마토, 우유 등 쿠키 대신 먹을 간식을 찾는다.
- 사 먹는 것보다는 홈베이킹으로 도전해본다.

피로 회복에 좋은 '초콜릿과 사탕'은 한 조각으로 만족하자

'초콜릿에 함유된 카카오 성분이 노화를 예방한다.' 혹하는 말이 아닐 수 없다. 맛있는 초콜릿도 먹고, 노화까지 예방하다니. 다이어터가 아니라도 이런 말을 들으면 솔깃할 수밖에 없다. 그러나 이런 말장난에 현혹되어서는 곤란하다. 카카오 성분에 있다는 항산화 효과는 카카오 자체에 대한 것이지 거기에 설탕을 들이부어 만든 초콜릿에 대한 것이 아니기 때문이다.

과거 카카오의 원산지인 남아메리카에서는 카카오를 '신이 내린 선물'이라고 불릴 정도로 귀하게 여겼다. 카카오 열매는 피로 회복 음료나 영양제, 약으로도 사용하였으며, 때에 따라서는 화폐 수단으로 활용하기도 했다. 카카오 열매 10알로는 토끼 한 마리를, 100알로는 노예를 구입할 수 있었다고 하니 카카오 열매가 어느 정도의 가치였는지 짐작할 수 있다. 실제 초콜릿의 주성분인 카카오 열매에는 카페인, 페닐에틸아민 등 중추신경을 자극하는 물질이 들어 있어 기분을 좋게 하고, 피로를 해소하는 효과가 있다. 하지만 초콜릿의 주성분인 카카오버터는 버터라는 말 그대로 지방 함량이 높다. 그런데 카카오버터만 맛보면 쓰고 떫다. 그

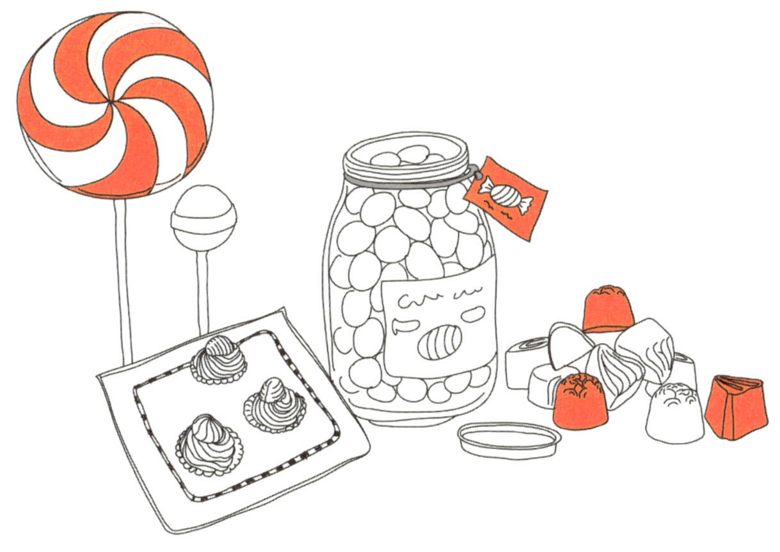

래서 거기에 설탕을 왕창 넣고, 향과 달콤한 맛을 결합시켜 만든 것이 우리가 사
랑해 마지않는 초콜릿인 것이다.

설탕이 듬뿍 들어가다 보니 당연히 건강에는 좋지 않다. 특히 우유와 설탕의 비
율이 높아 부드럽고 단맛이 강한 밀크초콜릿은 비만과 당뇨병을 일으킬 가능성이
크다. 밀크초콜릿이 아니라 핫초콜릿처럼 우유와 초콜릿을 함께 섭취할 경우 우
유에 있는 콜레스테롤 성분과 초콜릿의 지방+설탕이 함께 들어가서 비만의 주범
이 될 수 있으므로 우유와 초콜릿은 가능한 따로 섭취하는 것이 좋다. 게다가 초
콜릿에는 식물성 지방을 고체로 만드는 과정에서 생겨난 트랜스지방이 포함되어
있기도 하므로 섭취에 주의를 기울여야 한다.

그래도 어쩔 수 없이 초콜릿이 당긴다면 그나마 카카오 함량이 높고, 설탕 함량이 적은 다크초콜릿을 고르도록 한다. 다크초콜릿의 경우, 코코아가 50% 이상 함유된 것을 하루 한 조각씩 꾸준히 먹으면 심뇌혈관 질환으로 인한 사망률을 낮출 수 있다는 연구 결과가 있다. 그러나 일반 초콜릿보다 카페인 함유량이 많기 때문에 카페인에 민감한 사람들은 불면증, 불안 장애로 이어질 수 있으므로 조심해야 한다.

초콜릿은 싫어하는 사람이 드물 정도로 대중적인 디저트이다. 모양과 맛, 그리고 가격대까지 다양해서 선물하기도 좋아 사람들이 많이 이용한다. 섭취하는 형태도 마시는 초콜릿부터 아이스크림과 케이크까지 다양하다. 가끔이라면 멋진 디저트가 될 수 있지만, 다이어트에는 전혀 도움이 되지 않으므로 과다 섭취가 되지 않도록 항상 주의하도록 한다.

"사탕이 츄파춥스 말고 이런 것도 있다니."

밸런타인데이의 상징인 초콜릿과 같은 과에 속하는 화이트데이의 상징, 사탕도 다이어트의 적이긴 마찬가지다. 사실 사탕은 초콜릿에 비해서는 선호도가 낮은 편이다. 오죽하면 화이트데이에 "사탕 말고 밸런타인데이처럼 초콜릿으로 달라"고 주장하는 여성이 있을 정도니 말이다. 하지만 시커먼 초콜릿과 달리 형형색색의 사탕을 보고 있으면 그야말로 찬란하다는 말밖에 할 수 없을 정도로 아름답다. 설탕을 녹여서 만들기 때문에 유리알처럼 투명하고, 모양도 다양하다. 그래서 외관에 끌려 자신도 모르게 사탕을 입속에 쏙 집어넣고서는 단맛에 황홀해하는 경우가 종종 있다. 최근 백화점에서는 사탕 안에 다양한 무늬가 들어가는 과정을 직접 보여주며, 비싼 가격에 판매하기도 한다. 그리고 사람들은 이런 고급 사탕을 선물용 또는 눈과 입의 호사를 위해 구입한다. 그러나 다이어터라면 이런 외관에 결코 현혹되지 말고 사탕은 '설탕의 집합체'라는 사실을 늘 기억해야 한다. 목이 아프다고 먹는 목캔디도 사탕이기 때문에 계속 먹으면 안 되듯이 사탕류는 한 번에 1~2개(손가락 한 마디 크기 기준)를 넘지 않도록 해야 한다. 이 정도 양도 매일 섭취하면 총량이 적지 않으므로 섭취 빈도는 가능한 줄이도록 한다.

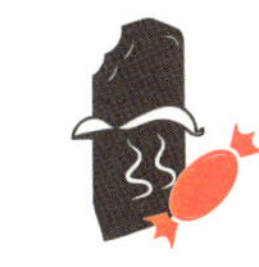

초콜릿&사탕 섭취 요령

- 초콜릿을 꼭 먹어야 한다면 다크 초콜릿을 선택한다.
- 말린 과일 등을 감싼 초콜릿은 피한다.
- 우유와 초콜릿은 비만의 주범이다. 가능한 따로 섭취한다.
- 사탕은 한 번에 1~2개 이상 먹지 않도록 주의한다.
- 목캔디도 설탕 덩어리인 사탕이라는 것을 명심한다.

당도가 다이어트의 최대 관건, 커피와 밀크티

"라테 한 잔. 샷은 추가해 주시고, 헤이즐넛 파우더 넣어주시고, 우유는 저지방으로, 휘핑크림은 빼주세요….”

커피는 수많은 디저트 중 가장 높은 섭취 빈도를 자랑하는 디저트다. 아침에 일어나 멍한 뇌를 깨우기 위해 한 잔, 점심 식사 후 입가심을 위해 한 잔, 오후에 기분전환을 위해 한 잔, 저녁에 느긋한 여유를 즐기며 한 잔….

사실 커피는 디저트라고 하기보다 일상적인 음료라고 할 정도로 많이 찾는다. 요즘 커피전문점에 가면 외국처럼 커피 한 잔 주문하면서 자신의 기호에 따라 한참 동안 길게 주문하는 장면을 심심치 않게 볼 수 있다. 마시는 종류도 사람마다 다르고, 맛도 단맛만 있는 것도 아니고, 쓴맛만 있는 것도 아니다. 이처럼 커피는 종류에 따라 맛과 당 함량이 천차만별인 만큼, 잘 알고 선택해야 나중에 독이 되어 돌아오지 않는다.

우선 많은 직장인이 즐기는 믹스커피는 다이어트에 방해가 될 뿐만 아니라 혈관 건강에도 악영향을 미친다. 믹스커피 한 잔은 약 50kcal를 낸다. 열량만 봤을

때는 그다지 높지 않지만, 믹스커피에 들어 있는 프림의 주성분인 식물성경화유
지는 포화지방산에 해당하는 지방 성분으로 혈액을 탁하게 만든다. 따라서 설탕
과 지방이 들어 있는 믹스커피는 다이어트 시 반드시 피해야 하는 커피 종류 중
하나다. 아메리카노는 에스프레소 샷에 물을 넣은 커피로 거의 0kcal에 가깝고,
커피 자체의 향을 즐길 수 있기 때문에 커피 애호가나 다이어터들에게 인기다. 또
한 케이크나 쿠키 등 달콤한 디저트에 가장 잘 어울리며, 카페인이 체지방 분해에
아주 약간 도움을 주기 때문에 다이어트 시에는 가장 적합한 커피다. 하지만 많은
양을 섭취할 시에는 카페인 섭취가 늘어나면서 불면증, 탈수현상 등 부작용이 커
질 수 있으므로 주의해야 한다.

　아메리카노보다 여성들이 더 많이 찾는 커피는 카페라테다. 카페라테는 에스
프레소 샷에 우유를 넣은 커피로 아메리카노보다 쓴맛이 덜하고 부드럽다. 우유
가 들어가기 때문에 지방 함유량이 높다. 요즘은 대부분의 커피전문점에서 카페
라테에 들어가는 우유를 일반 우유나 저지방 우유로 선택할 수 있기 때문에 가급
적 저지방 우유를 선택해 주문하면 열량 섭취를 줄일 수 있다. 카푸치노는 우유
거품 위에 시나몬 파우더를 추가해 향을 즐기기에 좋다. 카페라테와 비슷한 방식
으로 만들기는 하지만, 우유 대신 우유 거품을 넣기 때문에 카페라테보다는 열량
이 낮다. 그러므로 우유가 들어간 커피를 마시고 싶다면 라테보다는 오히려 카푸
치노가 낫다.

　달콤한 커피의 대표주자인 카페모카는 에스프레소 샷에 초콜릿시럽과 우유를
넣고 만든다. 거기에 추가로 휘핑크림과 초콜릿시럽을 뿌려준다. 열량은? 거의 밥
1공기 분량과 맞먹는다. 당 함량은 밥과는 비교가 안 될 정도로 높다. 이름에서부
터 달콤함이 느껴지는 카라멜마끼아또, 화이트초콜릿모카 등도 열량과 당 함량
이 매우 높다. 그러므로 이런 종류의 커피를 주문 시에는 휘핑크림이라도 제외하
는 것이 단 몇 칼로리라도 적게 섭취할 수 있는 요령이다.

"그럼 밥 대신 카페모카 마시면 안 될까요? 칼로리는 거의 같잖아요."

가끔 상담 중 이렇게 묻는 사람들이 있다. 안 된다. 어디 가서 절대 이런 질문은 하지 말자. 상식적으로 생각해보자. 왜 그럴까? 당연히 당 함량 때문이다. 설탕의 문제점은 앞에서도 충분히 설명했다. 인슐린 분비를 자극해 비만을 유발한다. 면역력도 떨어져 몸 여기저기서 고장을 일으킨다. 따라서 다이어트 시에는 열량과 당 함량을 모두 고려해서 음식을 선택해야 한다.

커피전문점 커피의 열량 및 당 함량

종류	열량(kcal)	당 량(g)	종류	열량(kcal)	당 량(g)
아메리카노	10	0	카페모카	290	25
카푸치노	110	8	바닐라라테	220	26
카페라테	180	13	마롱마끼아또	175	27
코코아카푸치노	166	19	화이트초콜릿모카	390	45
카라멜마끼아또	200	22	다크모카프라푸치노	279	38

* 설탕 5g은 각설탕 약 1개 분량

커피 외에 요즘 유행하고 있는 음료 중 하나가 홍차에 우유를 넣은 밀크티다. 홍콩과 대만 등에서 즐기던 밀크티는 '펄' 또는 '타피오카'라고 부르는 쫄깃한 알갱이가 들어 있어 마시는 재미가 색다르다. 밀크티가 다이어트에 해로운지 해롭지 않은지 결정하는 것은 당 함량에 따라 달라진다. 최근에는 0%, 30%, 50% 등 밀크티의 당도를 주문하는 사람이 직접 선택할 수 있어 다이어트에 유리해졌다. 일반적으로는 30%의 당도를 선택하고, 단맛을 선호하는 사람들은 50%의 당도를 선택하겠지만, 다이어트를 위해서는 당연히 0%의 당도를 선택하는 것이 좋다. 그러나 한 번에 입맛을 바꾸기란 힘들기 때문에 50%의 당도를 마시던 사람이라면 30%로, 30% 당도를 마시던 사람이면 0%로 그 당도를 차츰 낮춰가는 것이 좋다. 만약 타피오카를 넣어서 주문한다면 당도 0%에 도전할 만하다. 타피오카는 씹을수록 단맛이 나기 때문이다. 이름만 다를 뿐 밀크티와 거의 동일한 녹차라테나 홍차라테는 이미 제조된 분말에 물을 붓는 형식이다. 문제는 이미 제조된 분말이기 때문에 설탕을 조절할 수 없다는 것이다. 그러므로 아예 그런 음료는 선택하지 않는 것이 좋다.

녹차와 홍차의 향과 장점을 잘 살린 것은 맑은 차, 그 자체라는 것을 잊어서는 안 된다. 커피 및 밀크티를 주문하기 전에 당 함량을 파악하여 당 함량이 낮은 종류를 선택하고, 휘핑크림을 제외하고, 저지방 우유로 주문한다면, 커피로 다이어트에 실패할 일은 없을 것이다.

디저트 음료 섭취 요령

- 커피 및 밀크티를 주문하기 전에 당 함량을 파악하여 당 함량이 낮은 종류를 선택한다.
- 휘핑크림을 제외하고, 저지방 우유로 주문한다.

건강한 척, 맛있는 척! '속임수의 달인' 주스와 스무디

오븐 속에서 굽고 있는 빵은 마치 꽃처럼 부풀어 오르고, 밥은 한 알씩 기름을 칠한 듯 윤기가 차르르 넘쳐난다. 라면은 얼큰한 국물에 면발이 탱탱하고, 치즈가 늘어나는 피자, 통통해 보이는 닭다리 등 텔레비전에서 보이는 광고 중 맛없어 보이는 것은 없다. 오렌지주스 역시 마찬가지다. 싱싱한 오렌지에서 갓 짜낸, 투명한 잔에 노랗게 담겨진 오렌지주스를 꿀꺽꿀꺽 마시는 장면은 보기만 해도 비타민 C가 마구 섭취되는 것처럼 건강하게 보인다. 과일 깎아먹을 시간도 없는 바쁜 현대인들은 과일 섭취와 건강을 추구하고자 카페인이 들어 있는 커피 대신 과일주스를 선택하기도 한다. 그런데 정말 과일 대신 과일주스로 선택해도 문제는 없을까? 정답은? 아니다!

과일주스는 100% 과일즙이라는 점을 강조하지만, 사실상 제품 뒷면의 재료명을 확인해보면 여러 종류의 당이 들어 있는 경우가 대부분이다. 액상과당, 정백당 등이 주로 주스에 사용되는데 이는 모두 설탕과 같은 당분이다. 즉, 우리가 마시는 과일주스는 과일만을 갈아서 만든 것은 아니라는 것이다.

얼마 전 뉴스에서는 탄산음료보다 당 함량이 높은 주스도 있다고 보도된 적이 있다. 따라서 우리가 과일주스를 선택할 때에는 뒷면의 재료명을 확인하고 선택해야 하며, 가급적 과일은 주스가 아닌 과일 자체로 섭취하는 것이 좋다.

과일 이외에는 아무것도 첨가하지 않은 주스라고 해도, 과일을 주스로 만들기 위해서는 우리가 직접 섭취하는 과일량보다 많은 양의 과일이 필요하다. 100% 오렌지즙 한 컵을 얻기 위해서는 오렌지 1개로는 부족하다. 따라서 우리가 주스로 과일을 섭취하게 되면 실제로 섭취하는 과일량은 상당히 많아진다. 과일은 건강에 유익한 식품이지만, 과량 섭취하면 비만의 주범으로 바뀔 수 있다는 것을 간과해서는 곤란하다.

다이어트를 위해서라면 과일은 주스 대신 과일 자체로, 적당한 양을 섭취해야 한다. 과일을 갈아서 만든다는 면에서는 주스와 비슷한 메뉴로 스무디(Smoothie)가 있다. 딸기, 바나나, 키위, 망고 등 신선한 천연과일을 얼려서 갈아 만든 스무디는 과일 외에도 부순 얼음, 얼린 과일, 얼린 요구르트 등을 넣기도 한다. 스무디는 몇 년 전부터 건강한 음료라는 점을 내세워 널리 알려지기 시작했다. 미국에서 스무디가 건강음료로 인기를 끈 것은 사실이다. 왜냐하면 그들은 밀크셰이크에 비해 건강한 음료라는 점을 강조하였기 때문이다. 밀크셰이크에는 아이스크림이 들어가는 데에 비해 스무디는 과일 그 자체만을 원료로 한다는 사실을 강조했다. 물론 그것은 사실이다. 아이스크림보다야 과일이 낫지 않겠는가? 과일에는 아이스크림처럼 유지방이 있거나 설탕이 들어 있지는 않다. 그러나 과일에도 과당이라는 설탕과 같은 당분이 존재한다. 결국 유지방 함유 여부만 다를 뿐이다. 앞서 말했듯이 과일에는 당분이 있어 과량 섭취하면 다이어트에 방해가 되는 식품으로 전락하게 된다. 스무디는 걸쭉하게 만들기 위해 바나나를 자주 사용하게 되는데, 바나나 1개는 약 100kcal이다. 거기에 추가적으로 다른 과일을 섞어서 만드는 경우가 대부분이므로 열량은 우유보다도 높은 경우가 많으며, 당분 함량도 과일 2~3개 분량인 경우가 대부분이다. 스무디 업체에서는 과일의 장점과 열량(kcal)만 홍보에 이용할 뿐 당 함량을 언급하지 않는다. 우리는 이에 속지 말고, 과일은 주스도 스무디도 아닌 그 자체로 즐길 때 적당량을 섭취할 수 있으며, 과일의 단점보다는 장점을 살릴 수 있다는 점을 알아야 한다.

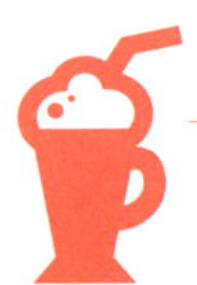

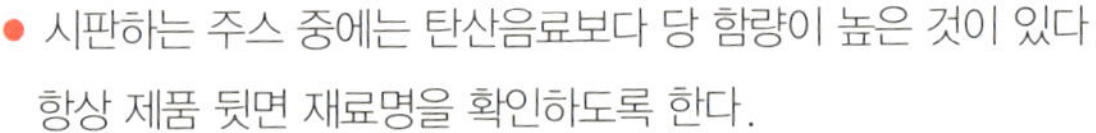

주스&스무디 섭취 요령

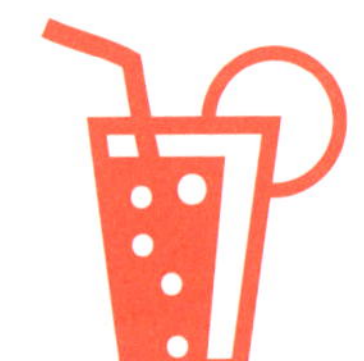

- 시판하는 주스 중에는 탄산음료보다 당 함량이 높은 것이 있다. 항상 제품 뒷면 재료명을 확인하도록 한다.
- 직접 짠 주스라도 많은 과일을 필요로 한다. 과일도 과다 섭취하면 비만이 될 수 있으므로 주스 대신 과일을 직접 먹도록 한다.
- 과일을 2~3개 섞어 만드는 스무디의 열량은 생각보다 높다.

고급 말고 저렴한 쪽이 득! '아이스크림과 빙수'

'31가지 골라먹는 재미.'

한 아이스크림 브랜드의 메인 카피다. 정말 세상에는 31가지의 아이스크림 맛만 있는 걸까? 아니다. 세보진 않았지만, 훨씬 더 많은 맛이 있을 것이다. 아이스크림은 부드러운 크림 형태의 소프트아이스크림과 막대 아이스크림 형태의 하드, 꽁꽁 얼린 형태의 쭈쭈바, 스쿱으로 떠서 먹는 고급 아이스크림 등 여러 종류가 있다. 차가운 얼음을 먹는 것을 아이스크림의 일종으로 본다면 셔벗이나 팥빙수도 아이스크림의 종류에 넣을 수 있을 것이다. 아이스크림의 탄생에는 만년설이 있다. 산꼭대기의 눈을 얼려서 먹은 것이 아이스크림, 만년설에 과일을 섞어 먹은 것이 팥빙수의 기원이라는 것이다. 이 모두 검증되지 않은 야사에 지나지 않지만, 예나 지금이나 사람이 맛있는 것을 추구하는 데는 변함이 없다는 것을 알 수 있다. 최근 표절 공방까지 일 정도로 인기를 끈 아이스크림이 있다. 탐스러운 하얀 소프트아이스크림 위에 꿀이 담긴 벌집을 통째로 올려놓은 벌꿀 아이스크림이 그 주인공이다. 법적인 문제야 어찌되었든, 이 벌꿀 아이스크림을 보면 왠지 먹어도 살이 덜 찔 것 같고, 건강에도 좋을 것 같은 착각을 불러일으킨다. 사실은 아니지만 말이다. 그럼 아이스크림은 절대 먹어서는 안 되는 디저트인 걸까? 그렇다. 다이어트를 위해서는 아이스크림뿐만 아니라 모든 디저트를 안 먹는 것이 좋다. 하지만 우리가 디저트의 맛을 알고 있는 이상 영원히 먹지 않기란 힘들다. 따라서 어떻게 하면 좀 더 건강하게 먹을 수 있는지 그 요령을 끊임없이 연구해야 하는 것이다.

아이스크림은 진한 맛을 느낄 수 있는 만큼 열량도 높다. 특히 고급 아이스크림에는 유지방이 풍부하게 들어 있어 열량과 지방 함량이 높다. 그러므로 아이스크림을 먹고 싶다면 유지방 함량이 낮은 것을 선택하는 것이 좋다. 예를 들어 하겐다즈 〉 돼지바 〉 쭈쭈바의 순으로 열량이 낮은 것이다. 가격도 점점 저렴해지니 일거양득이 아닐 수 없다. 또한 추가적으로 들어간 재료가 있는 아이스크림은 그 재료들의 열량이나 당 함량을 고려해서 선택한다.

예를 들어 초콜릿 조각이 들어간 아이스크림보다는 체리가 들어간 아이스크림을 선택하는 것이 다이어트에 더 좋다. 아이스크림과 더불어 여름이면 인기를 끄는 디저트는 팥빙수다. 무더위에 지친 여름, 각종 토핑이 들어간 팥빙수 한 그릇을 먹고 나면 더위가 싹 가시면서 속까지 든든해진다. 지난해 여름에는 갖가지 눈꽃빙수가 디저트 업계를 강타했다. 설질이 기존 팥빙수와 달리 부드럽고 아름다울 뿐 아니라 인절미, 치즈, 망고, 초콜릿 등 토핑의 종류도 다양해 색다른 맛을 즐길 수 있는 것이 커다란 매력이었다. 팥빙수에 들어가는 주재료인 팥은 설탕에 졸이기 때문에 팥 섭취를 가능한 줄이고, 토핑으로 들어간 떡은 1~2개 정도만, 설탕덩어리인 젤리는 가급적 먹지 않는 것이 다이어트에 도움이 된다.

그러나 지난해 유행한 눈꽃빙수는 팥빙수와 다른 점에서 주의해야 한다. 먼저 눈꽃빙수에 기본적으로 따라 나오는 연유는 가급적 적게 넣거나 안 넣는 것이 좋다. 연유는 별도 주문할 수 있으므로 따로 달라고 해서 일단 맛을 본 뒤 필요하면 소량만 넣도록 한다. 인절미빙수의 경우에는 연유를 넣지 않아도 콩가루 자체에서 나오는 고소한 맛 때문에 맛있게 빙수를 섭취할 수 있다. 과일빙수의 경우에는 설탕에 절인 과일은 적게 섭취하고, 위에 얹어진 생과일 위주로 섭취한다. 당분간은 겨울이든 여름이든 눈처럼 녹는 빙수의 인기가 계속될 것으로 예상된다. 몸매를 흐트러뜨리고 싶지 않다면 아이스크림이든 빙수든 똑똑하게 먹어야 할 필요가 있을 것이다.

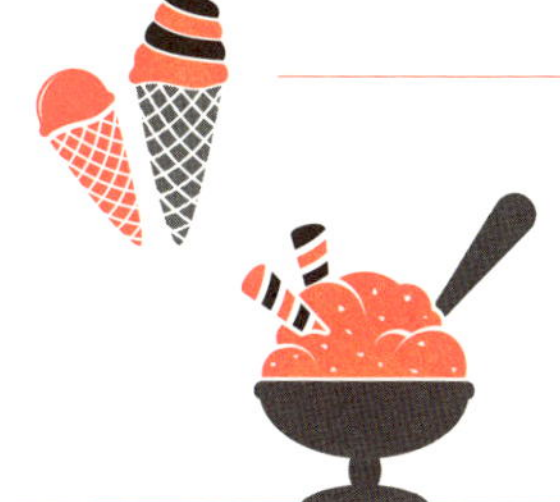

아이스크림&빙수 섭취 요령

- 고급 아이스크림보다는 저렴한 아이스크림을 선택한다.
- 가능하면 초콜릿이나 과일 등 부가적인 재료가 들어가지 않는 것으로 고른다.
- 아이스크림 자체의 열량을 확인하고 먹는다.

chapter 8

'야식' 먹으며

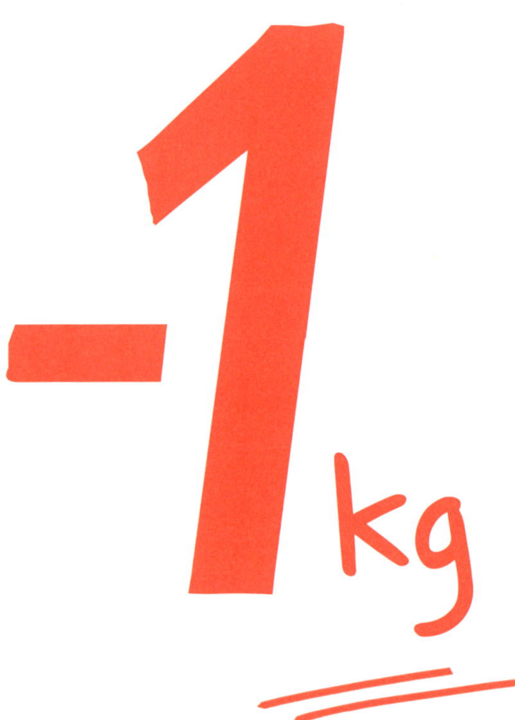

Diet

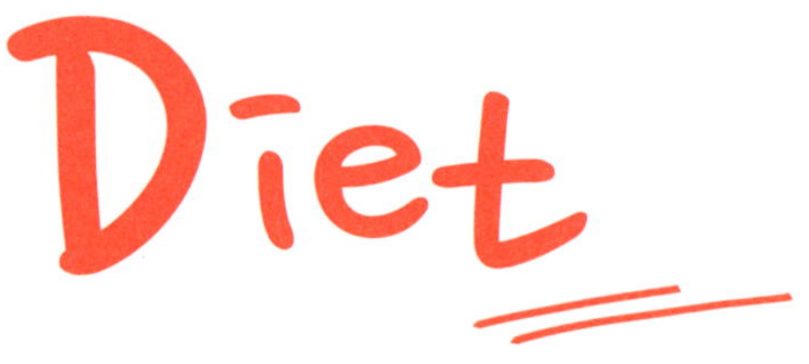

진짜 배고픔? 가짜 배고픔!

야식을 찾게 되는 것은 생리적인 배고픔보다
감정적인 배고픔 때문인 경우가 더 많다.
그러므로 다이어터라면 똑똑하게 진짜 배고픔과 가짜 배고픔을
구분할 수 있어야 한다. 진짜 배가 고프면 배고픔이 서서히 커지면서
속이 쓰리거나 배에서 꼬르륵 소리가 난다.
그리고 어지럽거나 기운이 떨어지는 등 신체적 증상이 나타난다.
반대로 가짜 배고픔은 스트레스나 공허함을 느낄 때 찾아오며,
초콜릿이나 매운 음식 등 특정한 음식이 당긴다.
다이어터들은 이런 가짜 배고픔을 구분하고, 이겨낼 필요가 있다.

식사 시간 엄수! 그게 가능하기나 할까?

"선생님, 6시 전에 저녁식사를 끝내야 하지요?"

"6시 이후에는 물밖에 안 먹어요."

"살찔까 봐 6시 이후에는 아무것도 먹지 않아요."

"다이어트를 하려면 6시 이후에 먹지 말라는데, 그게 쉽지 않아요."

"아, 어제 6시 이후에 먹었어요. 완전 망했어요. 어떻게 해요."

"6시 이후에는 절대로….'

"6시 이후에….'

"6시….'

영양 상담을 하면서 많이 듣는 이야기 중 하나, 다이어트의 결정적 시간 오후 6시! 마치 이 시간 이후에 뭔가를 먹으면 세상이 무너질 것처럼 이야기하는 다이어터들이 많다. 하루 삼시세끼는 규칙적으로, 아침 식사는 7~8시경, 점심 식사는 정오~1시경, 저녁 식사는 6~7시경에 맞춰 먹으면 위장에도 좋고, 피부에도 좋고,

변비에도 좋고 모든 면에서 다 좋다. 그러나 아쉽게도 우리는 나라를 지키는 군인이 아니다. 6시에 칼퇴근하는 관공서에 근무하지도 않는다. 아침은 굶는 경우가 허다하고, 야근은 밥 먹듯 한다. 그러다 보니 오후 6시라는 시간 제한이 버겁다. 저녁 7시는커녕, 8시를 훌쩍 넘겨서도 밥을 못 먹는 경우가 허다하다.

그런데 도대체 누가 다이어트를 위해서는 오후 6시 이후에는 먹으면 안 된다는 제한을 정해 놓은 것일까? 시간을 역으로 따져보면 답은 금세 나온다. 보통 음식을 먹은 뒤 완전히 소화 흡수되기까지는 4시간 정도가 걸린다. 오후가 되면 대사 기능이 점점 저하되기 때문에 저녁에는 소화 흡수 시간이 더 오래 걸린다. 만약 8시 이후에 식사를 하게 되면 어떻게 될까? 음식이 완전히 소화되지 않은 상태에서 잠자리에 들게 되면서, 몸은 지방과 한순간에 친해지게 되는 것이다. 이 때문에 많은 다이어터가 저녁 시간대에 뭔가 먹는 것을 부담스러워한다. 고민하다 굶는 쪽을 선택한다. 그러나 오후 6시부터 아무것도 먹지 않으면 다음날 아침식사인 오전 7~8시까지는 무려 12시간 이상, 24시간 중 절반 이상이 공복인 셈이다. 공복 자체를 견디기도 힘들뿐더러, 끼니를 거르면 일시적으로는 체중이 감소할지 몰라도 장기적으로는 영양 불균형과 신체 밸런스가 깨지게 된다.

식사를 제한하면 우리 몸은 가장 먼저 간에 저장되어 있는 글리코겐을 분해해서 쓰고 그 후 근육 단백질을 분해해 에너지원으로 사용한다. 이 과정에서 근력 손실이 일어나게 된다. 다시 말해 무작정 굶으면 상대적으로 근력이 부족한 여성의 경우에는 근력 손실의 원인이 되고, 역설적으로 체지방이 증가하게 된다. 즉, '수분을 빼는 다이어트'를 하게 되는 것이다.

수분을 빼는 다이어트 방법으로는 단식, 초저열량 다이어트, 적게 먹고 지나치게 많이 운동하는 것이 있다. 다이어터가 실행해야 하는 다이어트는 필요한 열량과 영양을 섭취하면서 근력운동과 유산소운동을 적절히 병행하는 '지방을 빼는 다이어트'이다. 수분이 아닌, 지방을 빼야 요요가 없는 건강한 다이어트를 할 수 있다. 간혹 다이어트를 위해 오후 5시 전후의 이른 저녁을 먹고 밤에 배가 너무 고파 잠을 이루지 못해 야식을 찾는 경우도 있다. 공복감에 잠을 설치다 결국 라면을 끓여 밥까지 말아먹고서야 "아, 이젠 살 거 같아. 기분이 좋아졌어"라며 흡족한 표정을 짓는다. 하지만 십중팔구 다음날 아침 눈을 뜨고 거북한 배를 부여잡고 후회한다. 참, 진퇴양난이다. 굶는 것도 문제지만, 야식도 문제다. 그렇다면 바쁜 현대에서 다이어터의 길은 포기하는 것이 진리일까? 섣불리 판단하지 말자. 그리고 이 문제에 대해서 하나하나 풀어나가 보도록 하자.

야식, 순간의 선택이 살을 좌우한다

야심한 밤이다. 고민에 빠진다.

'뭘 좀 먹고 잘까? 그냥 참고 잘까?'

저녁 식사는 6시경 이미 끝냈다. 그런데 이런저런 뒤처리를 하다 보니 10시쯤 슬슬 배가 고파지기 시작한다. 잠들기까지는 두어 시간이 더 남아 있다. 유혹이 빠르게 찾아온다. 그러나 이런 고민에 빠져 야식을 먹기로 결정하는 순간, 우리는 고열량 음식으로 빠져들게 된다. 야식 메뉴를 생각해보자. 대부분 기름지고 자극적인 종류가 많다. 고지방, 고칼로리 음식이다. 집 밖으로 나갈 필요도 없다. 전화한 통이면 온갖 요리가 따뜻하게 데워져 배달된다(게다가 야식은 양도 엄청나다).

쉽게 선택하는 야식 칼로리

떡볶이(분식)	304kcal	짬뽕 1그릇(배달)	590kcal	족발(배달)	394kcal
라면(분식)	505kcal	치킨 1조각(배달)	257kcal	삼겹살(회식)	500kcal

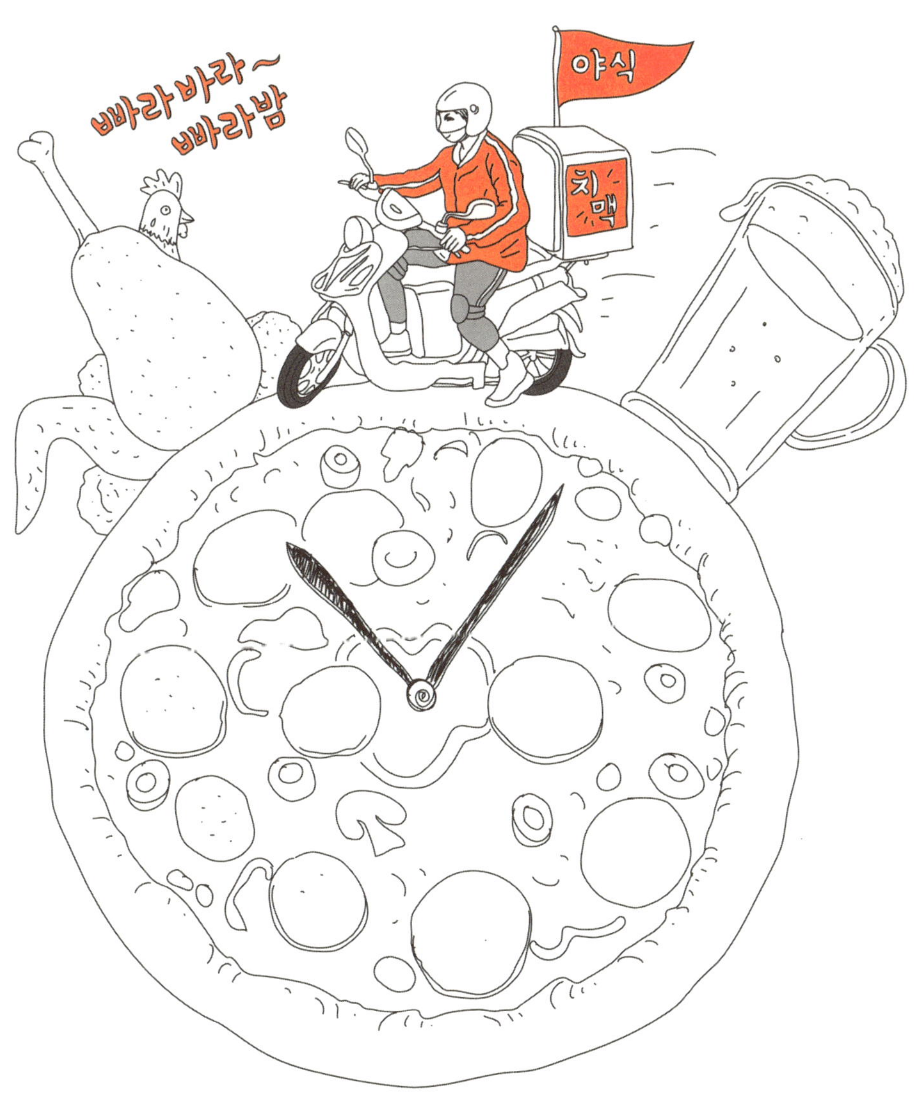

빠라 바라~
빠라밤
야식
치맥

체중 조절의 가장 큰 실패 원인은 야식으로 선택하는 군것질거리다. 출출할 때 먹는 편의점 용기면류의 열량은 약 350~400kcal다. 이 정도면 체중 조절을 위해 다이어트하는 사람의 한 끼 식사 열량에 해당된다. 편의점의 삼각김밥이나 미니김밥은 200kcal 전후, 인스턴트 죽은 150kcal 전후다. 또한 튀기지 않은 용기면류는 100kcal이하다.

서울, 대전, 부산 365mc 지방흡입센터에서 2015년 6월부터 7월까지 고객 583명을 대상으로 '다이어트를 방해하는 음식'에 관한 설문조사를 실시했다. 결과는? 드라마 〈별에서 온 그대〉로 중국의 야식 시장까지 강타한 '치맥(치킨과 맥주)'이 221명(38%)으로 단연 1위를 차지했으며, 아이스크림이나 케이크 등 '단 간식'이 176명(30%), '삼겹살과 곱창'이 113명(19%), '분식'이 73명(13%)으로 그 뒤를 이었다.

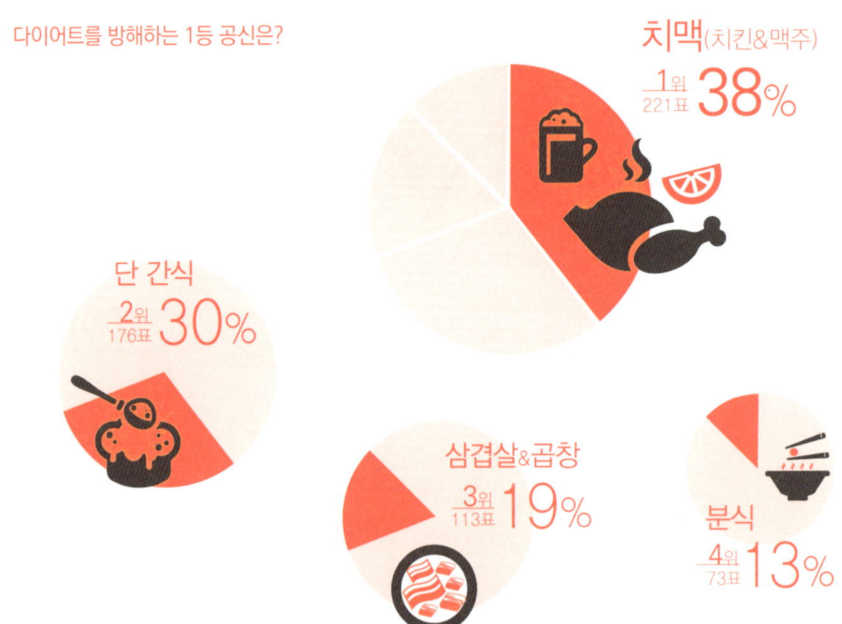

1위로 선정된 치맥은 야식 최상의 궁합으로 손꼽히지만, 닭다리(튀긴 것) 열량은 1회 제공량(100g/1조각) 기준 약 270kcal에 달하며, 생맥주의 경우 500cc의 열량은 188kcal이다. 다시 말해 치킨 1조각과 맥주 500cc 한 잔만 마셔도 485kcal를 섭취하게 되는 것이다. 485kcal는 2시간을 걸어야 소모할 수 있는 칼로리다. 게다가 치킨 시켜놓고 1조각만 먹는 사람이 어디 있는가? 최소한 4조각을 먹는다고 치면 야식만으로도 총 1,300kcal를 섭취할 수 있다. 치맥은 맛으로는 최고의 궁합일지 모르지만, 열량 면에서는 최악의 궁합이다.

치맥뿐만이 아니다. 야식의 단골 메뉴로 꼽히는 라면, 치킨, 피자, 족발 같은 열효율이 낮은 음식을 자주 섭취하면 비만으로 이어질 가능성이 크고, 고혈압, 당뇨병, 고지혈증, 동맥경화증 등 성인병이 발병할 위험성도 커진다. 게다가 과다 섭취할 시 소화 불량 등 건강에도 악영향을 끼칠 수 있으며, 야식을 먹은 후 바로 잠자리에 들 경우 역류성식도염, 위염 등 위장 질환에 걸리기 쉽다.

센터에서 지난 2013년 6~12월까지 영양 상담에 참여한 다이어터를 대상으로 영양 상담 후 '주별 실천 사항 및 개선점'에 대하여 총 2,385건 SMS 발송을 한 적이 있다. 이 중 지방흡입수술 고객의 경우 가장 많은 발송 건수(397건)를 차지한 것은 '단백질 섭취 부족'이었으며, 일반 시술관리 고객의 경우 '야식' 문제로 인한 문자 발송 건수가 200건을 차지했다. 평소 생활습관에서 체중 증가에 영향을 미치는 원인 중 하나로 야식이 큰 비중을 차지하고 있음을 알 수 있다.

야식은 일단 손을 대면 다이어트에 치명적일 수밖에 없다. '떡볶이 조금만'이라고 생각했는데, 정신을 차리고 보면 떡볶이 옆엔 순대나 튀김이 있다. '짬뽕 한 숟가락만'이라고 다짐하고 젓가락을 들었는데, 탕수육까지 집어 든 자신을 발견한다. 결국 다시 살이 친구하자고 달려들게 되는 것이다.

체중 감량이라는 목적을 가지고 있는 다이어터들에게 야심한 밤의 공복감은 극복해야 할 최대의 적이다. 다이어트를 통하여 건강을 되찾자는 것인데 우리의 뇌가 협조를 하지 않는다는 것은 이미 뭔가가 삐걱거리고 있다는 것을 의미한다. 그렇다면 과연 야식의 유혹, 어떻게 뿌리칠 수 있을까?

다이어트의 적, 가짜 배고픔을 구분하라

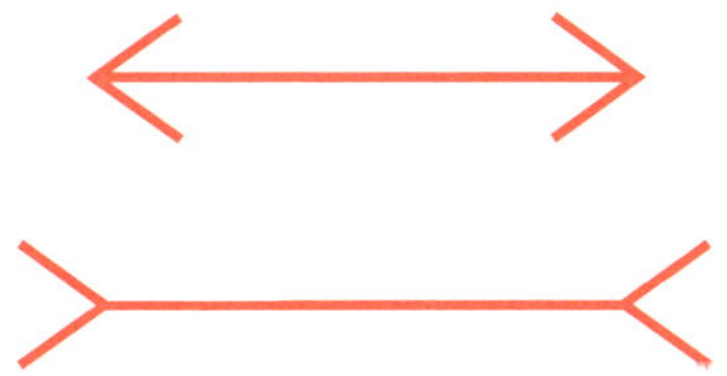

어느 직선이 더 길게 보이는가? 둘 다 직선의 길이는 같다. 화살표의 방향만 틀릴 뿐이다.

우리는 눈에 보이는 것을 전적으로 신뢰한다. 그렇지만 뇌를 너무 믿어서는 곤란하다. 빨강을 계속 보고 있으면 초록색으로 보인다. 똑같은 길이인데도 화살표의 방향에 따라 길이가 달라 보인다. 이 같은 착시현상처럼 뇌는 쉽게 착각한다. 배고픔도 마찬가지다. 저녁을 먹었는데도 야식이 당길 때는 먼저 자신의 배고픔이 진짜인지 가짜인지 구분해야 한다. 가짜 배고픔의 대표 주자는 '당'이다. 혈중 당분이 떨어지면 당을 에너지로 쓰는 뇌는 배가 고프다는 신호를 보낸다. 하지만 당이 떨어졌다고 열량까지 부족하다는 의미는 아니다. 그러므로 이때 배가 고프다고 뭔가를 먹게 되면 당은 올라가지만, 나머지 칼로리는 지방으로 쌓이게 된다. 반대로 이 순간을 견디면 몸은 간이나 근육에 축적된 글리코겐을 분해해 에너지원으로 쓰다가 그것도 모자라면 지방을 분해해 에너지로 쓰게 된다.

스트레스나 기분이 우울해져도 가짜 배고픔을 느끼게 된다. 감정적으로 우울해지면 체내의 세로토닌 수치가 떨어진다. 몸은 자연적으로 세로토닌 분비량을 늘리고자 하는데 이때 몸이 사용하는 방법이 바로 배고픔이다. 또한 스트레스를 받으면 코르티솔이라는 호르몬이 과다 분비되는데, 코르티솔은 식욕 억제 호르몬을 감소시켜 식욕을 돋우게 한다.

다이어트 자체가 배고픔으로 연결되기도 한다. 몸의 에너지는 부족하지는 않은데, 평소 섭취하던 것보다 적게 먹다 보니 왠지 허하게 느껴져 배고픔을 느끼게 되는 것이다. 어찌 보면 야식을 찾게 되는 것은 생리적인 배고픔보다 감정적인 배고픔 때문인 경우가 더 많다. 그러므로 다이어터라면 똑똑하게 진짜 배고픔과 가짜 배고픔을 구분할 수 있어야 한다. 이 두 가지를 가장 간단하게 구분할 수 있는 방법은 다음과 같다.

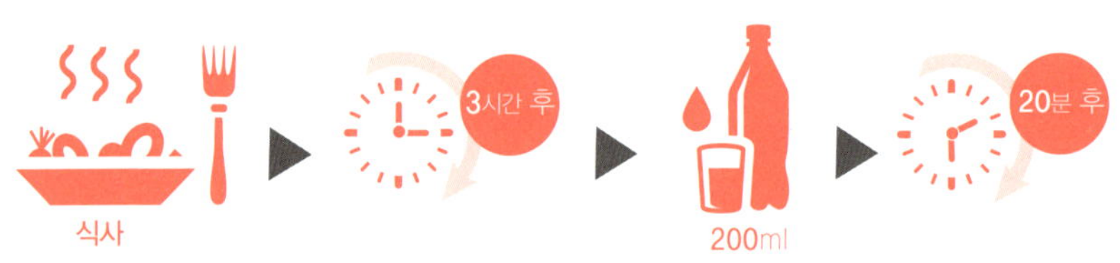

식후 3시간 이내 배고픔이 느껴지면 물 200ml 마신다.
20분 후 여전히 배고프다면 진짜 식욕이다.

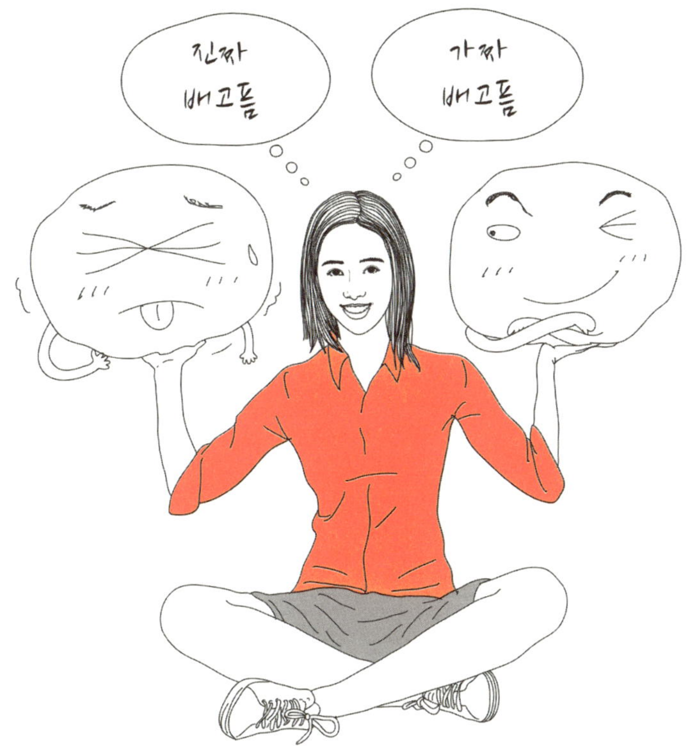

진짜 배가 고프면 배고픔이 서서히 커지면서 속이 쓰리거나 배에서 꼬르륵 소리가 난다. 그리고 어지럽거나 기운이 떨어지는 등 신체적 증상이 나타난다. 이때는 어떤 음식을 먹어도 상관없고, 먹고 나면 만족하면서 배고픔이 사라진다. 반대로 가짜 배고픔은 스트레스나 공허함을 느낄 때 찾아오며, 초콜릿이나 매운 음식 등 특정한 음식이 당긴다. 배가 불러도 계속 먹게 되고, 먹고 나면 후회와 자책감에 괴로워한다. 그러므로 다이어터들은 이런 가짜 배고픔을 구분하고, 이겨낼 필요가 있다. 다음은 감정적인 배고픔, 즉 가짜로 배가 고플 때에 대한 해결 방법이다.

1 과당이나 설탕이 첨가되지 않은 채소, 주스, 견과류, 생과일을 먹는다.

2 동일 칼로리라도 우유, 달걀, 육류 등 단백질을 섭취하면 식욕억제 효과를 볼 수 있다.

3 가짜 식욕이 순간적으로 일어났을 때는 식사 일기를 활용한다(이럴 때를 대비해서라도 식사 일기는 꼭 필요하다). 식사 일기를 들여다보며 현재 식습관을 검토하며 무엇을 더 먹어야 하는지, 줄여야 하는지, 다음 식사 시 어떻게 먹을지 등을 생각하고 계획함으로써 뇌로 하여금 먹었던 음식을 인지하게 하고 이는 곧 포만감으로 이어지게 된다. 포만감을 느낀 우리의 뇌는 기분이 좋아지고 이는 곧 불쾌한 감정들로 인해 생겨나는 가짜 식욕을 잠재운다.

4 먹고 싶은 욕구가 생기면 가볍게 5~10분 정도 운동한다. 운동은 스트레스, 분노, 두려움, 우울함에서 오는 가짜 식욕을 극복하게 한다.

가짜 배고픔은 음식의 맛, 모양, 냄새 등의 외부적 요인과 다른 사람들의 먹는 행위에 의해 자극되어 음식을 섭취하게 만든다. 그러므로 가짜 배고픔을 이겨내고자 하는 개인의 의지가 선행되어야 할 것이다.

진짜와 가짜 배고픔 구별법

진짜 배고픔(생리적 배고픔)	가짜 배고픔(감정적 배고픔)
배고픔이 서서히 커진다.	배고픔이 갑자기 커진다.
머릿속에서 먹고 싶은 욕구가 생겨난다.	감정이 심란하거나 슬프거나 짜증이 날 때 생긴다.
어떤 음식을 먹어도 상관없다.	초콜릿, 매운 것 등 특정 음식이 당긴다.
배에서 꼬르륵 소리가 나거나 속이 쓰린 등 꾸준히 단계적으로 허기진 신호가 온다.	입안에 넣고 싶은 욕구가 생기며 머릿속에 먹고 싶은 음식이 맴돈다.
배가 부르면 그만 먹는다.	배가 불러도 멈추지 못한다.
먹고 나면 만족과 행복으로 배고픔이 사라진다.	먹고 나면 공허함, 후회와 자책감이 밀려온다.
살짝 어지럽거나 기운이 떨어지는 신체적 증상이 나타난다.	약간의 허기지만 참을 수 없다.
먹고 있는 음식을 의식하며 먹는다.	무의식적으로 계속 먹는다.

입맛 훈련으로 '야식증후군'을 이겨내라

히키코모리증후군*, 베르테르증후군*, 리셋증후군*, 편집증후군*, 스톡홀름증후군*, 리플리증후군*….

세상에는 수많은 증후군이 있다. 그중 다이어터들에게 가장 무서운 증후군은 바로 '야식증후군'이 아닐까?

야식증후군이란 아침은 거르거나 적게 먹고, 점심도 대충 먹다가 저녁 7시 이후에 하루 전체 식사량의 50% 이상을 먹는 현상을 가리킨다. 1955년 미국의 앨버트 스턴커드(Albert Stunkard) 박사가 처음으로 발표한 야식증후군은 일종의 질환으로 야식증후군에 빠진 사람은 일주일에 3일 이상 밤에 자다가 중간에 깨어

* 히키코모리증후군 : 외부 접촉을 거부하며 방에만 틀어 박혀 있는 현상
* 베르테르증후군 : 사랑하는 사람이 죽었을 경우 그 사람과 동일시해 따라서 자살을 시도하는 현상
* 리셋증후군 : 컴퓨터처럼 현실도 리셋이 가능할 것이라고 착각하는 현상
* 편집증후군 : 근거 없이 의심과 불안을 품는 현상
* 스톡홀름증후군 : 인질이 인질범에게 정신적으로 동화되는 현상
* 리플리증후군 : 현실을 부정하고 자신이 꿈꾸는 허구의 세계를 진실이라 믿고 거짓말을 하는 인격장애

나서 먹지 않으면 잠을 자지 못하는 증상을 보인다. 야식증후군인 사람은 밤에 소화가 충분히 되지도 않고 열량이 소비되지 않은 상태에서 잠자리에 들기 때문에 체지방이 축적되어 비만으로 이어지거나 역류성식도염, 기능성 위장장애 등 소화기 질환을 동반할 수 있다.

한국인의 10%는 '야식증후군'이라는 연구 결과가 있다. 식이영양센터에 참여하는 고객도 10명 중 1명꼴로 야식증후군을 가지고 있으니 이 연구 결과가 맞다는 것을 뒷받침하는 셈이다. 야식증후군의 원인은 아직 정확하게 밝혀지지 않았

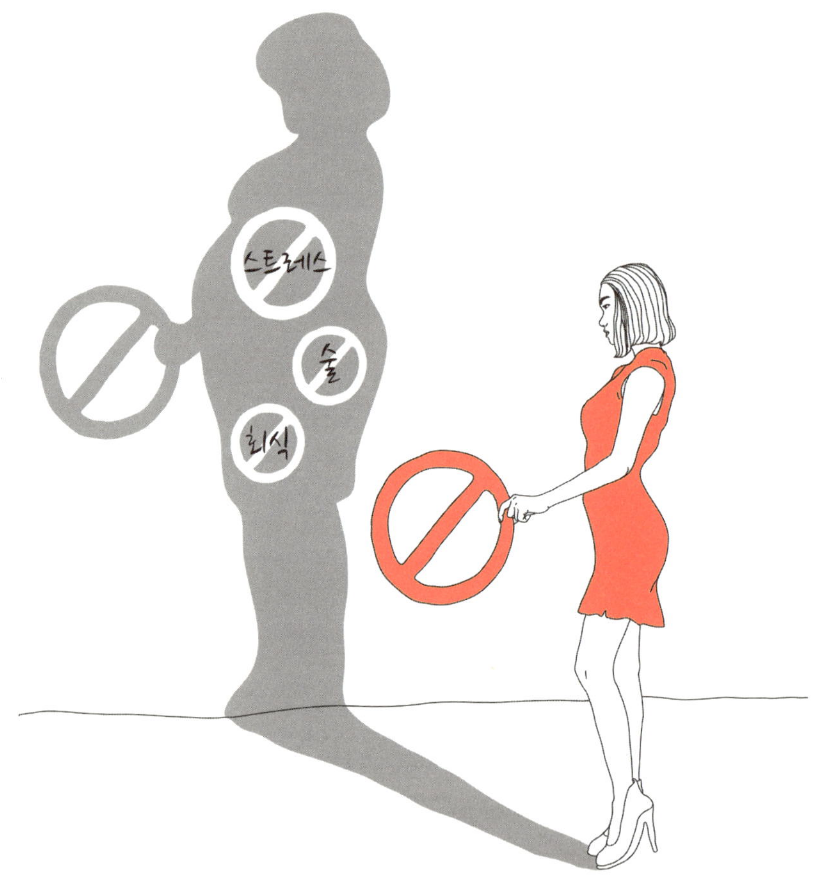

으나 스트레스와 우울증, 자신감 상실, 잘못된 다이어트로 인한 폭식 습관 등 심리적이거나 정신적인 문제가 대부분인 것으로 알려져 있다. 스트레스로 인한 우울증, 불안감, 마음의 공허함 등 심리적 문제로 인해 야식을 찾게 되는 것이다. 스트레스로 고조된 심신의 긴장감과 스트레스에 적응하려는 노력 때문에 몸이 더 많은 에너지를 필요로 하고, 또 스트레스에 대한 반대 급부로 심리적인 보상을 요구하는 것이다. 어떤 사람들은 담배나 술, 마약 같은 보상기제를 찾기도 하지만 이것은 소모적일 뿐더러 안전 욕구에 반하는 것들이라 대부분의 사람들은 음식을 스트레스의 해방구로 선택한다. 그러므로 자신이 야식증후군이라면 지나치게 많은 일을 하고 있지는 않은지, 가족 간 대화나 유대가 부족하지는 않은지, 여가 생활을 어떻게 보내고 있는지 곰곰이 따져보아야 한다.

스트레스를 줄이는 가장 좋은 방법은 야외 활동이다. 특히 녹지나 풍부한 곳에서 하는 여행이나 산책, 각종 운동, 강습 등의 건전한 여가 활동은 스트레스를 획기적으로 줄여준다.

"잘못된 식습관인 건 알지만 하루아침에 바꾸기가 생각보다 너무 힘들어요."

많은 사람이 이렇게 하소연한다. 야식증후군을 이겨내기 위해서는 규칙적인 식습관을 되찾아야 한다. 하루 세끼를 정해진 시간에 적정량의 음식으로 섭취하는 것이 무엇보다 중요하다. 섬유질이 풍부한 음식은 포만감을 주어 과식을 막을 수 있으므로 충분히 활용하자. 그리고 음식이 소화되는 데 걸리는 시간은 4시간 정도이기 때문에 잠들기 전 최소 3~4시간에는 음식 섭취를 끝내고 공복 상태를 유지하는 게 건강을 위해서도 좋다. 하지만 이렇게 앵무새처럼 바른 말만 되풀이한다고 해서 야식증후군을 고칠 수는 없다. 그럴 때는 4주간 핵심 기간을 정해두고 스트레스를 일으키는 환경을 바꾸어야 한다. 즉, 입맛 변화를 위한 환경을 재구성하는 것이다. 우선 자신을 괴롭히는 사람들과 당분간 만남을 자제하도록 한다. 사람은 쉽게 바뀌지 않는다. 그러므로 스트레스를 받을 수 있는 사람 자체를 멀리하는 것이다. 일도 마찬가지다. 골치 아픈 일은 당분간 맡지 말고, 기본 업무에만 충실하겠다는 생각으로 일에 임하도록 한다. '2080법칙(일명 파레토의 법칙, 전체 결과의 80%는 원인 20%에서 비롯된다)'을 마음속에 되새기자. 기본 업무만 충실해도 욕먹을 일은 그리 발생하지 않는다.

사람과 일에서 멀어졌으면 휴식시간과 수면 시간을 10%씩 늘린다. 빈둥거리는 시간을 30분 더 확보하고, 잠이 오면 일부러 참지 않는다. 그리고 주위 환경을 단순하고 간결하게 정비하는 것도 중요하다. 주변이 어지러우면 그 자체가 스트레스다. 최고의 스트레스는 불필요한 것들을 버리지 못하는 '고여 있는 상태'에서 비롯된다는 것을 기억하고 주변을 깨끗하게 정리 정돈한다.

마지막으로 술과 회식은 피하도록 한다. 술과 회식은 스트레스 해소책이 아니라 스트레스 기폭제다. 입맛 훈련 기간에는 술과 회식을 최대한 피하는 것이 상책이다(피할 수 없는 회식자리에서의 요령은 알코올편을 참고하도록 한다).

이처럼 한 달 동안 기간을 정해두고, 그 기간만큼은 규칙적인 생활을 지키면서 순간순간을 이겨내다 보면 어느새 몸도 변화에 적응하고 입맛도 바뀌게 될 것이다. 분명 효과적인 체중 감량은 물론 더 건강한 삶을 사는 데 도움이 될 것이다.

처음에는 야식증후군으로 인한 습관과 허기로 인하여 실천하기 쉽지 않을 것이다. 아니, 분명 쉽지 않다. 하지만 3~4주 정도 지나면 몸은 새로운 습관에 적응한다. 그래서 항상 하는 말이 있다.

"다이어트 기간 중 처음 2~3주는 본인의 의지가 가장 중요하지만, 그 이후로는 몸과 혀가 알아서 서서히 받아들이기 시작한다. 그러므로 핵심 훈련 기간 동안에는 최소한 처음 가졌던 동기부여와 뚜렷한 목표를 잊지 않도록 해야 한다."

이는 다이어트뿐만 아니라 모든 일에서도 마찬가지다. 처음부터 잘하는 사람은 없다. 어떤 일이든 적응 기간이 필요하다. 그러므로 기억하자! 건강한 다이어트가 당신의 인생을 바꾼다는 사실을.

진정한 야식의 고수가 되어라

"야간 근무 시에는 대체 어떻게 해야 하나요? 굶을 수는 없잖아요. 너무 힘들어요."

"어떻게 먹어야 하는지 전혀 감이 안 와요. 건강과 맛을 한꺼번에 챙길 수 있는 조리법을 좀 알려주세요."

"바빠서 먹을 시간이 없어요. 간단하게 잘 먹는 방법은 없을까요?"

"배가 별로 안 고파요. 그냥 굶으면 안 되나요?"

야식 때문에 이런 고민에 빠진 사람들이 많을 것이다. 가장 바람직한 방법은 야근할 경우, 6~7시경 미리 식사(1/2공기 분량)를 하는 것이다. 만약 식사 때를 놓쳤다면 다른 방법을 강구해야 한다. 밤늦게 야식을 먹는 것은 권할 만한 일이 아니지만, 저녁 8시쯤 식사를 할 수 있다면 간단하게 만들 수 있는 레시피를 활용해 끼니를 챙기는 것이 좋다. 또한 간호사, 카페 근무, 자영업(치킨 등 음식점 운영) 등 일반인들과 다른 식사시간과 생활 패턴을 가지고 있는 사람들도 현명한 메뉴 선택으로 다이어트를 방해하는 원인을 살펴보고 이를 개선하는 방법을 살펴보아야 한다. 여기서 한 가지 오해하지 말아야 할 것은 먹는다고 해서 무조건 살이 찌는 것이 아니라는 점이다. 음식을 언제, 어떻게, 무엇을 먹을지 잘 가려서 먹어야 요요 없이 체중 감량에 성공할 수 있다.

탄수화물은 아침 식사나 점심 식사로 충분히 차고 넘치게 먹었을 테니, 저녁에는 부담이 되는 탄수화물은 제한하고 단백질과 채소 위주의 식단으로 구성하는 것이 좋다. 단백질은 그 자체적으로 분해되는 과정에서 에너지를 끌어서 쓰기 때문에 근력 손실도 막을 수 있고 에너지 소비도 높여주는 효과가 있다.

여기서 한 가지 주의할 점이 있다. 마지막 식사로 소화가 잘 되는 밥과 두부, 계란, 생선, 부드러운 채소 같은 구성으로 가볍게 먹었다고 해도 먹은 열량을 다 소모하지 못하고 잠을 잘 수 있다는 것이다. 그러므로 저녁에는 결코 과식해서는 안 된다. 또 식사 후 곧바로 수면으로 이어지지 않도록 계획을 세우도록 한다. 예를 들어 근무 후 집까지 버스 2~3코스 전에 내려서 30분이라도 천천히 걸어서 귀가하는 방법으로 바꾼다든지, 고층 아파트라면 엘리베이터보다는 계단을 걸어 올라가는 습관이 필요하다. 또한 잠들기 전 간단한 운동이나 집안 청소 계획을 잡는 것도 좋다. 단, 운동이 지나치면 숙면을 방해할 수도 있기 때문에 무리하지 않는 범위 내에서 하도록 한다.

"배가 너무 고프면 잠이 안 와요. 그래서 고구마나 과일을 먹어요."

고구마는 100g당 128kcal로 100g당 55kcal인 감자에 비해 두 배 이상 높은 열량을 가지고 있다. 그러나 GI(혈당지수)가 낮고, 식이섬유가 풍부하다는 이유로 고구마가 다이어트에 좋다고 믿는 사람들이 있다. 하지만 탄수화물 식품인 고구마는 신진대사 기능이 떨어지는 밤에 먹으면 당이 몸 안에 누적되어 소화흡수가 어려워지므로 다이어트 중에는 도움이 되지 않는다. 과일도 마찬가지다. 과일은 비타민, 식이섬유 등이 풍부하여 건강에 도움을 주지만 당분 함량이 높다. 오렌지 1개에 들어 있는 당분을 설탕으로 환산하면 각설탕 6개 정도에 해당된다. 생과일에 함유된 천연 당분도 우리 몸에 흡수되면 설탕과 똑같이 작용하므로 밤 참으로는 적당하지 않다. 그러므로 정말 배가 고파서 잠이 오지 않을 때는 혈당 을 천천히 올리면서 포만감을 주는 단백질인 우유를 데워서 한 잔 먹거나 삶은 달 걀과 함께 파프리카나 오이, 양상추, 양배추 등 섬유질이 풍부한 식품을 챙겨먹 는 편이 낫다.

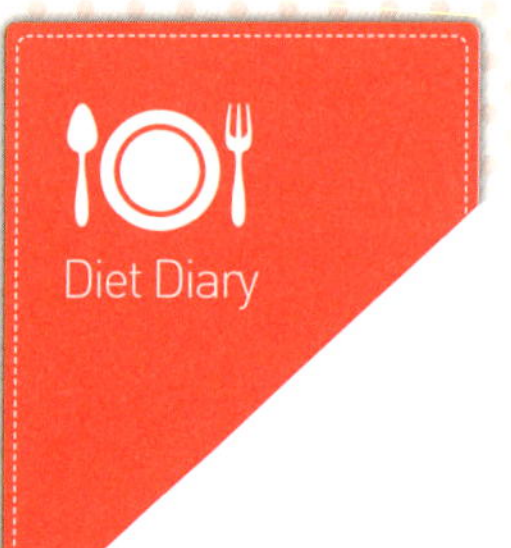

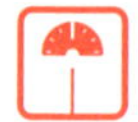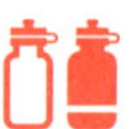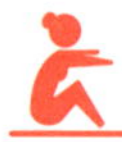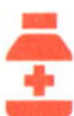

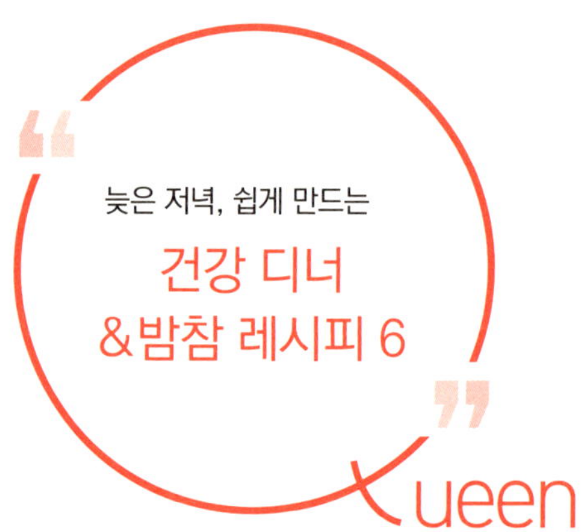

01
**그린빈스
스크램블에그**

재료 그린빈스 100g,
양파 ¼개, 토마토 ½개,
달걀 2개, 우유 2큰술.

만드는 법

1 그린빈스는 깨끗이 씻어 살짝 삶는다.

2 양파와 토마토는 잘게 다진다.

3 달걀에 우유를 섞어 잘 풀어둔다.

4 달군 팬에 양파를 넣고 볶다가 그린빈스, 토마토,
  소금을 순서대로 넣고 볶는다.

5 ④에 달걀 푼 우유를 넣고 재빨리 젓가락으로
  저어 완성한다.

02
**두부미역
소보로**

재료 두부 1모, 물미역 150g,
새우 작은 것 2개, 치커리 소량,
간장 2큰술, 참기름 2작은술,
소금 약간

만드는 법

1 두부는 끓는 물에 살짝 데쳐 식히고,
  물미역은 끓는 물에 데쳐 적당한 길이로 자른다.

2 칵테일새우는 연한 소금물에 헹궈 물기를 뺀다.
  무순과 치커리도 깨끗하게 씻어둔다.

3 간장과 참기름을 분량대로 넣어 고루 섞는다.

4 데친 미역에 ③을 ½정도 넣고 무쳐 접시에 담은 뒤
  그 위에 두부를 올린다.

5 두부 위에 치커리, 칵테일새우를 얹고
  ③을 끼얹은 뒤 완성한다.

03 닭가슴살 마늘장아찌쌈

재료 닭가슴살 100g, 무쌈, 마늘장아찌, 파프리카(중간 사이즈) 2개, 오리엔탈 드레싱

만드는 법

1 닭가슴살은 삶아서 잘게 찢는다.
2 오븐이나 달군 프라이팬에 ①을 노릇하게 굽는다.
3 각종 쌈(무쌈 등)에 마늘장아찌,
   파프리카를 넣어서 돌돌 말아 드레싱을 올려낸다.

04 닭가슴살 &버섯양배추 말이

재료 닭가슴살 100g, 새송이버섯 1개, 양배추 1/8통, 후춧가루, 소금 약간

만드는 법

1 비린내를 없애기 위해 닭가슴살은 10분 정도
   우유에 담가 후춧가루를 약간 뿌린다.
2 새송이버섯과 양배추는 깨끗이 씻어 끓는 물에 데친다.
3 닭가슴살을 끓는 물에 넣고 푹 익힌다.
4 ②의 새송이는 얇게 채 썬 후 후춧가루와 소금을
   약간 쳐서 볶는다.
5 양배추를 넓게 펴서 재료를 넣고 돌돌 말아 싼다.
6 두부 위에 치커리, 칵테일새우를 얹고 ③을
   끼얹은 뒤 완성한다.

05 두부계란 샐러드

재료 두부 1/2모, 계란 2개, 모듬새싹채소 석낭량

만드는 법

1 계란 2개는 약 15분간 물에 삶고,
   두부는 살짝 데친다.
2 모듬싹채소는 깨끗하게 씻는다.
3 달걀은 껍질을 까서 반으로 잘라 나머지 재료를
   그릇에 먹기 좋게 담아 드레싱을 뿌려 낸다.

06 연어캔 &두부 샐러드

재료 연어캔 기본 100g, 두부 1/3모, 모듬새싹채소 적당량

만드는 법

1 두부는 한입 크기로 썰어 소금을 약간 뿌려
   10분 정도 재운 후 키친타월로 물기를 제거한다.
2 두부를 프라이팬에 노릇노릇하게 굽는다
   (두부를 살짝 데쳐 먹으면 더 좋다).
3 모듬싹채소는 깨끗하게 씻어 그릇에 담는다.
4 ③ 위에 ②의 두부와 연어를 담아 낸다.

※ 드레싱은 오리엔탈, 발사믹, 플레인요거트 드레싱
   적당 분량 활용 가능

chapter 9

'운동'으로

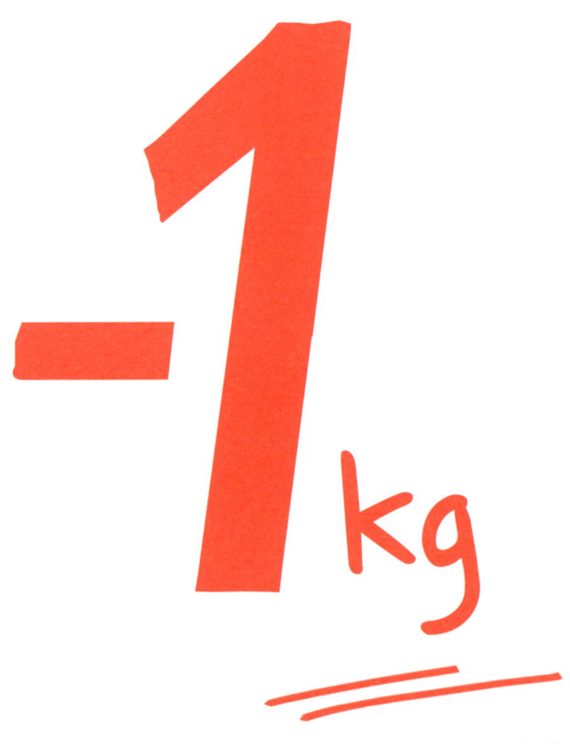

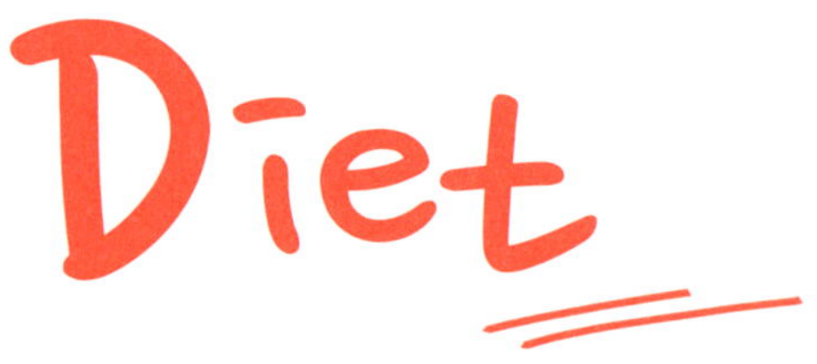

운동은 배신하지 않는다

'인생은 노력한 대로 되지 않지만, 운동은 노력한 만큼 몸이 만들어진다.'

이 말은 진리다. 노력해도 사랑이 오지 않고,

노력해도 취직이 안 되고, 노력해도 돈이 벌리지 않을 수는 있지만,

운동은 노력한 만큼 아름답고 건강한 몸을 돌려준다.

요즘은 헬스장마다 모니터가 달려 있어 걸으면서 TV를 시청할 수도 있고,

30분 순환운동처럼 운동을 하지 않으면 안 되게끔 하는 프로그램도 나오고 있다.

그러니 자신에게 맞는 운동을 찾아 삶의 부담이 아닌

삶의 활력이 될 수 있도록 계획한다.

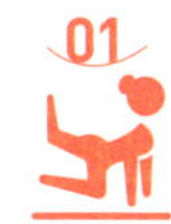

공포의 요요, 100% 예방하는 방법은 있다

"이 체중을 6개월만 유지하면 요요가 없나요?"

목표 체중에 도달하면 꼭 듣는 질문이다. 많은 사람이 체중을 줄인 후 6개월 동안만 그 몸무게를 유지하면 몸이 감량한 체중을 자신의 체중으로 인식해 요요가 오지 않는다고 믿는다. 부질없는 이야기다. 모두 속설이다.

80kg에서 60kg으로 체중을 감량한 사람들의 기초대사량과 원래 60kg인 사람의 기초대사량은 같지 않다. 체중을 감량한 사람 쪽의 기초대사량이 낮다. 그런데 다이어트 후 기초대사량 감소가 요요의 원인이 된다는 연구 결과와 몇몇 사람들의 상상이 만들어낸 속설이 '감량된 체중을 6개월간 유지하면 기초대사량이 정상화되어 요요가 없다'라는 것이다.

체중 감량 후 기초대사량에 대한 연구를 살펴보면 안타깝게도 6개월이 지난다고 해서 기초대사량이 높아지지 않는다. 1년 넘게 관찰한 연구를 봐도 80kg에서 60kg으로 감량한 사람의 기초대사량은 원래 60kg인 사람의 기초대사량보다 낮다. 그러므로 '감량 체중 6개월 유지론' 같은 속설은 쓰레기통에 던져버리고 잊어버리는 것이 좋다.

이쯤에서 미국 스포츠의학회에서 발표한 체중 감량을 위한 운동 지침을 살펴보자. 미국 스포츠의학회는 체중 증가를 예방하기 위한 최소한의 운동량은 일주일에 150분 이상의 걷기라고 말한다. 결론적으로 하루 20분 이상 걸으라는 말이다. 비만이거나 과체중인 사람이 체중을 감소시키기 위해서는 일주일에 150~250분을 걸어야 하고, 체중을 감소시킨 사람이 체중이 다시 늘어나는 것을 예방하기 위해서는 일주일에 250분 이상 걸어야 한다고 말하고 있다(다이어트에 성공했다면 하루 40분 이상 걸어야 한다는 의미다). 다시 한 번 정리하면 다음과 같다.

지금보다 살이 찌는 것이 싫다! 몸무게 증가를 예방하려면 :

일주일에 150분 이상 걷기

살을 빼야 한다! 몸무게를 줄이려면 :

일주일에 150~250분 걷기

요요가 두렵다! 몸무게가 다시 늘어나지 않게 하려면 :

일주일에 250분 이상 걷기

여기서 주목! 난독증이 아니라면 살을 뺄 때보다 요요를 예방하기 위한 운동량이 1.5배 이상 더 많다는 사실을 알 수 있다. 체중을 줄였다고 다이어트에 성공했다고 생각하면 큰 오산이다. 결론적으로 성공적인 다이어트는 체중의 변화가 아닌 습관의 변화다. 다이어트할 때만 열심히 운동하는 것이 아니라 목표 체중에 도달한 후에도 계속 운동을 해야 한다. 게다가 빡세게!

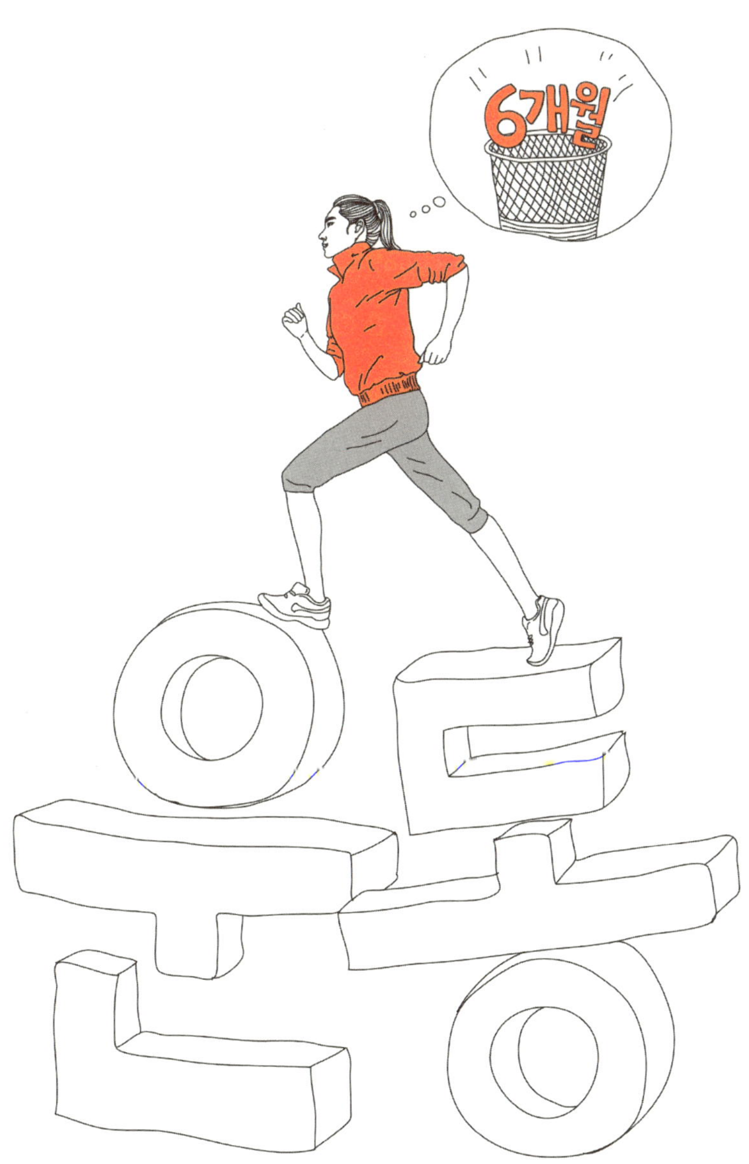

6개월

운동의 좋은 점을 모르는 사람이 있을까? 체력이 좋아지고, 근력 유지는 물론 피부도 탱탱해진다. 장연동 운동이 촉진되어 변비에도 걸리지 않고, 대사 기능이 촉진되고, 에너지 소비 증가에 따라 체지방이 감소된다. 운동의 장점은 차고 넘치지만, 시간을 내어 따로 운동을 하기란 쉽지 않다. 운동을 별로 좋아하지도 않는데다 다이어트를 하는 동안 무리하게 운동한 사람은 운동 자체를 즐기지 못하고 진저리를 낸다. 운동을 싫어하면 목표 체중에 도달하는 순간 게을러질 수밖에 없고, 그럼 알게 모르게 서서히 체중이 늘어나게 된다. 다시 운동을 시작하면 체중을 유지할 수 있다는 것도 알지만, 한 번 게을러진 다이어터가 운동을 다시 시작하기란 쉽지 않다.

따라서 다이어트를 위한 운동과 건강을 위한 운동, 이 둘 모두가 삶의 활력이 될 수 있도록 해야 한다. 부담스러운 운동은 쉽게 질리는 데다 좋지 않은 기억으로 남는다. 운동이 질리면 성공적인 다이어트에서 점점 멀어지게 된다. 운동은 자신이 즐겁게 할 수 있는 종목을 찾거나 아니면 운동 자체에서 즐거움을 찾아야 한다.

'인생은 노력한 대로 되지 않지만, 운동은 노력한 만큼 몸이 만들어진다.'

이 말은 진리다. 노력해도 사랑이 오지 않고, 노력해도 취직이 안 되고, 노력해도 돈이 벌리지 않을 수는 있지만, 운동은 노력한 만큼 아름답고 건강한 몸을 돌려준다. 이만큼 정직한 것이 어디 있는가. 요즘은 헬스장마다 모니터가 달려 있어 걸으면서 TV를 시청할 수도 있고, 30분 순환운동처럼 운동을 하지 않으면 안 되게끔 하는 프로그램도 나오고 있으니 자신에게 맞는 지속적으로 할 수 있는 운동을 찾아보도록 한다. 다이어트는 고행이 아니다. 다이어트를 위한 운동을 계획하고 있다면 삶의 부담이 아닌 삶의 활력이 될 수 있는 운동 계획을 작성해야 한다.

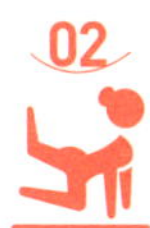

특정 부위를 가늘게 하는 운동, 있다? 없다?

"이렇게 하면 허벅지 살을 뺄 수 있고요, 이 운동은 배에 효과적이에요."

TV 채널을 돌리면 아침부터 밤까지 특정 부위를 날씬하게 만드는 운동에 대해 끊임없이 소개하는 장면을 볼 수 있다. 트레이너, 살 빼기에 성공한 연예인, 전문가라고 자처하는 사람들이 나와 동작을 시연하면 사람들은 마치 그들을 교주처럼 따른다. 어디 TV뿐이랴. 뱃살 빼는 복부 운동, 허벅지를 날씬하게 해주는 운동, 팔뚝 살을 빼는 운동 등 포털에 검색어만 입력하면 수백 개의 기사들이 넘쳐난다.

그러나 실제 센터를 방문하는 사람들의 사례를 보면 어떨까? 특정 부위를 가늘게 한다는 운동을 따라했다가 오히려 굵어졌다는 사람을 자주 만날 수 있다. 왜 똑같은 운동을 하는데, 누군가는 성공하고 누군가는 실패하는 것일까? 체질이 달라서 그럴까? 운동법이 잘못되어서 그럴까? 아니다. 특정 부위를 날씬하게 만드는 운동 자체가 허상이기 때문이다. 사람들이 궁금해하는 특정 부위의 운동에 대한 정의는 다음과 같다.

'특정 부위의 근육을 굵게 만드는 운동은 있어도 가늘게 만드는 운동은 없다.'

지금까지 특정 부위의 피하지방을 줄일 수 있는 운동이 있다는 보고는 없다. 상식적으로 생각해보면 알 수 있다. 특정 부위의 근육을 반복적으로 사용하면 그 부위의 근육량은 보통 늘어난다. 근육량이 늘어난다는 것은 특정 부위가 굵어지면서 탄탄해진다는 의미다. 실례로 테니스를 치는 사람을 보면 알 수 있다. 테니스를 치는 사람의 팔은 오른쪽과 왼쪽이 극명하게 차이가 난다. 라켓을 쥐는 팔이 반대쪽 팔에 비해 훨씬 굵다. 라켓을 쥔 손으로 훨씬 많은 운동을 하기 때문이다. 결론적으로 특정 부위를 굵게 하는 운동은 있지만, 가늘게 만들어주는 운동은 없다는 것이다. TV나 블로그에서 트레이너들이 말하는 가늘어진다는 말은 정말 가늘어진다는 것이 아니라 운동을 해서 탄력을 붙이면 늘어져 있던 살이 탄탄해지면 가늘어 보이게끔 된다는 말 정도로 이해하면 될 것이다.

그러나 많은 사람이 특정 부위를 가늘게 만드는 운동이 있다고 하면 귀를 솔깃하게 기울이면서 따라 한다. 누군가는 줄넘기를 했더니 종아리가 가늘어졌다고 하고, 누군가는 자전거를 탔더니 허벅지가 가늘어졌다고 한다. 이 사람들이 거짓말을 한 것은 아닐 것이다. 분명히 자신의 경험을 타인과 공유하고 싶어 자신의 성공담을 늘어놓았을 것이다. 그러나 특정 부위의 근육 발달은 개인 차가 커서 줄넘기를 많이 하거나 자전거를 많이 타도 종아리 근육이나 허벅지 근육량이 늘어나지 않는 사람도 있다. 이런 사람은 운동을 열심히 하면 종아리 근육이나 허벅지 근육이 발달하는 것이 아니라 체중이 줄어들면서 전체적으로 체지방이 빠지면서 특정 부위의 피하지방도 같이 줄어든다. 다시 말해 전체적으로 살이 빠지면서 종아리나 허벅지가 가늘어지는 것이다. 이들은 순수한 의도로 정보를 공유하고 싶었겠지만, 문제는 누군가가 이 정보를 따라 하다 허벅지가 굵어지고, 종아리가 굵어질 수 있다는 것이다.

특정 부위의 근육 발달은 개인 차가 심하다. 똑같은 운동 프로그램을 따라 해도 어떤 사람은 종아리 근육이 쉽게 발달하는 반면에 어떤 사람은 가슴 근육이 발달한다. 누군가는 줄넘기로 종아리를 가늘게 하고, 또 다른 누군가는 자전거로 허벅지를 가늘게 했지만, 내가 그 운동을 해서 똑같은 효과를 얻을 수 있을지 없을지는 알 수 없다.

다시 말해 타인의 경험을 곧이곧대로 받아들여서는 곤란하다. 타인의 경험은 하나의 참고 자료일 뿐이다. 물론 어떻게 운동을 해야 할지 모르니 타인의 경험담을 따라 하는 것은 쉽다. 하지만 무작정 따라 할 것이 아니라 자신에게도 같은 효과가 나타나는지 확인하면서 계속해야 한다. 운동을 하면서 허벅지나 종아리 둘레를 정기적으로 측정하거나 평소에 입던 옷, 혹은 사진을 찍어 비교하는 것이다.

무작정 운동을 따라 하다 특정 부위가 가늘어지기는커녕 오히려 굵어지면 '저주받은 허벅지', '저주받은 하체'라고 자신을 책망한다. 그러나 운동 자체가 잘못된 것은 아니다. 열심히 노력만 하지 말고, 내가 원하는 방향으로 진행하고 있는지, 긍정적인 변화가 나타나고 있는지 끊임없이 점검해야 한다. 내가 원하는 대로 변하고 있다면 계속 노력해도 좋지만, 원하지 않는 방향으로 진행한다면 노력하는 방식을 수정해야 한다.

특정 부위 근육을 굵게 만드는 운동은 있어도, 가늘게 만드는 운동은 없다. 이 점을 잊지 말도록 하자. 또한 타인의 경험을 무작정 따라 해서 '저주받은 허벅지'라고 자신을 책망하는 일이 없었으면 한다.

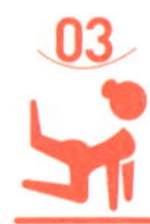

운동하면서 근육량에 집착하지 마라

"운동하면서 다이어트를 했는데, 왜 근육이 줄었나요?"

"운동을 안 해서 근육이 줄었나요?"

체중 감량 시 주의할 것이 있다. 무작정 살을 빼려고 할 것이 아니라 체지방 위주로 살이 빠질 수 있도록 해야 한다. 하지만 요즘 다이어터 중에는 근육에 대해 집착하는 사람이 많다. 일정 기간 다이어트를 진행하고 체성분 검사를 할 때 근육이 줄어든 것을 확인하면 많은 사람이 왜 운동을 하는데 근육이 줄였냐고 따진다. 다이어트 열풍이 불면서 기초대사량이 사람들의 관심을 끌게 되었고, 근육과 기초대사량과의 연관성에 관한 이야기가 퍼져 나가면서 다이어트를 할 때도 근육량을 늘려야 한다는 강박증을 가진 사람을 종종 볼 수 있다. 하지만 다이어트를 하면서 기초대사량을 늘리기란 하늘의 별 따기다. 이런 불필요한 강박에서 벗어나기 위해서 우선 근육에 관한 속설 두 가지를 짚고 넘어가보자.

첫째, 체중 감량을 위해 웨이트 트레이닝을 하면 체지방은 줄고, 근육량은 늘어날 것이라고 막연하게 기대한다. 그러나 실제로 여자가 다이어트 중에 근육을 늘

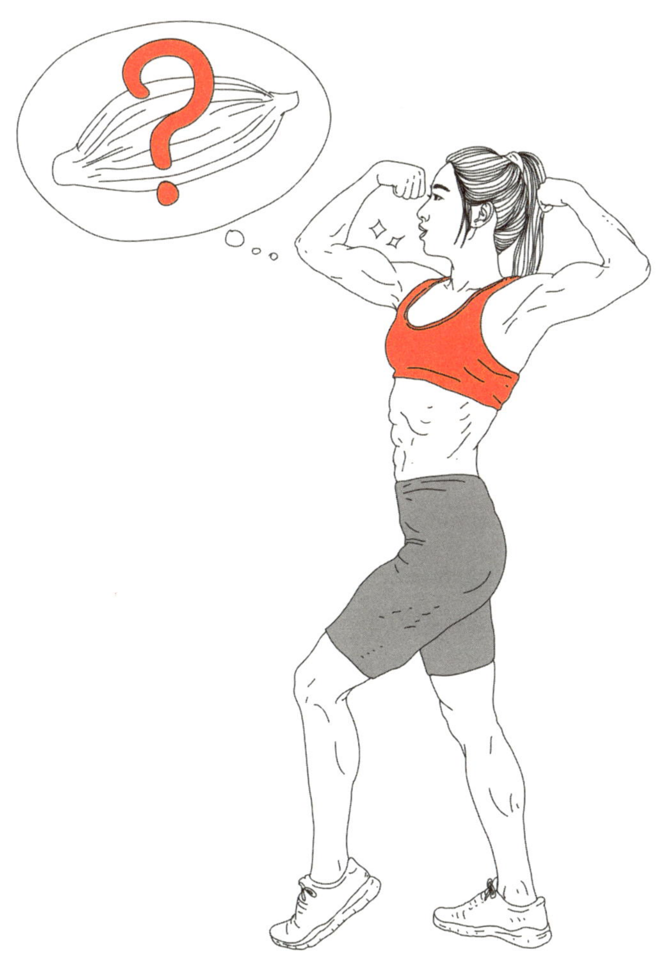

리기란 거의 불가능하다.

여성을 대상으로 진행한 많은 연구에서 체중 감량을 하면서 근육량을 늘리는 데는 대부분이 실패했다. 그러다 2008년에 처음으로 체중을 감량하면서 근육량을 늘리는 데 성공한 연구가 발표되었다. 아쉽게도 체중을 감량하면서 근육량을 늘린 것은 흑인 여성이었고, 백인 여성은 똑같은 프로그램을 진행했지만, 근육량은 줄어들었다. 한국인 자료는 없지만, 흑인보다는 백인에 가깝지 않을까 싶다.

둘째, 인터넷에 떠돌아다니는 정보를 보면 근육 1kg이 소비하는 기초대사량은 적게는 30kcal에서 많게는 100kcal까지라고 나온다. 하지만 우리가 운동해서 늘릴 수 있는 골격 근육 1kg이 소비하는 기초대사량은 13kcal에 불과하다. 우리가 무시하는 지방 1kg도 하루에 4.5kcal의 기초대사량을 소비한다. 다이어트 중 근육량을 늘리는 데 성공한 흑인 여성의 자료를 보면 근육이 늘어나도 기초대사량의 증가는 관찰되지 않았다. 다이어트 후의 기초대사량의 변화는 근육이 큰 영향을 미치지 않는다고 보는 것이 좋을 것 같다.

이처럼 흔히 알려진 속설과 달리 골격 근육의 기초대사량은 크지 않고, 체중 감량을 하면서 근육량을 늘리는 것은 정말 힘든 일이다. 아니, 그냥 포기하는 것이 맞다. 몸무게가 빠지면 근육량 감소는 어쩔 수 없이 발생하는 현상으로 받아들여야 한다.

규칙적인 운동으로 근육 손실을 줄일 수 있지만, 다이어트에서 규칙적인 운동보다 더 중요한 것이 적절한 영양 섭취다. 과도한 음식 제한은 근육 손실을 크게 만든다. 근육 손실을 줄이고 싶다면 근육 운동을 열심히 하는 것보다는 무리한 음식 제한을 피하는 것이 더 중요하다. 다이어트를 하면서 기초대사량 늘리기는 하늘의 별 따기만큼 어렵다. 하늘의 별을 따려고 근육을 늘려야 한다는 강박에 시달릴 이유는 없다.

다이어트를 할 때는 식이요법과 운동을 병행하는 것이 가장 좋다. 하지만 하기 싫은 운동을 억지로 하는 것은 오히려 역효과를 낳는다. 수영, 재즈댄스, 줄넘기, 배드민턴, 산책 등 자신이 좋아하는 운동을 즐기면서 다이어트를 하도록 한다. 운동을 즐기는 것이야말로 성공적인 다이어트의 가장 중요한 요령이다.

운동, 힘들게 하지 마라

다음 용어는 무슨 의미일까요?

'과부하', '초과 보상'.

일상적으로 쓰는 단어기 때문에 쉽게 알아차렸을 것이다. 운동 요령을 설명할 때 사용하는 말로, '일에 과부하가 걸렸다'는 표현처럼 평소에 익숙한 활동보다 힘든 운동을 하는 것이 '과부하'이고, 이 반복적인 힘든 운동이 익숙해지면서 운동 능력이 향상되는 것을 '초과 보상'이라고 말한다. 쉽게 풀어 말하자면, 운동 능력을 향상시키려면 힘들게 운동하라는 의미다.

많은 사람이 이 원칙을 다이어트에도 적용한다. 그래서인지 '힘들게 운동해야 제대로 운동하는 것이다'라고 생각하는 사람들을 자주 볼 수 있다. 과연 다이어트 중에 운동을 힘들게 하는 것이 좋을까?

힘든 운동을 반복해서 운동 능력을 향상하는 것은 적절하게 영양을 공급했을 때 이야기다. 음식 섭취를 제한한 상태에서 힘든 운동을 반복하는 것은 피로 회복을 더디게 만든다. 다시 말해 운동을 효율적으로 한다는 것은 운동을 힘들게 해야 한다는 의미가 아니다. 운동을 할 때는 다음 세 가지를 생각해보아야 한다.

첫째, 적절한 운동 강도와 운동량
둘째, 충분한 영양 섭취
셋째, 피로 회복

이렇게 세 가지가 조화를 이룰 때 '운동을 효율적으로 한다'고 말할 수 있다. 다이어트를 할 때는 이 세 가지 요소 중에서 두 번째 항목, 충분한 영양 섭취가 부실해진다. 그러면 나머지 두 가지 요소라도 조화를 이뤄야 한다.

영양 섭취를 제한한 상태에서 무조건 운동을 많이 하면 몸무게가 쑥쑥 빠질 것이라고 생각하겠지만, 그렇지 않다. 다이어트 초반에는 반짝하고 몸무게가 줄겠지만, 시간이 지나면서 오히려 체중 감량 속도가 더뎌지는 경우를 자주 관찰할 수 있다. 영양 섭취를 제한한 상태에서는 운동 강도와 운동량도 무리하지 않는 수준에서 해야 하는데 그 기준을 찾기란 쉽지 않다. 하지만 알아서 운동하라는 것은 무책임한 말이기 때문에 기준을 제시하겠다. 가장 무난하게 적절한 운동 강도를 찾는 요령은 바로 다음날 아침에 일어날 때 몸이 무거운가, 가벼운가 하는 것이다.

운동을 처음 시작하면 당연히 근육통이 생기기도 하고 피곤하기도 하다. 하지만 2주 정도 지나면 운동에 적응되고 아침에 일어나는 것이 더는 힘들지 않아야 정상이다. 운동을 시작한 지 2주가 지나도 아침에 일어나기 어렵고 몸이 무겁다면 운동량이 지나치게 많은 것은 아닌지 의심해보고 운동량을 줄이는 것이 좋다. 운동량을 줄인 후 아침에 일어나는 것이 가뿐해진다면 운동량이 많았던 것으로 생각하면 된다. 반면 운동량을 줄여도 아침에 일어나기 어렵다면 운동보다는 수면 시간이나 수면 습관에 문제가 있을 가능성이 더 크다.

운동선수들이 쉽게 걸리는 증상이 있다. '과훈련증후군'이다. 과훈련증후군이란 피로가 회복되기도 전에 훈련을 반복해서 누적 피로가 쌓이는 것을 말한다. 그렇다 보니 경기력이 저하되고 만성피로, 무기력, 우울, 자신감 상실 같은 증상이 나타난다. 그런데 이런 과훈련증후군이 꼭 운동선수에게만 나타나는 증상은 아니다. 음식 섭취를 제한하고 무리한 운동을 하는 다이어트 초보자도 과훈련증후군에 빠지기 쉽다. 다이어트 중에 과훈련증후군에 걸리면 만성 피로, 무기력, 우울감, 자신감 상실 등 다양한 증상으로 다이어트가 더 힘들어질 수 있다. 다이어트 중 과훈련증후군을 피하고 싶다면, 아침에 일어날 때 몸이 무겁지 않을 정도로 운동하는 것이 좋다.

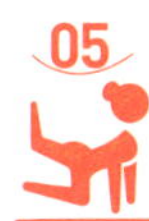

운동을 많이 해도 문제다

　나는 운동 예찬론자이다. 의사 중에서는 운동에 대해서 많이 공부한 편이고, 그런 내용을 남들과 공유하려고 노력한다. 규칙적으로 운동하려고 애쓰고, 주위 사람들에게도 운동을 권장한다. 하지만 무리한 운동은 경계해야 한다고 반드시 이야기한다. 다이어트를 할 때 운동을 많이 하면 좋은 점과 나쁜 점이 있다. 먼저 단점부터 살펴보자. 다이어트를 하면서 운동을 많이 하려면 일단 체력이 좋아야 한다. 하루에 3~4시간씩 운동을 한다는 것은 쉬운 일이 아니다. 체력이 약한 사람은 오히려 병이 나서 몇 시간 운동하고 며칠은 쉬어야 한다. 체력이 좋은 사람이라고 해도 운동선수 체질이 아니라면 피로가 누적된다. 잠자리에서 일어나기 어렵고, 시도 때도 없이 졸음이 밀려올 수 있다. 게다가 하루에 3~4시간을 운동에 투자하면 그만큼 다른 일을 할 수 없어서 일상생활에 영향을 받는다.

　물론 장점도 있다. 운동으로 200kcal의 열량을 소비하는 사람보다 600kcal의 열량을 소비하는 사람은 400kcal의 열량을 더 섭취해도 비슷하게 체중을 감량할 수 있다. 한마디로 식사량 조절에 여유가 생긴다. 일반적으로 운동을 많이 한다고 해서 체중이 더 많이 줄어드는 것은 아니지만, 운동선수 체질인 사람은 운동량에 비례해서 체중이 더 많이 줄어들기도 한다. 이런 운동의 장단점을 고려해 결론을 내린다면 기본적으로 체력이 좋고, 여유 시간이 많다면 운동을 많이 하는 것이 좋다. 실제 이런 사람은 3~6개월 사이에 상당히 많은 체중을 감량하는 데 성공한다. 그러나 아주 완벽한 성공 사례처럼 보이지만, 여기에도 함정은 있다.

먹은 만큼 소비하지 않으면 살이 찔 것 같은 두려움 때문에 3~4시간 동안 운동에 에너지를 쏟는 사람들이 있다. 하지만 이렇게 운동을 많이 해서 체중 감량에 성공한 사람은 많이 먹어도 운동으로 과다한 식사량을 소비할 수 있다고 생각해 식이 조절에 소홀해지는 경향이 있다. 직업적으로 운동하는 사람이 아니면, 하루에 3~4시간씩 운동하면서 일상생활을 한다는 것은 거의 불가능에 가깝다. 많이 먹고 많이 운동하면 체중을 유지할 수 있다는 것을 알고, 그럴 능력도 있지만 어쩔 수 없이 시간이 지나면서 운동량이 줄어들 수밖에 없다. 또한 하루에 3~4시간씩 운동을 하던 사람은 자투리 시간을 쪼개서 운동하는 것을 무시하는 경향이 있다. 30분 정도 시간 여유가 생겨도 운동을 하지 않는다. 3~4시간의 운동에 비해 30분의 운동은 새 발의 피처럼 부족해 보이는 것이다. 이렇게 감질나게 운동해서는 성에 차지 않는다. 이런 사람들은 언제든지 운동을 시작하면 체중을 쉽게 뺄 수 있다는 자신감이 오히려 족쇄가 되어 몸무게가 조금씩 느는 것을 알면서도 체중 감량을 위해 노력하지 않고 다시 원래 체중으로 돌아가는 결과를 낳는다.

운동중독증도 문제다. 다이어트 때문에 운동을 시작한 뒤 운동중독증에 걸리는 사람도 간혹 있다. 30분 이상 운동을 하면 뇌에서는 행복과 쾌감을 주는 엔도르핀을 분비한다. 운동중독증에 걸린 사람은 이 기분 좋은 감정을 유지하기 위해 자신의 능력보다 과한 운동을 계속하려고 한다. 그러나 운동중독에 걸리면 부상의 위험이 있고, 운동을 못하는 날에는 불안감에 빠지기도 한다. 그리고 자신의 능력보다 과도하게 운동을 하기 때문에 만성 피로에 빠질 위험이 크다. 물론 운동을 많이 해서 체중 감량에 성공한 사람들이 모두 이런 함정에 빠지는 것은 아니다. 하지만 열심히 운동하는 사람이 반복적으로 다이어트를 하고 있다면 이런 함정에 빠진 것은 아닌지 확인해볼 필요가 있다.

개개인에 맞는 적절한 운동 강도와 시간, 형태를 고려하지 않은 운동은 오히려 해가 된다는 사실을 반드시 기억하도록 하자.

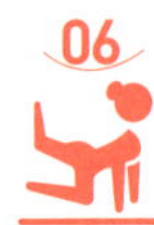

운동을 하지 않아도 운동은 할 수 있다

"요즘 먹는 걸 좀 줄이고, 집안일을 열심히 했더니 살이 조금 빠진 것 같아."

"집안일 한다고 무슨 살이 빠져. 웃긴다, 애."

이런 대화는 친구들 사이에서 심심치 않게 오간다. 그런데 헬스장에 다닌다고 하면 반응이 달라진다.

"요즘 운동했더니 살이 좀 빠진 것 같아."

"오오~ 대단한데."

체중을 감량할 때는 식이 조절 말고 운동도 반드시 병행해야만 한다는 강박관념을 가진 사람들이 많다. 이런 분위기는 사람들과 이야기할 때도 많이 느낄 수 있다.

과연 헬스장에 가서 운동을 해야만 건강하게 살을 뺄 수 있을까? 사람들이 헬스장에 가서 운동을 하지 않기 때문에 살이 찌는 것일까? 헬스클럽에 가서 보면 다 날씬한 사람들만 있는 것이 아니다. 근육이 일반인보다 좀 더 많긴 하지만, 살집을 보면 길에서 보는 사람들과 별 차이가 없다. 2013년 우리나라의 고도비만율은

2002년보다 약 1.7배 늘어났다. 청소년 4명 중 1명은 비만으로 OECD 최고라고 한다. 헬스클럽도 늘어났고, 비만 관리를 하는 곳도 많이 늘어났는데, 사람들은 왜 점점 옆으로 퍼져가는 걸까?

1991년에 비해 1998년 미국의 비만 인구는 50% 정도 증가했다. 그럼 그 기간 동안 미국인들의 운동 시간은 어떻게 변했을까? 1990년과 1998년을 비교해봤을 때 레저를 통한 육체적 활동 시간은 변함이 없는 것으로 조사되었지만, 청소나 설거지 같은 집안일과 사무실에서의 육체적 활동은 많이 줄어든 것으로 나타났다. 결국 전체적인 에너지 소비량이 줄어든 셈이다.

이 조사 결과를 보면 계획적인 운동으로 체중 조절을 하는 것이 얼마나 효과적일까에 대한 의문이 든다. 꼭 헬스장에 가서 러닝머신 위를 달리거나 자전거를 타지 않더라도 일상생활에서의 활동량을 늘리면 살을 뺄 수 있다는 것을 이 연구 결과를 통해 알 수 있기 때문이다. 다른 사람들도 그렇게 생각했는지, 앤더슨(Anderson) 등은 일상생활에서 활동량을 높인 사람들과 규칙적으로 격렬한 에어로빅 운동을 한 사람들을 추적 관찰해서 얼마나 체중 변화가 있는지 알아보기로 했다. 결과는 어땠을까?

16주 후 확인해본 결과 일상생활에서 활동량을 늘린 사람은 평균 7.9kg이 감량되었고, 격렬한 에어로빅을 한 사람들은 평균 8.3kg의 체중이 줄었다. 1년 후 다시 확인해 본 결과 일상생활에서 활동량을 늘린 사람은 평균 0.08kg의 체중이 다시 늘었고, 격렬한 에어로빅을 계속한 사람들은 평균 1.5kg의 체중이 다시 늘었다. 결국 맨 처음과 비교하면 일상생활에서 활동량을 늘린 사람은 평균 7.8kg을 감량했고, 격렬한 에어로빅을 한 사람들은 평균 6.8kg을 감량했다. 일상생활에서 활동량을 늘리는 것이 격렬한 에어로빅 운동 못지않은 체중 감량 효과가 있다는 것이다.

일상생활에서의 활동량을 늘리는 것은 어른뿐만 아니라 아이들의 체중 조절에

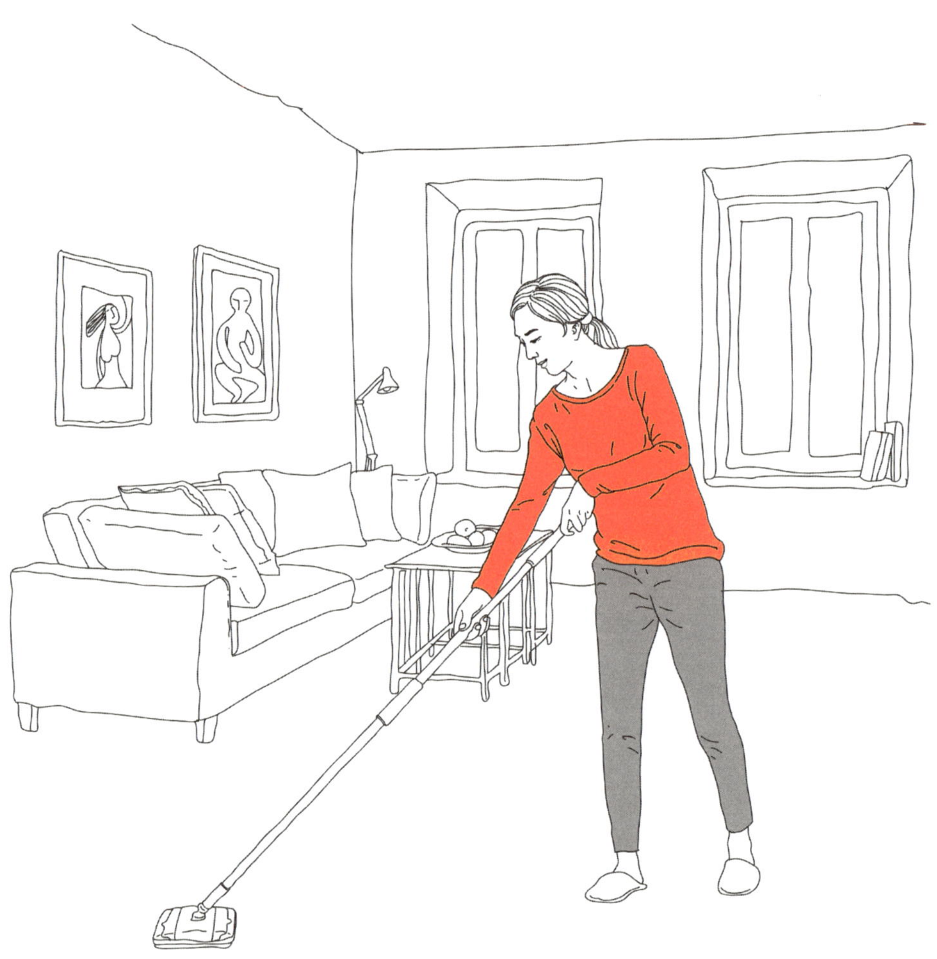

도 중요한 역할을 한다. 정신과 교수이자 심리학자인 엡스타인(Epstein) 등은 비만한 아이들을 대상으로 규칙적인 운동을 시킨 아이들과 TV 시청과 같이 움직이지 않는 생활습관을 줄이는 방식으로 일상생활의 활동량을 늘린 아이들로 나누어서 12개월 동안 관찰했다. 그 결과 일상생활에서 활동량을 높인 아이들이 체중 조절도 잘되고, 조절된 체중도 잘 유지하는 것으로 확인되었다.

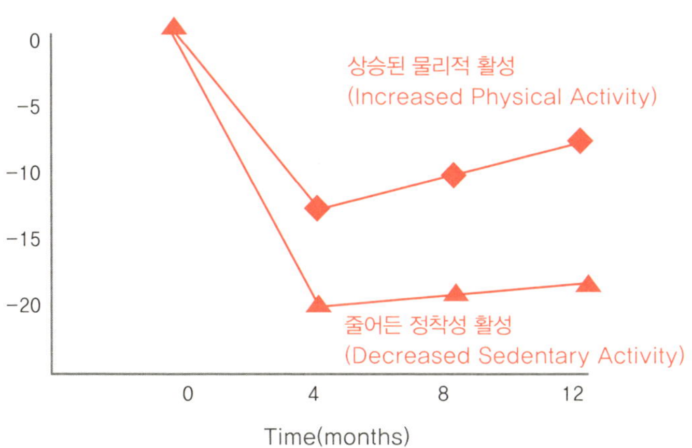

규칙적인 운동이라는 방법도 체중 조절에 있어서 좋은 방법이지만, 일상생활에서의 활동량을 일정 수준 이상으로 유지하는 것도 효과적인 체중 조절 방법이 될 수 있다. 우리의 일상생활을 10년 전과 비교해보자.

- 자동차를 이용하면서 출퇴근할 때 걷는 시간이 줄어들었다.

- 이제는 영화관에 가지 않고, 집에서 다운 받아 영화를 즐긴다.

- 사무실에서 일할 때에도 동료에게 다가가 말을 걸기보다 메신저로 메시지를 보낸다.
  하물며 집안에서도 가족들끼리 메신저로 대화를 나눈다.

- 편지를 보내기 위해서 우체통을 찾을 필요도 없고, 공과금을 내기 위해서 은행을 갈 필요도 없다.
- 요리할 필요 없이 음식도 간단하게 데우기만 하면 된다.
- 세탁기와 식기세척기, 청소기 등으로 인해서 부엌과 집안에서의 활동량이 줄어들었다.

우리의 일상생활은 많이 편해졌지만, 육체적 활동량도 덩달아 줄어들었다. 줄어든 육체적인 활동량의 칼로리는 100~200kcal에 불과하지만, 이론적으로 한 달에 약 200~400g 정도 체중이 늘어나게 된다. 1년이면 2.5~5kg의 체중이 늘어나게 되는 칼로리다. 그러면 어떻게 하면 일상생활의 활동량을 높일 수 있을까?

지금 당장 걸레를 들고 집안 청소를 하자. 창문도 닦고, 이불도 털어서 말리자. 목욕탕 바닥도 미끄럽지 않도록 자주 닦아 주고, 구석에 낀 곰팡이도 제거하자. 수시로 이렇게 집안 청소를 하면 집도 깨끗해지고 마음도 개운해지고, 살도 빠진다. 직장이나 학교에서도 가능한 계단을 자주 이용하고, 동료나 친구에게 용건이 있으면 메신저 대신 직접 가서 말로 하자. 그리고 어쩌면 현대인에게 가장 중요한 부분일지도 모를, TV와 컴퓨터의 사용을 줄이도록 하자. TV와 컴퓨터를 끄고, 가족과 함께 산책을 나가자. 이렇게 조금씩 조금씩 일상생활의 활동량을 늘려보자.

다이어트의 필수 항목인 운동할 시간이 없어서 체중 조절을 못 한다는 것은 핑계에 지나지 않는다. 각자에 맞는 일상생활의 활동량을 높이는 방법을 생각하고, 바로 시작하자.

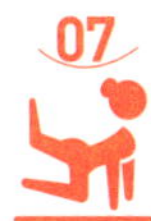

체중 감량 성공 후 하는 운동이 더 중요하다

2009년 8월 타임지에 눈길을 끄는 제목의 기사가 게재되었다.

'왜 운동은 당신을 날씬하게 만들지 못하는가?(Why Exercise Won't Make You Thin?)'

이 기사는 폭발적인 조회 수를 기록하며, 큰 반향을 불러왔다. 비만인 사람은 운동을 해도 체중을 줄이기 어렵다는 기사의 내용을 간략하게 정리하면 아래와 같다.

- 1시간 운동하면 4시간 동안 못 움직인다.
- 운동 후에 폭풍처럼 몰아치는 식욕을 감당할 수 없다.
- 운동이 즐겁지 않다.

운동 후 많은 사람이 이런 현상을 경험하지만, 비만인 사람에게서는 이런 현상이 더 잘 나타난다. 다양한 이론이 있긴 하지만, 내가 볼 땐 비만인 사람들이 정상 체중인 사람에 비해 지방을 연소시키는 능력(Fat Oxidation Capacity)이 떨어져서 그렇지 않을까 생각한다. 체내에 저장된 지방을 잘 연소시키지 못하면 어쩔 수 없이 탄수화물을 연소시켜야 하고, 그렇게 되면 체내에 저장된 탄수화물이 고갈된다.

탄수화물이 고갈되면 어떤 일이 발생할까? 가장 먼저 기력이 없어서 움직이기 싫어진다. 격렬한 운동 후 몸은 고갈된 탄수화물을 보충하기 위해 배가 고파지는데, 이 때문에 식욕이 넘치게 된다(탄수화물 섭취는 피로를 벗어나기 위한 좋은 방법이다). 게다가 운동 후 발생하는 피로는 일상생활에 영향을 미치고, 즐거움은 점점 줄어든다.

이렇게 보면 운동은 다이어트에 별 도움이 안 되는 것 같다. 운동이 오히려 인생을 피곤하고 우울하게 만드는 커다란 요소인 것처럼 여겨진다. 하지만 모든 사람이 다이어트 중 운동은 매우 중요하다고 강조한다. 왜? 운동 후 탄수화물이 고갈되는 현상이 영원히 지속되는 것은 아니기 때문이다. 운동을 꾸준히 지속하다 보면 지방을 연소시키는 능력이 향상되고, 운동 후에도 어느 정도 탄수화물이 남아 있게 된다. 다시 말해 비만인 사람도 운동을 꾸준히 하면 다음과 같은 현상이 일어난다.

- 운동 후 피로가 줄고 평소 활동량을 유지할 수 있다.
- 운동 후 몰아치던 폭풍 식욕이 가랑비 식욕으로 바뀐다.
- 슬슬 운동의 재미를 알게 된다.

아쉬운 점이 있다면, 이런 효과는 한 번 생기면 지속되는 것이 아니다. 운동을 하다 안 하다 반복하면 이런 효과를 보기 어렵다. 그러므로 운동을 꾸준히 해야 한다.

'왜 운동은 당신을 날씬하게 만들지 못하는가?'라는 기사는 운동이 체중 감소에 미치는 효과가 과대평가된 것에 대한 반박을 위해 기획된 기사이기 때문에 한쪽으로 치우친 결론을 내리고 있다. 하지만 기사의 내용처럼 운동을 해도 살이 빠지지 않는다면 한번쯤 고민해볼 필요는 분명 있다. 타임지에 실린 기사의 이유와 대안을 정리하면 아래와 같다.

- 운동은 더 많은 열량을 소비하는 효과가 있지만, 배고픔을 유발하는 다른 효과로 인해서 체중 감소로 이어지지 않는다.
- 운동 후 머핀이나 음료수와 같은 당분이 포함된 열량을 섭취하고 싶은 충동을 느끼는 보상 작용으로 체중 감소가 어렵다. 오히려 운동으로 소비한 열량보다 더 많은 열량을 섭취하는 경우도 있어 체중 감소를 더 어렵게 할 수도 있다.
- 운동을 하고 적게 먹으면 해결될 것 같지만, 먹고 싶은 충동을 억지로 눌러서 버티는 것은 한계가 있다. 결국 시간이 지나면 운동한 만큼 먹게 된다.
- 격렬한 운동보다는 일상생활에서 활동량을 늘리는 방식을 통해 체중 조절을 하는 것이 더 효과적이다.

분명 운동 후에는 더 식욕이 생기지만, 아직 운동이 식욕에 미치는 영향에 대해서는 명확한 결론이 나온 것이 없다. 운동 종목에 따라서 식욕을 촉진하기도 하고 억제하는 결과를 보이는 경우도 있고, 운동 강도에 따라서도 식욕에 미치는 영향이 다르다는 연구도 있고, 성별에 따라서 운동이 식욕에 미치는 영향이 다르다는 연구도 있다. 그러므로 운동이 무조건 식욕을 촉진한다는 주장에는 무리가 있다. 사람의 심리에 대한 연구 또한 매우 제한적이라서 충동 조절 능력이 결국은 무너질 수밖에 없다는 단정적인 설명도 무리가 있다. 현재까지는 무리한 충동 조절은 지속하기 어렵지만, 적당한 자기 조절은 지속 가능한 것으로 알려져 있다.

다이어트 중 운동을 하는 사람과 운동을 하지 않는 사람을 비교하면 확실히 규칙적인 운동을 하는 사람이 운동으로 인한 스트레스는 더 받지만, 식이 조절에 대한 스트레스는 적게 받는 편이다. 예를 들어 A와 B가 있다. A는 운동을 하지 않고, B는 운동을 하면서 다이어트를 하고 있다. A는 하루에 1500kcal를 먹으면서 다이어트를 하고 있다. B는 운동으로 500kcal를 소비하고 있어서, A보다 500kcal가 많은 2000kcal를 먹으면서 다이어트를 하고 있다. A와 B를 비교했을 때 체중 감량 효과나 속도에는 큰 차이가 없다. 이론적으로 생각했을 때 두 사람의 체중 감소 속도에는 차이가 없지만, B의 장점은 A에 비해 음식 선택의 폭이 넓어져 식이 조절에 대한 스트레스가 적다는 것이다. 다이어트를 하는 동안 규칙적인 운동을 하는 사람의 장점을 정리하면 아래와 같다.

- 운동을 하는 사람은 운동을 하지 않는 사람에 비해 장기적인 체중 감소의 폭이 크다.
- 운동을 하는 사람은 운동을 하지 않는 사람에 비해서 요요가 적다.
- 운동을 하면서 다이어트 할 때는 식이 조절의 폭이 커져서 식사에 대한 스트레스가 줄어든다.
- 운동은 체중 감소와 무관하게 건강에 좋은 영향을 미친다.

식이요법만 하다가 운동을 추가했다고 해서 체중이 갑자기 더 빠지지는 않는다. 타임지에 실린 기사처럼 갑자기 시작하는 운동은 여러 가지 반작용을 불러오고 본인이 기대한 만큼의 변화는 잘 나타나지 않는다. 운동이 당신을 빠른 시간 내에 날씬하게 만들지는 못하지만 규칙적인 운동은 다이어트에 분명히 도움이 된다. 또한 운동은 체중을 줄일 때보다 감소된 체중을 유지할 때 더 유용하다.

　　　　　　　　　　　　　　　　　　　신나게 먹고 10kg 빼기

다시 말해 운동은 다이어트를 할 때보다 체중 감량에 성공한 이후 더 열심히 해야 하는 것이다.

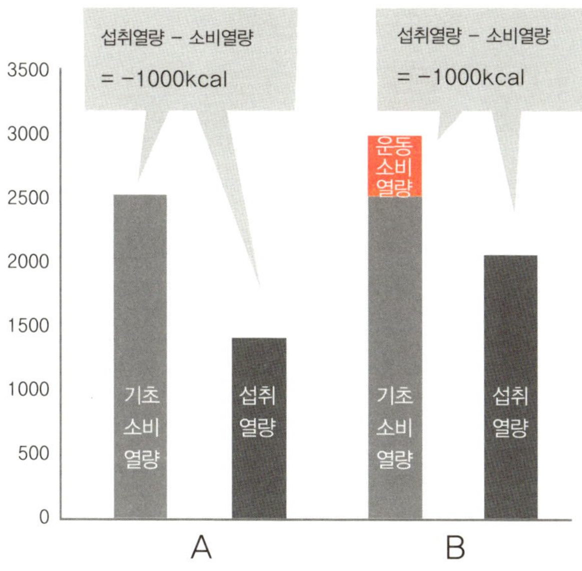

chapter 10

'식판' 활용으로

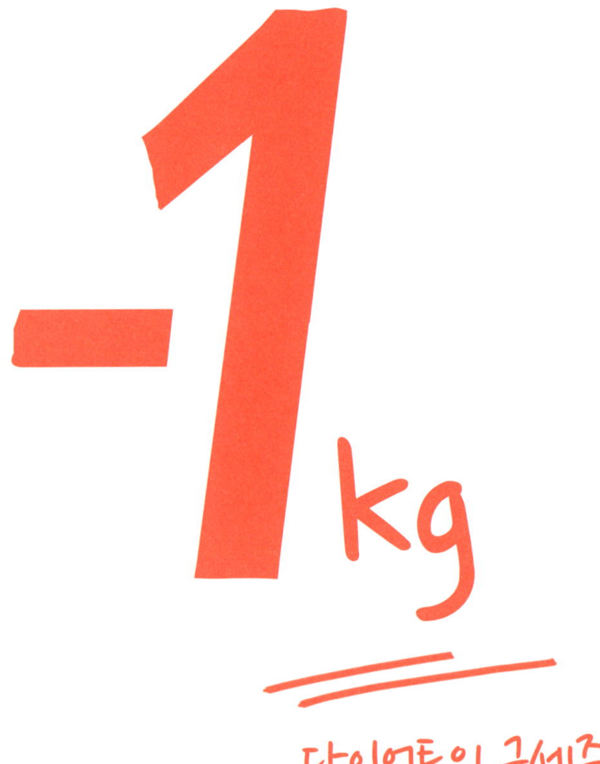

다이어트의 구세주가
될 수 있을까?

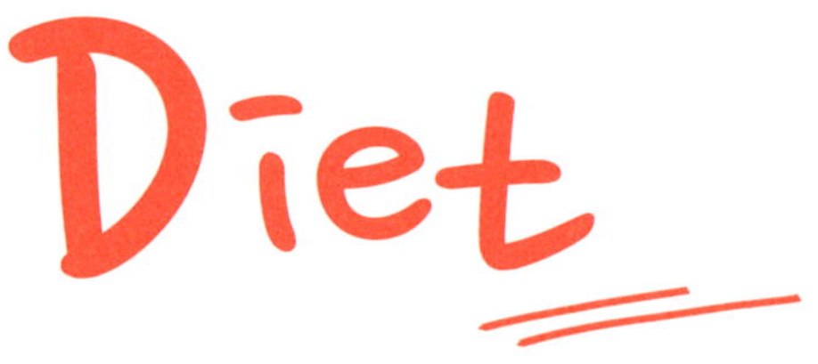

건강하게 다이어트하기

다이어트를 해본 사람은 알겠지만,

영양소를 골고루 갖춘 식단을 매끼 먹기란 쉽지 않다.

특히 채소는 몸에 좋다는 것을 잘 알면서도 실천하지 못하는 경우가 많다.

식판이 있으면 각 공간에 5대 영양소를 골고루 나눠 담을 수 있지만,

식판이 없더라도 접시를 이용할 수 있다.

또한 접시에 선이 있으면 파스타나 빵 같은

탄수화물을 아무리 많이 먹고 싶어도 선을 넘지 않기 위해 노력할 것이다.

이처럼 접시 하나로도 영양소와 칼로리는 물론 식습관까지 개선할 수 있다.

이것저것 골고루, 엄마 말씀이 진리

"밥은 줄이고 반찬은 많이 먹어도 되죠?"

"메뉴 중에 좋아하는 반찬이 있어서 두 번, 세 번 퍼다 먹었어요."

탄수화물중독증과 관련한 내용이 많이 소개되다 보니, 많은 다이어터들이 밥 양만 줄이면 된다고 생각한다. 그런데 반찬은 더 많이 먹겠다고 한다. 참, 고약한 심보다. 애정은 골고루 나누어주어야 한다. 편애는 나쁘다. 자식 사랑, 친구 사랑이 아니라 5대 영양소에 관한 이야기다.

다이어트를 결심한 사람 중에는 탄수화물에 대해 무조건적으로 거부 반응을 일으키는 사람이 많다. 두드러기에 반응하듯 즉각적이다. 다이어터들이 범하는 가장 큰 실수 중 하나가 바로 빵, 밥, 면 같은 탄수화물을 아예 제한하려고 든다는 것이다. 하지만 탄수화물은 신체에 꼭 필요한 영양소다. 탄수화물을 섭취하지 않으면 일단 뇌 기능이 떨어지고, 쉽게 피로해지는 등 여러 가지 문제가 발생한다. 따라서 최소 분량이라도 탄수화물을 섭취할 필요가 있다. 반찬의 경우도 1인분으로 제공되는 양만 섭취하는 것이 바람직하고, 국물이 있는 음식은 가급적 건더기 위주로 먹는 것이 좋다. 탄수화물을 극심하게 제한하면 여러 가지 부작용이 따른다. 다음은 센터에서 있었던 영양 상담 사례다.

김수영 씨는 다이어트로 1주일에 1~2회만 밥을 먹고, 닭가슴살 샐러드로 하루 세끼 식사를 했다. 탄수화물 중독증 사례가 넘쳐나다 보니 탄수화물만 먹어도 살이 찔 것 같은 우려에서 시작한 식단이었다. 하지만 닭가슴살만 2주 정도 먹은 김수영 씨는 결국 닭가슴살을 보기만 해도 토할 것 같아 원래 식사하던 패턴으로 돌아가고 말았다. 닭가슴살만 먹은 2주 동안 생각만큼 체중도 잘 빠지지 않고, 기운도 없고, 어지럽기도 하고, 메스꺼움도 있었다.

체중 감량을 위해서는 탄수화물도 필요하다. 탄수화물은 에너지 발생을 위해 필요한 영양소로 하루 100g은 섭취해야 한다. 김수영 씨의 문제점은 한 가지 음식에만 집중해 진행한 다이어트의 한계다. 무리해서 닭가슴살만 섭취한 것이 양질의 단백질을 잘 활용도 하지 못하고, 오히려 다시는 먹고 싶지 않은 음식으로 기억하게끔 만든 것이다. 다양한 단백질은 물론 적절한 탄수화물이 포함된 식사가 다이어트에 도움이 된다는 것을 다이어터라면 꼭 기억하고 있어야 한다. 박체은 씨의 사례도 있다.

체은 씨는 하루 세끼 식사를 과일과 단백질 위주의 샐러드만 먹었다. 탄수화물인 밥은 먹으면 살이 찌니까 과일로 끼니를 때운 것이다. 매끼니 다양한 재료에서 단백질을 섭취하기 때문에 무리가 없을 것이라고 생각했다. 하지만 이런 식사를 유지하다 보니 한 번씩 폭발해 피자 1판, 치킨 1마리를 껴안고 폭식을 하는 때가 있었다. 하루 세끼를 밥 대신 과일로 대체한 것 자체에 무리가 있었던 것이다.

과일 역시 과당을 함유하고 있어 당분을 섭취하게 된다. 과당은 간과 근육에서 사용하기 쉽지 않은 에너지원이기 때문에 지방으로 전환할 가능성이 크다. 또한, 과당은 포도당보다 포만감 유발이 약해서 먹어도 뭔가 아쉬운 느낌을 가질 수밖에 없다. 과일은 비타민 섭취와 부족한 에너지원을 보충하는 데 도움이 된다. 좋은 방법이다. 단백질 역시 마찬가지다. 단백질 섭취는 반드시 해주어야 한다. 아주 바람직하다. 하지만 하루 세끼를 모두 과일과 단백질만 먹고 밥은 먹지 않는 식습관을 유지한다면 지금과 같은 폭식으로 이어지는 케이스가 나타날 것이다. 밥은 하루 한 끼라도 먹고, 과일 섭취는 빈도 조절을 하고, 단백질은 계속해서 적절히 섭취하는 식사 패턴으로 다시 정비해야 한다. 그런데 박체은 씨의 경우는 자신의 고집을 꺾지 않았다. 박체은 씨는 과일은 살이 찌지 않고, 밥을 먹지 않으니 살이 더 잘 빠질 것이라고 확신에 차 있었다. 박체은 씨처럼 과일은 몸에 좋으니까 많이 먹어도 된다는 잘못된 인식을 갖고 있는 사람들이 많다. 지금 당장은 고집을 피우지만, 얼마 지나지 않아 분명 탄수화물 부족으로 인한 부작용이 서서히 나타난다면 자신의 문제를 깨닫게 될 것이다. 우리가 어릴 때 엄마가 항상 하시던 말씀이 있다.

"골고루, 꼭꼭 씹어서 먹어라."

이 말은 다이어터들에게도 진리라는 사실을 기억하자.

열량밀도는 낮추고, 영양밀도는 높이자!

서서히 이 책도 끝을 향해 달려간다. 그렇다면 마지막으로 다이어터들에게 무시무시하게 다가오는 'kcal'에 대해 다시금 정리해보자. 열량, 칼로리(kcal)란 무엇인가? 칼로리란 물 1L를 14.5℃에서 15.5℃까지 1℃ 올리는 데 필요한 에너지로, 우리가 알고 있는 칼로리는 실험실에서 음식을 태워 얻은 열량을 수치화한 것이다. 우리가 먹는 모든 음식은 열을 발산한다. 그런데 열량의 차이는 각양각색이다. 예를 들어 베이컨은 30g 정도면 200kcal의 열량을 낼 수 있지만, 채소는 1,500g을 태워야만 베이컨만큼의 열량을 낼 수 있다. 우리 몸은 케이크처럼 소화 흡수가 잘되는 고열량의 음식이 몸으로 들어오면 서둘러 인슐린을 내보내 열량을 지방으로 쌓아둔다. 하지만 현미, 채소, 과일 같은 음식을 먹으면 소량의 인슐린을 천천히 분비해, 지방보다는 근육에서 사용하기 쉽다. 이때 우리가 알아야 하는 것이 바로 '영양밀도'다.

영양밀도란 각 식품의 열량에 대한 각 영양소의 함량을 상대적으로 나타낸 것으로 식품의 영양적 가치를 비교 평가할 때 쓰이는 기준이다. 영양밀도가 높은 식

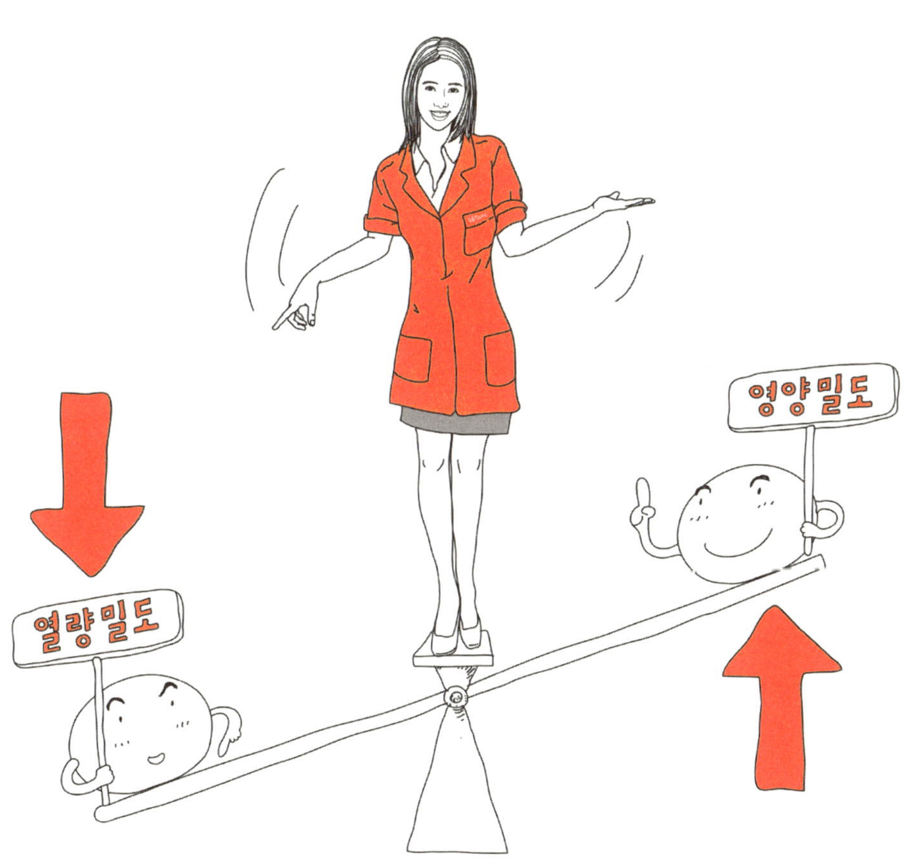

열량밀도
영양밀도

품 및 음료는 상대적으로 낮은 열량으로 건강에 긍정적인 효과를 주는 비타민, 미네랄, 단백질 등 주요 물질을 제공한다. 고체지방, 설탕, 전분, 나트륨을 최소화 하거나 배제한 것이다. 이상적으로 식이섬유와 같이 식품 자체적으로 가지고 있는 구성 성분이 유지된 형태다. 모든 채소, 과일, 통곡물, 수산물, 계란, 콩류, 염분이 추가되지 않은 견과류, 무지방, 저지방우유 및 우유가공품, 지방을 제거한 육류와 가금류(조리 시 고체지방이나 당을 첨가하지 않은 것)는 영양소 밀도가 높은 식품이다. 예를 들어 120kcal를 내는 생선구이 90g에는 단백질 25g과 철분, 아연 마그네슘 등의 무기질이 포함되어 있다. 그런데 햄버거로 단백질 25g을 섭취하려면 520kcal를 섭취해야 한다. 여기서 영양밀도가 높은 것은? 당연히 생선이다.

'열량밀도'라는 것도 있다. 영양밀도와 전혀 다른 개념이다. 영양밀도가 '얼마나 좋은 영양소가 들어 있는가'를 나타내는 수치라면 열량밀도란 '얼마나 많은 열량을 내는가'를 알 수 있는 수치다. 단적으로 우유와 콜라를 비교해볼 수 있다. 우유 1팩에는 단백질, 칼슘, 철분, 비타민 등이 들어 있지만, 콜라에는 에너지만 있다. 결론적으로 가공하지 않고 염분이 추가되지 않은 지방 함량이 적은 식품 위주의 식사가 영양밀도가 높은 식사라고 할 수 있다.

이미 편리해질 대로 편리해진 세상이다. 가공된 음식이 지천으로 널려 있어 손만 뻗으면 잡히는 세상이다. 퍽퍽한 살코기보다 지방이 붙어 있는 기름진 고기에 익숙하고, 혀는 단맛에 익숙해져 버렸다. 이런 상황에서 영양밀도가 높은 음식과 다시 친해지기란 쉬운 일은 아니다. 하지만 우리에겐 목표가 있고, 그것에 도달하기 위해 꾸준히 노력해야 한다. 마지막에 웃는 자가 승리한다고 했던가? 나를 유혹하는 여러 식품들에게 패배하지 말고 승리하여 마지막에 웃는 자가 되어보자.

- 된장, 낫토, 두부, 콩, 팥 등의 콩류− 땅콩, 호두, 아몬드, 깨 등 씨앗류
- 톳, 다시마, 김, 우뭇가사리, 미역 등 해조류
- 녹황색 중심의 채소류
- 작은 생선, 등푸른 생선 등 생선류
- 새송이버섯, 말린 표고버섯, 목이버섯, 팽이버섯 등 버섯류
- 토란, 고구마, 참마, 감자 등 덩이줄기류

영양밀도가 낮은 음식들

- 콜라, 사이다, 주스 등 청량음료− 초콜릿, 사탕, 케이크 등 디저트류
- 감자칩, 프렌치프라이, 햄버거 등 패스트푸드
- 닭튀김 등 튀김류

밥그릇을 바꿔라, 밥그릇을 활용하라

"왜? 그릇도 씹어 먹을라꼬?"

"숟가락 고마 놓고 궁디 띠라!!!"

시중에 팔고 있는 다이어트 밥그릇에 쓰인 문구다. 다이어트를 시작하면 흔히 듣는 이야기가 있다. 평소 먹던 밥그릇을 바꾸라는 것이다. 커다란 밥그릇에 밥을 절반만 담으면 왠지 서글퍼지고, 많이 먹게 되니 차라리 작은 사이즈의 밥그릇을 준비해서 거기에 밥을 소복이 담으면 시각적으로 만족감이 들면서, 밥도 적게 먹을 수 있기 때문이다. 최근 20kg 감량으로 화제를 불러 일으켰던 연예인 서유리는 간장종지를 밥그릇으로 사용한다고 밝히기도 했다. 밥 양을 줄이면 나머지 반찬 양도 줄어들어 전체적인 열량 섭취는 줄어들겠지만, 날씬하고 건강하게 살을 빼고 싶다면 영양의 균형 면도 신경 써야 한다. 이럴 때 잘 활용하면 좋은 것이 바로 식판이나 접시 등이다.

식판은 누구나 다 써보았을 것이다. 학교 급식이나 회사 구내식당, 병원 내 식당 등 식판을 사용하는 곳은 많다. 하지만 식판을 제대로 활용하는 사람은 별로 없다. 일단 밥 양이다. 식판이 나오면 밥 양을 얼마나 담아야 할지 감을 잡지 못한다. 그래서 밥을 담느라고 담았는데, 양이 너무 많거나 너무 적어 실패하는 경우가 종종 있다.

다이어트를 할 때는 어느 정도의 밥 양이 내게 적절한지 알고 있어야 한다. 그러므로 대장금이 수랏간의 최고 상궁이 되기 위해 요리 훈련을 하는 마음으로 집에서 미리 주걱을 들고 시험을 해보면 좋다. 평소 먹던 밥 양의 1/2 정도가 어느 수준인지 직접 눈으로 보면서 감으로 느끼면서 훈련하는 것이다. 이렇게 평소 의식적으로 밥 양을 체크해두면 밖에서 식판을 맞닥뜨렸을 때 크게 도움이 된다.

밥 양과 마찬가지로 반찬 양도 조절해야 한다. 맛있는 음식이 나오면 욕심을 부려서 식판에서 흘러 넘칠 정도로 듬뿍 담고, 자신이 싫어하는 음식이 나오면 개미 눈물만큼 담고, 그나마도 맛이 없으면 먹지 않고 버린다. 하지만 이런 일이 반복되면 영양의 균형이 깨지고 만다. 특정 영양소가 부족하거나 과잉되는 결과를 낳는 것이다. 맛있는 반찬이 있으면 그 때문에 밥 양도 증가한다. 당연히 전체 에너지가 증가하고, 결과적으로 체중 증가의 원인으로 작용한다. 반대로 맛이 없다고 먹지 않으면 음식 섭취량이 적어서 결국 그만큼 부족한 에너지를 보충하기 위해 간식거리를 찾게 된다. 밥을 덜 먹었으니 간식으로 보충해줘도 되겠지, 라고 자기 자신을 합리화시키는 것이다. 이렇게 되면 또 체중이 증가하게 된다. 가장 극단적인 예는 뷔페다. 뷔페에 가서는 자신이 좋아하는 음식이 눈앞에 보이면 접시에 가득 떠서 왔다 갔다 수차례 한다. 테이블 위에 접시가 수북이 쌓인다.

하지만 다이어터라면 이런 위험 요인을 컨트롤할 수 있어야 한다. 어떻게? 음식을 담아 먹는 식판이나 그릇, 접시를 적극적으로 활용하는 것이다. 예를 들어 접시를 푸른색 계열로 바꾸면 식욕을 줄이는 데 효과적이다. 붉은색 계열은 식욕을 촉진시킬 수 있어 피하는 것이 좋다. 이런 식으로 접시만 적극적으로 잘 활용해도 다이어트에 조금이나마 도움이 된다. 그러므로 이러한 요인을 잘 분석해 영양 균형에 맞춰 양 조절을 잘할 수 있도록 다이어트에 적극 활용하도록 한다.

미니 식판 활용하기

"미니 식판을 활용하면 음식을 담을 때 한계가 있어요. 음식이 더 많아 보이는 시각적 효과도 있고요."

키 160cm의 20대 초반인 이선영 씨는 내원 당시 체중은 61.2kg이었고 체지방량은 18.5kg였다. 이선영 씨는 외식을 좋아해 각종 맛집을 섭렵할 정도였다. 음식에 대한 관심도 많아서 새로 나오는 메뉴가 있으면 꼭 먹어보는 등 얼리어답터적인 기질까지 갖추고 있었다. 이선영 씨는 함께 맛집을 투어하던 친구들의 유혹에도 불구하고 독하게 마음을 먹고 노력한 결과 체지방량 위주의 체중 감량에 성공한 케이스다.

이선영 씨가 다이어트에서 절대적으로 도움을 받았던 것은 미니 식판. 다이어트를 시작하면서 외식 빈도를 줄이고 좋아하던 커피를 끊는 등 여러 가지 노력을 기울였지만, 그중에서도 식판이 식이조절에 상당한 도움을 주었다고 한다. 식판을 활용한 결과 평소 신경을 쓰지 않았던 단백질이나 채소의 양은 늘리고, 좋아하던 과일 양은 줄일 수 있었다.

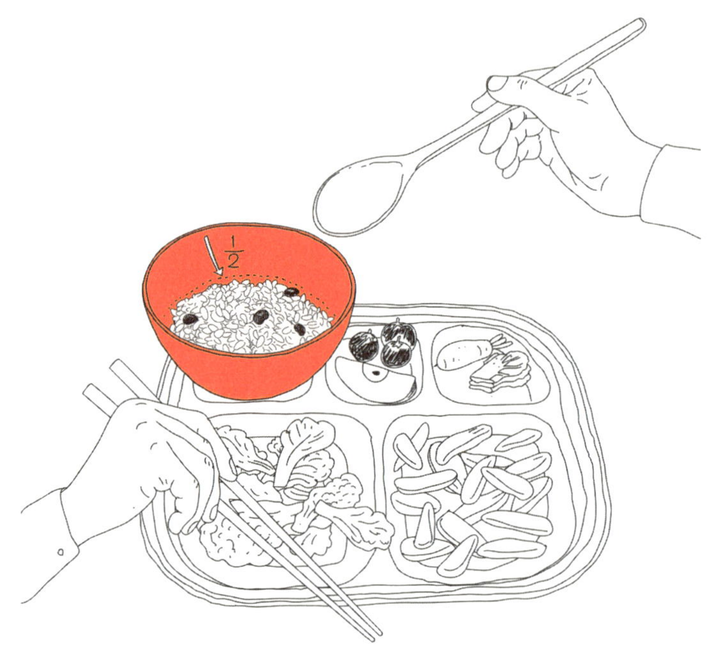

"혼자 밥 먹을 때가 많아서 항상 국에 밥을 말아 먹었는데, 식판을 활용하다 보니 식사 패턴의 다양성을 추구할 수 있어서 좋았어요."

나이가 들수록 살은 더 빼기 힘들어지는 법이다. 50대를 바라보는 40대 후반의 박서인 씨는 식사량이 그렇게 많지 않았음에도 살이 빠지지 않아 센터를 내원하게 되었다. 다이어트를 시작하면서 식사량은 1공기에서 1/2공기(잡곡밥)로 바꿨으며, 간식, 음주, 야식은 모두 제한하는 식습관으로 개선했다. 단백질과 채소 섭취가 부족해 단백질은 계란, 살코기류, 생선 등을, 채소류는 쌈채나 버섯류 등을 활용해 보완했다. 박서인 씨의 경우 20대 못지않은 열정과 노력으로 체중 감량에 성공한 케이스로 본인도 목표 체중에 달성한 후 크게 만족했다. 박서인 씨는 식판을 활용하면서 기존에 국에 밥을 말아먹는 단순한 식사 패턴에서 다양성을 추구하게 되었고, 영양에 대해 생각하게 된 것을 가장 커다란 변화로 꼽았다.

다이어트 식판은 일반적으로 우리가 알고 있는 식판보다 1/2 사이즈로 줄여놓은 식판이다. 식판을 사용하면 내가 먹는 음식을 한눈에 볼 수 있는 데다 음식 양을 자연스럽게 조절할 수 있다. 다이어트 식판을 활용할 때에는 밥 양을 조절하는 것이 중요하다. 1/2 식판 사이즈라 하더라도 높이를 높게 쌓으면 양 조절에 실패할 수 있다. 따라서 1/2공기 사이즈의 볼에 주걱으로 퍼서 담는 연습을 하거나 저울이 있다면 100g씩 먹을 분량을 담아서 냉동 보관했다가 먹으면 번거로움을 덜 수 있다.

반찬은 가짓수를 2~3가지 정도로 제한하고 단백질 1가지, 채소 1가지는 필수적으로 포함시키도록 한다. 김치의 경우 채소이긴 하나 소금에 절인 염장식품이기 때문에 적당 분량을 섭취하는 것이 중요하다. 배추김치는 3~4조각이면 충분하고 총각김치는 1개를 나눠서 먹으면 충분하다.

밥 양을 좀 더 줄일 수 있는 또 하나의 방법이 있다. 식판에서 밥을 담는 공간에 반찬이나 쌈채소를 채우고 반찬을 놓는 곳에 밥을 담는 것이다. 이것은 다이어트를 많이 해본 사람만 도전할 수 있는 고도의 전략이므로 활용하면 좋다. 물론 활동량이 많은 점심 시간대에 탄수화물을 너무 제한하면 간식 섭취가 늘어나거나 저녁 식사량 증가의 원인이 되므로 점심 식사의 경우에는 1/2공기를 유지하는 것이 좋다.

한그릇 음식 활용하기

기네스 팰트로가 다이어트식으로 가장 좋아하는 음식은? 정답은 '비빔밥'이다. 할리우드 여배우 기네스 팰트로가 흰 쌀밥에 콩나물, 배추, 김치, 두부 등을 얹어 비벼 먹는 걸 좋아한다는 기사가 난 적이 있다. 이처럼 우리나라의 비빔밥은 웰빙 음식으로 인정받아 현재 전 세계적으로 뻗어나가고 있는 중이다. 비빔밥을 생각해보자. 비빔밥은 밥 위에 각종 나물과 고기, 달걀을 올려서 먹는다. 비빔밥의 가장 큰 장점은 한 그릇에 모든 영양소가 다 들어 있으면서 섬유질 또한 풍부해 다이어트 식품으로 손색이 없다는 것이다. 비빔밥은 그 자체만으로도 다이어트 요리로 손색이 없지만, 매끼 비빔밥을 먹을 수는 없는 노릇이다. 게다가 본격적으로 다이어트에 돌입하려면 비빔밥보다 양을 줄여야 한다. 그때 활용할 수 있는 것이 바로 한그릇 요리다.

볼을 활용할 때는 전제 조건이 하나 있다. '채소로 바닥을 채우는 것'이다. 평소 부족했던 채소를 충분히 바닥에 깔아주고 그 위에 토핑으로 단백질을 올려서 같이 먹는 스타일을 구상하는 것이다. 예를 들어 바닥에 채소를 깔고 그 위에 두부

신나게 먹고 10kg 빼기

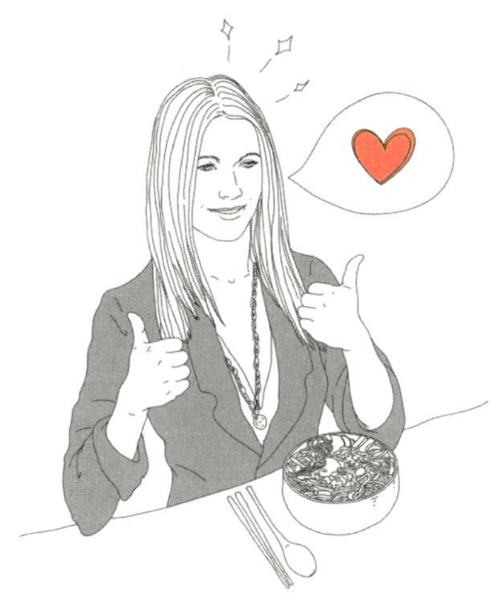

+연어를 올리거나 혹은 두부+달걀을 올린다. 또는 그릇 바닥에 토마토를 깔고 그 위에 채소와 닭가슴살을 올릴 수도 있고, 호박이나 가지 위에 두부를 올릴 수도 있다. 한 끼 식사대용으로 들어가야 하고 탄수화물을 가급적 제한하는 식단으로 구성되기 때문에 에너지 소비가 큰 점심 시간대보다는 저녁이 바람직하다.

'아, 오늘도 맛없는 닭가슴살을 먹어야 하나?'라는 부정적인 생각이 아니라 '오늘은 어떤 맛있는 재료로 한그릇 요리에 도전해볼까?'라는 긍정적인 생각이 더해진다면 더욱 즐거운 식사 시간이 될 수 있을 것이다.

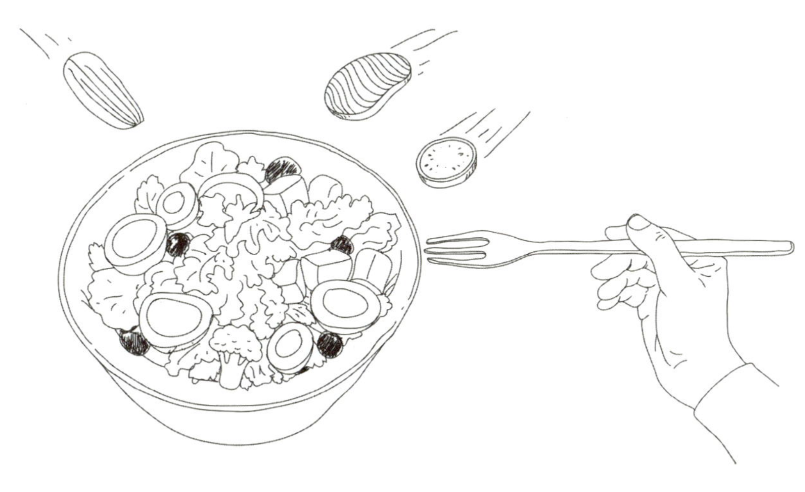

접시 활용해 다이어트하기

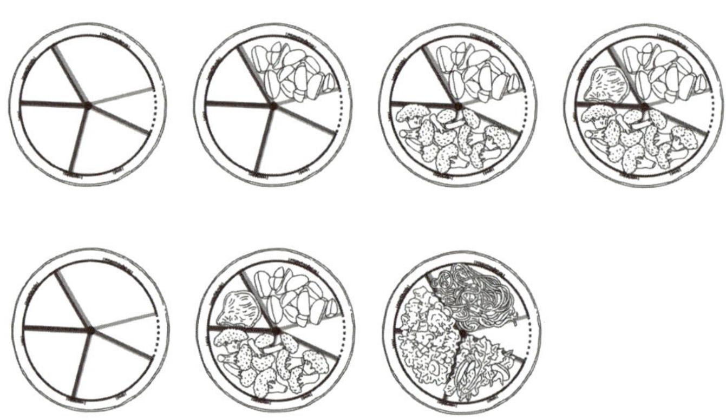

　접시도 잘만 활용하면 훌륭한 다이어트 도구다. 'ETE Plate'는 독일의 영양 표준 가이드를 토대로 제작한 접시로 접시에 도표처럼 선이 그어져 있다. 가장 넓은 영역은 밥이나 파스타, 빵 같은 탄수화물을 담는 영역이고, 채소 영역, 단백질 영역, 혼합 영역이 있다. 음식을 한쪽으로 이동하기 쉽도록 한쪽에는 아무것도 쓰여져 있지 않다. 다이어트에서 식이 조절을 할 때 가장 중요한 것은 영양소는 골고루, 칼로리는 낮게 먹는 것이다. 그러나 다이어트를 해본 사람은 알겠지만 영양소를 골고루 갖춘 식단을 매끼 먹기란 쉽지 않다. 특히 채소는 몸에 좋다는 것을 잘 알면서도 실천하지 못하는 경우가 많다.

식판이 있으면 각 공간에 5대 영양소를 골고루 나눠 담을 수 있지만, 식판이 없더라도 접시를 이용할 수 있다. 또한 접시에 선이 있으면 파스타나 빵 같은 탄수화물을 아무리 많이 먹고 싶어도 선을 넘지 않기 위해 노력할 것이다. 이처럼 접시 하나로도 영양소와 칼로리는 물론 식습관까지 개선할 수 있다.

뷔페에 가서도 접시를 활용할 수 있다. 접시를 역으로 이용하면 다이어트도 하고 맛있는 음식도 먹을 수 있는 기회가 된다. 접시에 다양한 샐러드를 한편에 채우고, 또 한편에는 살코기류(스테이크, 족발 살코기, 보쌈 살코기 등), 닭고기(닭가슴살샐러드, 데리야키 치킨 등), 해산물(새우, 오징어, 회 종류, 크랩) 등의 단백질을 채우고, 나머지는 탄수화물을 간단히 채우는 것이다. 과일(바나나, 사과, 배 등)로 탄수화물을 대체할 수도 있고, 아니면 죽 종류(전복죽, 호박죽 등)를 선택하여 가볍게 마무리하는 것도 하나의 전략이다.

"신에게는 아직, 12가지의 다이어트 비법이 남아 있습니다."

다이어트는 결국 본인과의 싸움이다. 이 싸움을 즐길 수 있느냐 없느냐에 따라 다이어트의 성공 여부는 갈라질 것이다. 식판을 활용해 적당한 분량을 조절하고, 간식을 제한하고, 운동을 하고, 식사 일기를 작성하는 등 매 순간은 다이어트의 연속선상이다. 이 하나하나에 신경을 쓴다면 스트레스가 아닐 수 없다. 그러므로 접시 한 장, 그릇 하나를 사용할 때도 아이디어를 내서 즐거운 마음으로 다이어트를 한다면 분명 지방과 이별하고 마지막에 웃는, 승리자가 될 수 있을 것이다.

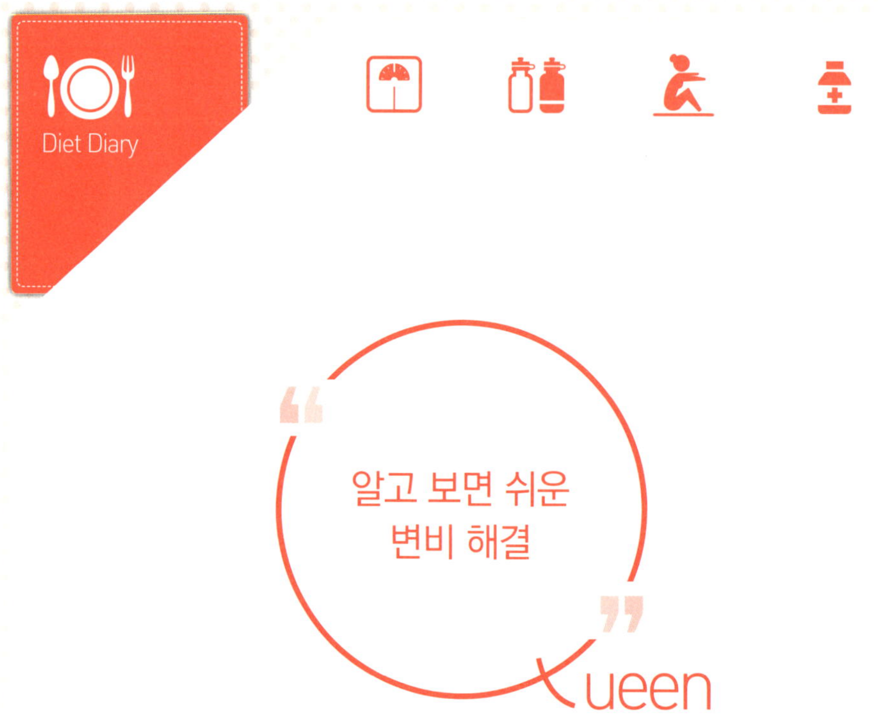

"변이 시원하지 않아요."
"변이 분할되어 나와요."
"예전에는 매일 화장실에 갔는데, 요즘은 2~3일에 한 번밖에 안 가요."

다이어트를 시작하면 보통 식사량을 줄인다. 1/2공기에서 적게는 1/3공기까지 밥 양을 줄이고 반찬 양도 줄여간다. 그러는 과정에서 채소가 부족하거나 수분 섭취, 활동량이 부족하면 배변이 원활하지 않고 잔변감을 호소하기도 한다. 때론 오랜 시간 화장실 변기를 부여잡고 얼굴이 홍당무가 될 정도로 힘을 주기도 한다. 하지만 식사량이 줄면서 매일 변을 보던 습관이 2~3일에 한 번 정도로 줄어드는 것은 아주 자연스러운 현상이다. 먹는 것이 적은데, 동일한 배변 패턴을 유지한다면 그게 더 이상하다. 그러므로 크게 걱정하지 않아도 된다. 다이어트를 할 때 변비에 도움이 되는 식생활 습관을 간단히 소개한다.

- 하루 3끼 식사는 하되 1/2공기로 줄여서 섭취한다.

- 샐러드, 쌈채소, 삶은 양배추, 브로콜리, 버섯, 파프리카, 호박 등
  채소 섭취를 늘린다.

- 미역, 다시마 등 난소화성 다당류가 함유된 해조류를 활용한다.

- 수분 섭취를 늘린다. 가능하면 2리터를 마신다.

- 30분 정도 걷는다. 걷기는 장 연동 운동에 좋아 변비에 도움이 된다.

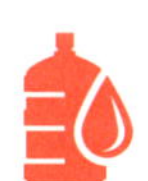
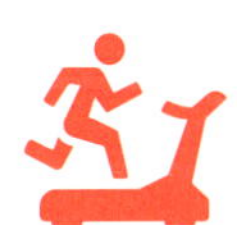
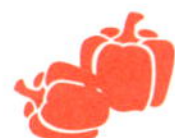

알고 보면 간단하다. 아니, 다 알고 있는 상식이다. 하지만 막상 실천하려고 하면 귀차니즘이 슬슬 발동을 건다. 이런 귀차니즘에서 탈피해 좀 더 자신에게 시간을 투자해보면 어떨까? 배변 활동이 원활히 이루어지고 배변에 대한 스트레스를 덜 받으면서 건강하게 다이어트를 한다면 정신 건강에도, 신체 건강에도 유익할 것이다.

신나게 먹고
10kg 빼기

1판 1쇄 인쇄 2016년 6월 8일
1판 1쇄 발행 2016년 6월 13일

지은이 365mc식이영양위원회

발행인 양원석
본부장 김재현
책임편집 전상수 **책임진행** 이보미
디자인 어진아 **일러스트** 최승협
해외저작권 황지현
제작 문태일
영업마케팅 이영인, 양근모, 이주형, 박민범, 김민수, 장현기

펴낸 곳 ㈜ 알에이치코리아
주소 서울시 금천구 가산디지털2로 53, 20층 (가산동, 한라시그마밸리)
편집문의 02-6443-8890 **구입문의** 02-6443-8838
홈페이지 http://rhk.co.kr
등록 2004년 1월 15일 제2-3726호

ISBN 978-89-255-5937-7